LA BUSSOLA DELLA NUTRIZIONE

Edizione scientifica riveduta

Henry S. Grant

AMERICAN DIET PUBLISHING

KOBLENZ e WILMINGTON

ADP American Diet Publishing GmbH

Library of Congress Control Number 2014921532
ISBN 978-1-941978-92-4
Design di copertina: von Mahmood Ali
Immagini nel volume: Rose Kristova
Traduzione: Manuela Vastolo
E-Mail of the author: Grant@AmericanDietPublishing.com

American Diet Publishing GmbH

Johannes Müller-Straße 12
56068 Koblenz
Deutschland

913 N Market Street
Wilmington, DE, 19801
United States of America

Per associazioni e imprese: Vi interessa ordinare un grande quantitativo? Visitate il sito www.AmericanDietPublishing.com/discounts.php

L'insieme dei dati, basati su algoritmi predefiniti riguardanti il fruttosio, il lattosio e gli alditoli, sono stati estratti dallo *University of Minnesota Nutrition Coordination Center 2014 Food and Nutrient Database*. L'autorizzazione all'uso dei dati è stata acquisita per la stesura di questo libro, in considerazione dell'alto valore e degli obiettivi del volume, che si basa su una ricerca internazionale. Le affermazioni riguardanti i fruttani e i galattani sono state estratte da sei studi internazionali indicati nelle tabelle. Le dichiarazioni contenute nel libro si basano su studi scientifici. Tuttavia, non esistono garanzie sui contenuti del libro. Si esclude qualsiasi responsabilità dell'autore, dell'editore, di ognuno degli scienziati citati e della University of Minnesota in caso di lesioni personali oppure danni fisici o economici. Si noti che la quantità di ingredienti problematici nei prodotti menzionati, che sono il punto di partenza per stabilire le porzioni, è relativa e si basa su calcoli derivati. Le porzioni che presumibilmente il lettore tollera si basano su approssimazioni di vari dati. La porzione tollerabile di ciascun prodotto varia in relazione al modo in cui è lavorato, alla sua composizione specifica a seconda del paese di provenienza, al grado di maturazione e coltivazione.

RINGRAZIAMENTI

Un ringraziamento speciale a M. Thor e al gruppo di ricerca dell'Università del Minnesota, a J. S. Barrett, J. R. Biesiekierski, P. R. Gibson, K. Liels, J. G. Muir, S. J. Shepherd, R. Rose e O. Rosella dell'Università di Monash, a tutti gli studiosi citati per le loro ricerche, a B. Hartmann del Bundesministerium für Ernährung, Landwirtschaft und Verbraucherschutz, a G.-W. von Rymon Lipinski della Goethe Universität, a H. Zorn della Justus Liebig-Universität, a L. Gomes Domingues, F. Lang, C. R. Mundy, L. Popielinski e M.Vastolo per la revisione del volume, nonché a mia madre, mia sorella e i miei amici, soprattutto C. Schlick, e a tutti coloro che hanno reso possibile la stesura di questo libro.

A mia figlia, Paula Anna

INDICE

PREFAZIONE

Questo libro illustra alcuni metodi per trovare sollievo dai fastidi addominali causati da qualsiasi tipo di intolleranza nascosta oppure dalla sindrome dell'intestino irritabile. In tal modo sarà in grado di individuare gli ingredienti che provocano i disturbi, così da riuscire a controllarne l'assunzione e condurre una vita più sana e priva di preoccupazioni!

Le informazioni contenute nel volume derivano da ricerche intensive e da interviste a docenti universitari. Le porzioni indicate nelle liste dei cibi si basano sui risultati ottenuti in ricerche di laboratorio. Un'analisi dell'archivio statunitense ci ha permesso di stilare raccomandazioni pratiche riguardanti le porzioni che il suo stomaco riesce a gestire. Inoltre, scoprirà in quali situazioni si manifestano i disturbi qui discussi e quali ne sono le conseguenze. Il libro offre un'ampia gamma di indicazioni: dalle liste ritagliabili di informazioni importanti per i suoi acquisti, alle strategie per stabilire la quantità di cibi critici che riesce a tollerare, e contiene perfino una sezione che riguarda la gestione dello stress.

Comunque, soltanto il suo medico è la persona qualificata per fornirle consigli nutrizionali da seguire obbligatoriamente. Tutti i consigli forniti in questo libro non sono vincolanti. Non è possibile garantire la guarigione ed esistono altri fattori scatenanti dei sintomi addominali che possono essere rilevanti (cfr. paragrafo 2.2.6). Questo libro non dovrebbe rappresentare l'unica fonte di riferimento a partire dalla quale prende le sue decisioni. Parli di qualsiasi dieta col suo medico prima di iniziare, al fine di limitare i disagi. Ricordi che è lei ad essere responsabile della sua salute personale, nonché del modo in cui sceglie di interpretare i dati e i consigli degli specialisti.

In quanto persona affetta da lungo tempo da questi problemi, comprendo il bisogno di chiarezza e di consigli pratici. I metodi proposti in questo libro si concentrano su due aspetti: la qualità dei consigli e come integrarli nella vita quotidiana. Le auguro caldamente di ottenere un ottimo successo nel suo percorso verso un maggiore benessere addominale!

L'autore

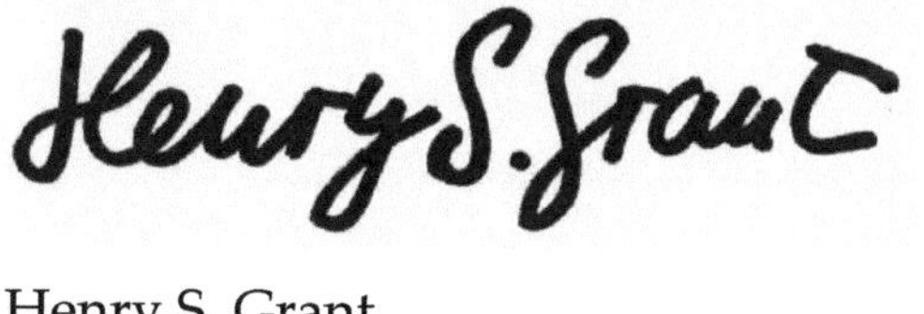

Henry S. Grant

1

INFORMAZIONI

1.1 Perché merita questo libro

Ha coraggio. Ha assunto l'iniziativa. Acquistando il libro ha dimostrato di possedere il desiderio di sconfiggere i suoi malesseri. Molti avvertono gli stessi malesseri, eppure soltanto pochi agiscono e lei fa parte di questi! È consapevole che potrà ottenere molto di più dalla sua vita – e, con lei, anche coloro che la circondano – se riacquista il controllo sulla sua pancia. Quindi, le do il benvenuto a questa missione, che ha come obiettivo quello di stilare una tabella nutrizionale corretta.

Se ha acquistato il libro per capire come comportarsi con coloro che soffrono di intolleranze, lo scoprirà nel paragrafo 2.5. Dimostra una considerazione per gli altri che renderebbe chiunque ben felice di sedere alla sua tavola. Troverà anche spunti utili che riguardano un'alimentazione sana nel paragrafo 2.1.4, mentre nel paragrafo 2.6 apprenderà come ridurre lo stress quotidiano e migliorare le sue capacità decisionali.

Se ha ricevuto in regalo il libro dal suo datore di lavoro o da un'istituzione, è un'espressione del loro apprezzamento e della fiducia che ripongono nella sua volontà di azione. Il libro è stato scritto con l'intenzione di consentirle una vita più libera, migliorando il benessere durante la digestione. Le servirà a cambiare vita, così da non rinunciare alla felicità solo per un malessere addominale.

Prima di iniziare, consideri che, a partire dalla sua nascita, sua madre le ha assicurato un'alimentazione adeguata nutrendola con cibo per bambini. A differenza degli animali selvatici, non abbiamo alcuna restrizione naturale che condizioni cosa mangiamo e quando. Da adulto, è lei che sceglie cosa vuole mangiare. In questa situazione, non c'è da meravigliarsi se la ricerca di un programma nutrizionale adatto alle sue necessità sia fondamentale per la salute. Con questo libro avrà accesso a una descrizione chiara delle attuali ricerche scientifiche e probabilmente troverà la tabella alimentare più utile che sia disponibile sul mercato, per bilanciare le intolleranze alimentari.

Nella prima parte del libro scoprirà gli esami diagnostici che dovrebbe eseguire col medico prima di modificare la sua dieta. Inoltre, verranno spiegati le cause e gli effetti della sindrome dell'intestino irritabile [SII] e quali sono le sostanze contenute nei cibi che possono provocare fastidi addominali. Si tratta dei carboidrati facilmente fermentabili. Li chiameremo tutti *mattoni*, poiché si fermano nello stomaco proprio come mattoni. Alcuni, come il fruttosio e il lattosio, forse le sono già familiari. Altri sono meno conosciuti e sono una delle ragioni per cui il disagio a volte permane anche in coloro che seguono una "dieta del mattone". Che lei soffra di un'intolleranza oppure di SII, conoscere questi fattori scatenanti l'aiuterà a migliorare il suo regime alimentare.

Dopo aver discusso questi fattori, la seconda parte del libro riguarderà le strategie da adottare con la bussola della nutrizione. Potrà scoprire quali mattoni riesce a digerire meglio e in quale quantità mangiare quelli più problematici. Capirà, inoltre, quali sono i principi elementari di una dieta sana. Infine, apprenderà come attenersi alla dieta ogni giorno e come ridurre lo stress, che è un altro fattore irritante per lo stomaco.

Ecco gli obiettivi della bussola nutrizionale: **migliorare** la sua **qualità della vita riportando** il **benessere** nello stomaco, adottando una **dieta sana**.

Per formularla, il libro le indica come scegliere le porzioni che è in grado di digerire di sostanze come fruttosio, lattosio, alditoli e altri mattoni contenuti in prodotti per atleti, bevande, piatti caldi e freddi, cibi di catene di fast-food, frutta, verdure e molti altri prodotti e ingredienti. La tabella dei cibi contiene numerosi prodotti di marca, consentendole di aumentare la sua possibilità di scegliere per quanto possibile quello che desidera. Se il suo medico ha basato la diagnosi sui suoi diari alimentari, potrebbe decidere di riesaminarla se prende in considerazione i dati contenuti in questo libro. Per esempio, la quantità di alditoli in alcuni frutti e tipi di verdura oppure la quantità di fruttosio libero nei cereali sono difficili da stabilire a partire dalla letteratura attualmente disponibile. Il suo medico, pertanto, potrebbe finalmente scoprire e diagnosticare correttamente una specifica intolleranza. In aggiunta, troverà due comode liste da infilare nel portafoglio per rendere più facile fare la spesa.

Soltanto conoscendo quali mattoni è in grado di digerire, insieme alle giuste porzioni dei prodotti che contengono gli ingredienti problematici, riuscirà a mangiare nella maniera giusta per lei e a mantenere una buona qualità della vita. La sua missione è una sfida. I mattoni possono nascondersi ovunque: perfino nei prodotti per l'igiene orale o nei medicinali. Legga i consigli offerti in questo volume con attenzione e li segua. Come poi scoprirà, le conseguenze della propria negligenza davanti a un'intolleranza sono serie. Un problema nutrizionale sconosciuto può causare la depressione e molti altri disturbi.[1]

I "draghi-mangia-mattoni" presentati nel prossimo paragrafo simboleggiano un potenziale malessere, mentre lo "scudo di intercettazione" simboleggia il metabolismo abituale del corpo. Gli effetti descritti, però, sono reali.

---

[1]Varea et al., 2005; Ledochowski, Sperner-Unterweger, Widner & Fuchs, 2000 & 1998a; Ledochowski, Sperner-Unterweger, & Fuchs, 1998b.

1.2 La vendetta dei mostri preistorici...

Come riescono i draghi-mangia-mattoni a prosciugarle la carica, la spensieratezza e il desiderio? Si credeva che i draghi fossero stati sconfitti nel Medio Evo, ma qualche esemplare piccolo è sopravvissuto e ora è tornato per vendicarsi. Eppure, non gli abbiamo fatto del male. La gente aveva ottime ragioni per dare loro la caccia nel Medio Evo, perché erano estremamente aggressivi. Questi cosiddetti draghi del mattone ora si stanno vendicando, rendendosi invisibili per poi introdursi nelle pance. Prendono di mira anche le donne e i bambini. Tutti possono essere attaccati. Qui li chiamiamo draghi del mattone perché sono pericolosi soltanto se mangiamo troppi mattoni dello stesso tipo. Questi mattoni esistono in natura in alcuni cibi e di solito il nostro corpo li utilizza per produrre energia. Però, se un drago del mattone entra nel nostro stomaco, danneggia il funzionamento dello stomaco ossia lo "scudo d'intercettazione dei mattoni", consentendo ad altri mattoni di entrare nella tana del drago, ossia l'intestino. Esistono vari tipi di mattoni. La penetrabilità dello scudo d'intercettazione si determina soltanto mediante alcuni test che poi suggeriremo. Ricordi, per adesso, che qualsiasi mezzo è buono per i draghi – vendetta a qualsiasi costo! – anche se devono collocarsi in un posto scomodo per sferrare i loro attacchi. Alcune persone dicono di non avere sintomi, eppure risultano intolleranti a qualcosa. Hanno un'intolleranza senza soffrire della sindrome dell'intestino irritabile; ciò suggerisce che il loro scudo è danneggiato, ma non dipende dai draghi del mattone.

Come ci irritano i draghi-mangia-mattoni

Alcuni draghi costruiscono muri e il risultato è la costipazione. Altri cercano di bruciare i mattoni. Il corpo è costretto a spegnere l'incendio e il risultato è la diarrea. Altri ancora mangiano i mattoni e quando hanno raccolto energia a sufficienza, fanno saltare in aria lo stomaco, provocando flatulenze e gonfiori.

Attacco dei draghi-mangia-mattoni! Le perdite riguardano...

↓ **Desiderio**

↓ **Salute**

↓ **Forma fisica**

↓ **Vitalità**

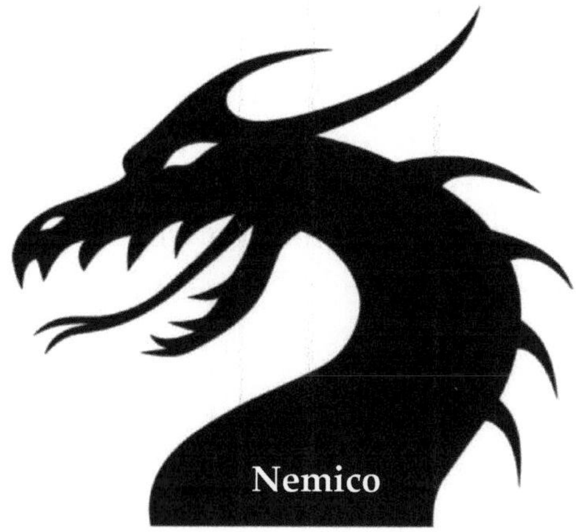

I draghi-mangia-mattoni sono associati a una drastica riduzione della qualità della vita. Chi li fronteggia se la passa peggio per quanto riguarda la forma fisica, la frequenza dei dolori, la vigilanza, la vitalità e la salute fisica e mentale nel complesso. Al contempo, risulta più difficile dismettere i propri ruoli sociali e sentirsi appagati emotivamente.[2] Come se non fosse abbastanza, chi ha a che fare con i draghi molto spesso soffre anche di disfunzioni sessuali, come il calo del desiderio.[3]

Non c'è da stupirsi che questi sintomi lascino il segno anche nella sfera dell'assenteismo sul lavoro. Due studi, uno negli USA[4] e uno in Olanda[5], hanno dimostrato che le persone che convivono con un drago mangia-mattoni non curato, cioè con un intestino irritabile, saltano la scuola o il lavoro circa il doppio delle volte rispetto al resto della popolazione. In media significa più di cinque giorni di malattia all'anno. Il malessere crescente provoca un'evidente perdita di efficienza sul lavoro, della forma fisica, della capacità di adempiere agli obblighi sociali, della vitalità, del benessere mentale e della salute in generale. I giorni di malattia si accumulano.[6] Entro certi limiti, il corpo è in grado di intercettare i mattoni prima che essi raggiungano il drago. Quelli intercettati sono utilizzati, come sempre, per produrre energia. Se consumati in quantità tollerabili, i mat-

---

[2] Gralnek, Hays, Kilbourne, Naliboff, & Mayer, 2000.

[3] Fass, Fullerton, Naliboff, Hirsh, & Mayer, 1998.

[4] Drossman, et al., 1993.

[5] Donker, Foets, & Spreeuwenberg, 1999.

[6] Hahn, Kirchdoerfer, Fullerton, & Mayer, 1997.

toni sono ottimi per l'approvvigionamento di energia e per la flora intestinale, quindi per il benessere dell'individuo.[7] Se mangia più di quelli che il corpo riesce a gestire, comunque, il drago del mattone ne approfitta e finisce per condizionare il suo successo sociale e professionale, nonché la sua vita sessuale. Per fortuna, lei può e deve rispondere all'attacco. Studi esaustivi dimostrano che la maggioranza di coloro che ne soffrono riesce a ridurre i sintomi adottando una dieta appropriata a basso contenuto di mattoni. Grazie a questa dieta, prendono di mira soltanto quei mattoni che lo scudo non riesce a gestire correttamente.[8] Questo è lo scopo del libro. In ogni caso, prima di addentrarsi nella strategia, imparerà ad effettuare gli esami diagnostici.

Sintesi

I mattoni sono parti di cibo. L'intestino possiede uno scudo d'intercettazione, in grado di afferrare una certa quantità di mattoni e trasformarli in energia. La quantità sarà stabilita nel prosieguo del libro. Quando ingerisce più mattoni di quelli che lo scudo è in grado di intercettare, avvertirà un certo malessere se soffre di intestino irritabile. Mangiando in modo consapevole, si assicurerà di ingerire soltanto la quantità di mattoni che lo scudo riesce a gestire.

---

[7] Muir et al., 2009.

[8] Wilder-Smith, Materna, Wermelinger, & Schuler, 2013; Gibson & Shepherd, 2010; Goldstein, Braverman, & Stankiewicz 2000.

1.3 Controlli diagnostici

Se soffre di dolori addominali, gonfiori, costipazione, flatulenza o diarrea, non accetti più passivamente il malessere: agisca.[9] L'intera procedura richiederà probabilmente sei mesi, ma darà i suoi frutti: con molta probabilità, riuscirà a tenere sotto controllo i sintomi e minimizzare le limitazioni alla dieta. Il primo passo – prima che inizi la procedura diagnostica vera e propria del libro – è quello di chiedere al suo medico il nome di un gastroenterologo per **evitare diagnosi errate**.

La diagnosi richiede un'analisi delle feci, un esame a ultrasuoni e alcune foto dell'interno del suo stomaco per escludere altre cause.[10] Questi esami consentiranno allo specialista di verificare se è in presenza di un'anomala colonizzazione batterica dell'intestino tenue. Questo può causare dei falsi positivi nel corso di una verifica delle intolleranze a uno specifico tipo di mattone.[11] L'esame successivo riguarda l'intolleranza al glutine, un ingrediente del grano; si tratta di un'intolleranza chiamata anche celiachia. Nelle persone che soffrono di celiachia, il test della tolleranza al mattone del sorbitolo spesso è positivo, anche se sono in grado di digerirlo.[12] Successivamente, bisognerebbe effettuare un test genetico per verificare un'eventuale intolleranza ereditaria al fruttosio. È una malattia rara, ma se si soffre di intolleranza ereditaria al fruttosio e si esegue un Test del respiro al fruttosio, l'esame potrebbe rivelarsi letale.[13]

Una volta scartate altre malattie, seguono gli esami che riguardano tre dei tipi di mattoni menzionati. Durante il Test del respiro, le verrà somministrata una dose massiccia di fruttosio, lattosio o sorbitolo in giorni diversi. Se i mattoni superano lo scudo e arrivano al drago mangia-mattoni, l'intestino produrrà dei gas, che è possibile misurare nel suo respiro. Se il Test del respiro è negativo per fruttosio e sorbitolo separatamente, chieda se può effettuare anche un test combinato di fruttosio e sorbitolo. È possibile comparare il test combinato soltanto se la quantità aggiunta di sorbitolo viene sottratta dalla quantità di fruttosio. Cioè, se vengono aggiunti 5g di sorbitolo al fruttosio diluito e la diluizione del Test del respiro al fruttosio precedente conteneva 25 g di fruttosio, adesso dovrebbe contenere soltanto 20 g di fruttosio, che si aggiungono ai 5 g di sorbito-

---

[9] Hahn et al., 1997.

[10] Raithel et al., 2013.

[11] Nucera et al., 2005.

[12] Corazza, Strocchi, Rossi, Sirola, & Fasbarrini, 1988.

[13] Ali, Rellos, & Cox, 1998.

lo.[14] Quando la quantità di gas nel respiro arriva a un certo livello, la diagnosi è di intolleranza a quel preciso mattone. Avere un'intolleranza significa che la capacità attuale di intercettazione di quella sostanza da parte dello scudo è limitata e i mattoni di quel tipo lo superano con facilità e raggiungono il drago del mattone.[15]

La soglia di diagnosi positiva per una diluizione di fruttosio (contenente 25-50g) è di solito 20ppm (parti per milione, unità di misura della concentrazione). Questa soglia vale anche per il lattosio e il sorbitolo.[16]

Il Test del respiro consigliato, comunque, non è disponibile ovunque. Nel paragrafo 2.2.3 verrà spiegato un test alternativo, nel caso in cui non abbia accesso al Test del respiro. In generale, non si accettano diagnosi senza un test preliminare. Se non si arriva a un risultato conclusivo con nessuno di questi test, la sua sindrome da intestino irritabile è, almeno per il momento, indefinita.

Alcune persone ottengono un risultato positivo col Test del respiro, anche se non mostrano alcuno dei soliti sintomi.[17] La diagnosi generale per coloro che soffrono di questi sintomi è di disordine gastrointestinale funzionale. La sindrome dell'intestino irritabile rientra in questa categoria. Irritabile significa che lo stomaco reagisce agli stimoli, come l'aria nello stomaco (di più sull'argomento nel prossimo capitolo). L'intestino è il tratto finale del canale alimentare e la tana del drago.

In uno studio effettuato sull'intensità dei sintomi e sull'intolleranza ai mattoni, non sono state riscontrate differenze tra le persone a cui è stato diagnosticato un "disordine funzionale dell'intestino (a causa di un'intolleranza)" e coloro a cui è stata diagnosticata la sindrome dell'intestino irritabile. Quindi, per semplificare, ricordi che le persone affette dai sintomi summenzionati soffrono dei disagi dell'intestino irritabile.[18] È utile differenziare tra una sindrome dell'intestino irritabile definita, quando è chiaro quali sono i mattoni che provocano l'intolleranza, e una sindrome dell'intestino irritabile indefinita, in cui non si riscontra alcuna intolleranza verso i tre mattoni oppure non sono stati ancora condotti i test. Avere un'intolleranza senza che essa provochi disagio, quindi, significa avere un'intolleranza senza che essa causi un intestino irritabile. Tutta-

---

[14] Gaby, 2005.

[15] Montalto et al., 2006.

[16] Raithel et al., 2013; Goldstein et al., 2000; D. Mishkin, Sablauskas, Yalovsky, & S. Mishkin, 1997; Truswell & Thorburn, 1988.

[17] Wilder-Smith et al., 2013; Corazza et al., 1988.

[18] Longstreth et al., 2006; Goldstein et al., 2000.

via, sarà il medico a dirle se ha un'intolleranza oppure se soffre di sindrome dell'intestino irritabile (in questo caso indefinita).

I disturbi sono simili, indipendentemente dal fatto che la sindrome dell'intestino irritabile sia definita o meno, perché gran parte degli effetti dei mattoni sono indipendenti dalla tipologia dei mattoni; essi dipendono, infatti, dagli effetti osmotici e dalla fermentazione che qualsiasi mattone può provocare. Quelli che superano lo scudo di intercettazione, cioè i mattoni che non sono metabolizzati dal corpo, causano un accumulo di acqua e di fermentazione.[19] Incidentalmente, per quasi il 90% di pazienti affetti da intestino irritabile, la sindrome è definibile come un'intolleranza a uno o più di questi tre mattoni.[20]

Se lei avverte i sintomi dell'intestino irritabile, non è solo: il **20-30%** degli europei risultano intolleranti a qualcosa, cioè lo scudo intestinale è troppo debole nei confronti di uno o più mattoni, per i quali viene di solito eseguito il Test del respiro.[21] Nel mondo, il 10-15% della popolazione soffre di disturbi addominali indefiniti.[22] Ne sono affetti approssimativamente il 20% degli americani, il 9% degli olandesi, il 22% degli inglesi, il 25% dei giapponesi e il 44% degli abitanti dell'Africa occidentale.[23]

Sintesi

Se avverte spesso fastidi addominali, si rivolga a uno specialista. Gli esami possono richiedere fino a sei mesi. È un problema che condivide con tante altre persone, ma ha nelle mani l'arma per combatterne i disturbi!

---

19 Gibson & Shepherd, 2009.

20 Goldstein et al., 2000.

21 Raithel et al., 2013.

22 Quigley et al., 2009.

23 Wells, Hahn, & Whorwell, 1997.

1.4 Contesto della malattia

La sindrome dell'intestino irritabile è una malattia comune. Di solito è possibile distinguere i suoi fastidi da quelli di una reazione allergica mediante l'uso di metodi approvati come l'esame diagnostico del Test del respiro. I sintomi si manifestano sotto forma di ipersensibilità: non in senso caratteriale, ma in rapporto all'intestino. Le cause precise sono ignote; in alcuni casi, si individua un rapporto con le infezioni oppure gli stati emotivi. L'influenza sulle emozioni deriva dalla stretta connessione tra il cervello e l'intestino: da un lato, un pessimo umore può provocare uno scombussolamento intestinale; dall'altro un intestino scombussolato può condizionare negativamente l'umore. È utile essere consapevoli di questo legame per evitare i cibi che non digeriamo bene e per trovare una causa potenziale quando abbiamo problemi di stress, cfr. par. 2.6. Si può immaginare la diagnosi come un disturbo della comunicazione tra testa e stomaco. La cattiva notizia è che questa sensibilità appare in circa il 70% di coloro che ne sono affetti a lungo termine. La buona notizia è che non provoca il cancro e le ramificazioni si possono ridurre considerevolmente in gran parte dei casi. A causa della natura cronica della malattia, modificando la propria dieta in base alle proprie necessità, si possono evitare cure mediche. Gran parte dei medicinali hanno effetti collaterali; per di più, una dieta spesso è più economica.[24]

Sintesi

Un intestino irritabile di solito accompagna il paziente per molto tempo. Si tratta di un'ipersensibilità del sistema digerente. L'ansia coincide con lo scombussolamento della pancia. Un intestino irritabile non provoca il cancro. Seguendo una dieta appropriata, gran parte delle persone affette riescono ad alleviare la maggior parte dei sintomi. Una dieta efficace può rivelarsi migliore di una cura medica. Un intestino sensibile non è un segno di un carattere debole, ma l'incapacità di modificare il proprio stile di vita può essere interpretato così!

[24] Quigley, Hunt, Emmanuel, & Hungin, 2013.

1.5 I mattoni e come combatte la pancia

I mattoni sono carboidrati che o sono assorbiti dal corpo per essere trasformati in energia oppure superano lo scudo e, in tal caso, dietro la barriera c'è un drago ad attenderli, che li trangugia e produce i disturbi. Lo scudo d'intercettazione dei mattoni funziona come quel gioco in cui i bambini infilano mattoncini di varie forme nei fori di un contenitore che presenta forme corrispondenti. Se il mattone passa correttamente, è intercettato e metabolizzato. Il trabocchetto sta nel fatto che ognuno è in grado di digerire quantità diverse di mattoni diversi (ossia, ciascuno ha un tipo di scudo diverso). Alcuni mattoni non possono essere intercettati bene da nessuno scudo, ma non risultano un problema per chi non ospita un drago mangia-mattoni nella pancia. L'immagine seguente illustra che alcuni mattoni non possono essere intercettati dallo scudo, come nel caso del mattone tondo con divieto d'accesso.

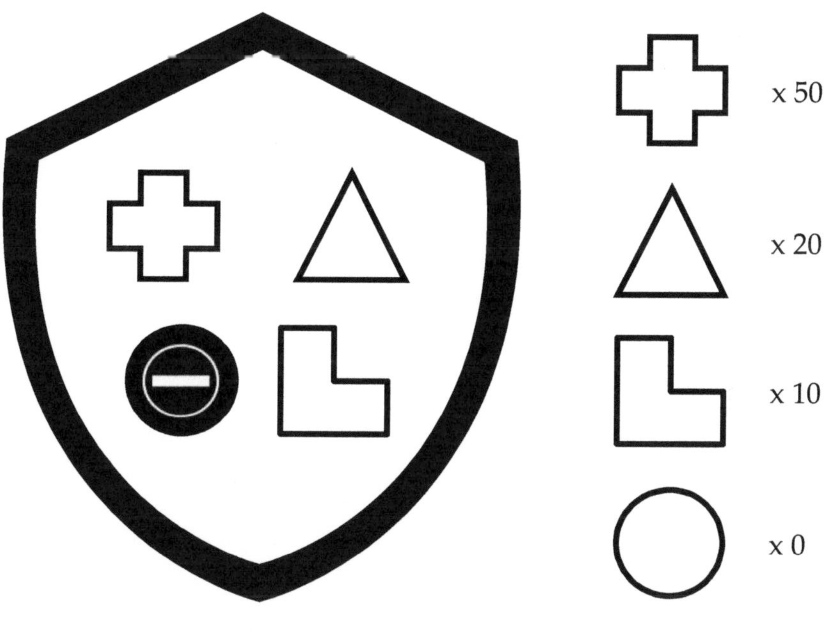

Lo scudo intestinale disegnato può assorbire i mattoni a croce molto bene, fino a 50 pezzi. Sfortunatamente, però, non offre alcuna protezione contro i mattoni circolari. Un mattone circolare arriva direttamente al drago del paziente: a quel punto il drago reagisce gonfiandogli la pancia o cercando di sputare fuoco. In tal caso, lo stomaco reagisce come una spugna secca immersa nell'acqua, ossia aspira e si espande.

Così, l'acqua assorbita si accumula. L'aria e/o l'acqua provocano i disturbi.[25] Quindi, se i mattoni entrano nell'intestino, questa è la reazione:

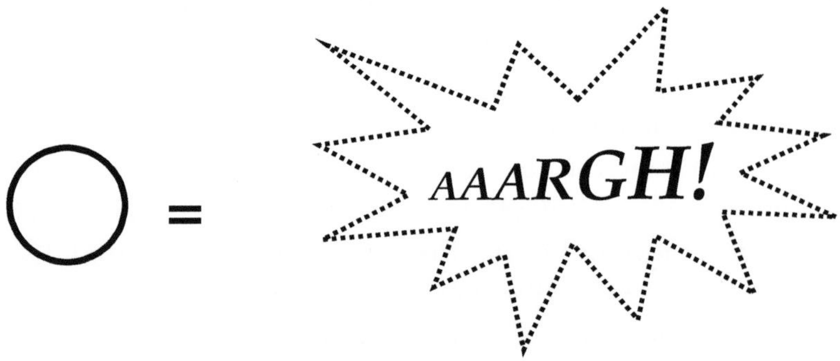

Dipende dal suo scudo

Il Test del respiro ha evidenziato che le capacità del suo scudo di fronte a fruttosio, lattosio e/o sorbitolo sono ottime? 1-0 per lei contro il drago. Può continuare a mangiare quei prodotti che contengono i mattoni che lo scudo intercetta correttamente – cioè, tollera – senza alcun pensiero. Gli altri bisognerà per lo più evitarli. Ma cosa sono questi misteriosi mattoni? Nel prosieguo ne scoprirà i profili.

[25] Gibson & Shepherd, 2009; Lifschitz, 2000.

1.5.1 Mattone n. 1: lattosio

In sintesi

Il lattosio è contenuto primariamente nel latte e nei suoi derivati ed è pertanto conosciuto come zucchero del latte. Tutti i bambini hanno bisogno del lattosio e sono in grado di digerirlo. Un'intolleranza al lattosio può cominciare a manifestarsi non prima del quinto anno d'età.[26] Circa il 5-17% della popolazione con carnagione chiara e il 50-100% del resto della popolazione mondiale hanno un'intolleranza al lattosio. Comunque, non tutti coloro che sono intolleranti al lattosio hanno anche un intestino irritabile.[27] Inoltre, chi ne è affetto riesce di solito a digerire – cioè, a intercettare – piccole quantità di lattosio.[28]

Livello di tolleranza minimo (LTM): 1,5g per pasto (cfr. def. nel glossario).

Esistono quattro livelli di tolleranza che vanno da zero a tre. Questi livelli di tolleranza [LT] sono utilizzati per determinare le porzioni che ciascuno riesce a tollerare nella terza parte del libro. Partendo dal livello di tolleranza minimo [LTM], ossia LT 0, potrà stabilire le porzioni giuste dei cibi per evitare i sintomi provocati dai rispettivi mattoni, indipendentemente dalla potenza dello scudo. Le porzioni con LTM sono le porzioni minime per quello specifico mattone. Per scoprire il suo LT, dovrà eseguire un test di livello, come illustrato nel paragrafo 2.2.4. Rispetti i suoi LTM nella dieta introduttiva, a meno che il Test del respiro non abbia già evidenziato che riesce a tollerare quel preciso mattone. Troverà la tabella delle porzioni nel capitolo 3.

Nel corso di uno studio effettuato i disturbi si sono manifestati nelle persone interessate anche con una quantità pari a 1,5g (benché non ci fosse il confronto con 3g). Gli autori sono rimasti sorpresi nello scoprire che i sintomi apparivano anche col latte privo di lattosio usato nel confronto.[29] Il motivo può essere la prevalenza di altri carboidrati facilmente fermentabili contenuti nel latte del test. Essi hanno un effetto positivo sulla flora intestinale, ma possono anche provocare dei disturbi, a seconda della quantità consumata.[30] Gli ingredienti a

---

[26] Raithel et al., 2013.

[27] Lomer, Parkes, & Sanderson, 2008.

[28] Suarez, Savalano, & Levitt, 1995; Barrett et al., 2010.

[29] Vesa, Korpela, & Sahi, 1996.

[30] German, Freeman, Lebrilla, & Mills, 2008; Gibson & Shepherd, 2010; Boehm & Stahl, 2007.

cui si possono attribuire questi sintomi sono i galattani, che saranno discussi più avanti.[31] La quantità di galattani nel latte dipende dall'allevamento, dalla razza e dal mese di lattazione delle mucche da latte. Le dosi medie più elevate si trovano nel latte di mucca con 0,137g/100ml,[32] seguite dal latte di capra con 0,117g/100ml[33]. Dunque, 100ml di latte contengono circa 5g di lattosio e 0,137g di galattani, ossia 0,03g di galattani per ogni grammo di lattosio. Il limite minimo di tolleranza dei galattani, quindi, viene oltrepassato a 350ml di latte. Insieme ad altri cibi, come i cereali, può contribuire attivamente a generare malesseri.

La soglia di tolleranza del lattosio puro nei casi di intolleranza è probabilmente di 10g al giorno, ossia circa 3g a pasto.[34] Ciò significa che dovrebbe essere in grado di digerire la quantità di lattosio presente in alcuni medicinali che assume per via orale, purché eviti altri prodotti contenenti lattosio nei giorni della cura.[35] Il limite di tolleranza minimo è stato stabilito calcolando la metà di 3g per pasto, poiché alcune persone affette evitano completamente il lattosio oppure avvertono che comunque la loro soglia è inferiore.

Influenza dei fruttani

Per gran parte di coloro che soffrono di un'intolleranza al lattosio e di intestino irritabile, la riduzione del lattosio consumato conduce soltanto a una parziale scomparsa dei sintomi. Anche se potrebbe già essere sufficiente, significa che sono rilevanti anche le intolleranze ad altri mattoni e vale la pena prenderli in considerazione nell'elaborazione di un piano nutrizionale.[36] Alcune persone intolleranti al lattosio soffrono di irritazioni causate dai mattoni dei fruttani, descritti nel par. 1.5.3, più che dal lattosio.[37]

---

[31] Kuhn & Gauhe, 1965.

[32] Balasubramanya, Sarwar, & Narayanan, 1993; Jensen, Blanc, & Patton, 1995.

[33] Balasubramanya, Sarwar, & Narayanan, 1993; Jensen, Blanc, & Patton, 1995.

[34] EFSA, 2007; Suarez et al., 1995. I batteri acidi del latte, che vengono utilizzati per produrre il formaggio, sono in grado di scomporre i galattani. Per questo motivo, probabilmente, la loro percentuale nel formaggio è inferiore (Makras, Van Acker, & De Vuyst, 2005). In ogni caso, non sono ancora disponibili dati più precisi.

[35] Raithel et al., 2013.

[36] Vernia, Ricciardi, Frandina, Bilotta, & Frieri, 1995.

[37] Teuri, Vapaatalo, & Korpela, 1999.

Calcio

Quando riduce la quantità di prodotti caseari consumati, è importante aumentare l'assunzione di calcio tramite altre fonti. Un adulto sotto i 50 anni dovrebbe assumerne circa 1.000mg (1.300mg per gli adolescenti) e una donna oltre i 50 anni (o un uomo oltre i 60 anni) dovrebbe assumerne 1.200mg.[38] Il calcio è assimilabile attraverso il latte senza lattosio (sostituto), alcune proteine in polvere (1.200mg/100g), il formaggio *cheddar* (721mg/100g), le mandorle (236mg/100g), il salmone e le sardine (240mg/100g), gli spinaci (210mg/100g) e i fichi (162mg/100g)[39] oppure mediante compresse di calcio. Possibilmente scelga esclusivamente compresse che non contengono (quantità critiche di) altri mattoni problematici per lei.[40]

Depressione

In uno studio su partecipanti selezionati in modo casuale che soffrivano di lieve depressione, un Test del respiro ha evidenziato che oltre il 70% soffre di intolleranza a un mattone, mentre la percentuale media di intolleranza a un mattone tra le persone della stessa regione è solo del 15%. Ciò non significa che chi ha un'intolleranza è depresso, ma che molte persone con depressione soffrono di un'intolleranza. Quindi, con un'ulteriore ricerca, sono stati condotti dei test per scoprire quanto persone selezionate a caso con un'intolleranza mostrassero anche segni depressivi. Per il 28,5% del gruppo esaminato (una percentuale piuttosto alta rispetto alla popolazione in generale) i risultati indicano la depressione.

La serotonina, un neurotrasmettitore che migliora l'umore, viene prodotta nel corpo dal triptofano contenuto nei cibi. Presumibilmente, alcuni dei mattoni che superano lo scudo di intercettazione si mescolano con il triptofano, creando una sostanza non assorbibile. Questa reazione riduce la quantità di triptofano disponibile e spinge il corpo a produrre una minore quantità di serotonina. Quindi, i mattoni che arrivano nella tana del drago impediscono al corpo di generare sentimenti positivi.[41] In un esperimento che prevedeva la riduzione del consumo di fruttosio e sorbitolo, i test sulla depressione hanno dato risultati normali in gran parte dei partecipanti. Quindi, rispettare i suoi limiti di tolle-

---

[38] Ross et al., 2011.

[39] U. S. Department of Agriculture [USDA], 2013.

[40] McCoubrey, Parkes, Sanderson, & Lomer 2008.

[41] Varea et al., 2005; Belitz, Grosch, & Schieberle, 2008.

ranza quando decide le sue porzioni può migliorarle anche l'umore (il metabolismo della serotonina), perché una minore quantità di mattoni raggiunge la tana del drago. Comunque, è necessaria una disciplina supplementare per rispettare le soglie delle porzioni nei casi di depressione: l'assenza di buon umore (triptofano) crea un bisogno di dolci. Però, i dolci spesso contengono mattoni. Se si è in presenza di un'intolleranza, l'assunzione dei rispettivi mattoni peggiora ulteriormente l'umore, creando un circolo vizioso.[42] Troverà la quantità di mattoni contenuti nei dolci negli elenchi del Capitolo 3. Anche se non è depresso, ricordi che in presenza di un metabolismo disfunzionale, la depressione può essere causata dall'eccessivo consumo di cibi che contengono i mattoni problematici. Le persone che ne sono affette dovrebbero chiedere aiuto, invece di tentare di bilanciare gli effetti soltanto con la mera forza di volontà.

Capsule di enzimi

Presumendo che il suo corpo metabolizzi 3g di lattosio autonomamente, l'assunzione di capsule di enzimi dà buoni risultati quando supera il Livello di Tolleranza 1, ossia 3g, durante il pasto. Si assicuri che le capsule di enzimi non contengano altri mattoni che sono problematici per lei, come il sorbitolo o il mannitolo. Per essere efficaci, gli enzimi del lattosio non solo devono raggiungere l'intestino tenue senza essere stati distrutti dall'acido prima di arrivarci, ma devono arrivarvi contemporaneamente al lattosio. Per questo motivo, le capsule resistenti all'acido gastrico sembrano le più appropriate. Uno studio ha scoperto che la capsula più efficace è in grado di frammentare solo 2,7g di lattosio. Quindi, sarebbero necessarie almeno quattro capsule per assimilare un bicchiere di 250ml di latte senza lattosio, per bilanciare i 12,5g di lattosio meno i 3g di tolleranza.[43] La quantità di capsule richieste si trova nella colonna K della tabella dei cibi contenuta nella terza parte del libro.

---

[42] Ledochowski, Sperner-Unterweger, Widner & Fuchs, 2000 & 1998a; Ledochowski, Sperner-Unterweger, & Fuchs, 1998b.

[43] O'Connell & Walsh, 2006.

Quali cibi contengono questo mattone?

Tutti i prodotti a base di latte (di mammifero) contengono lo zucchero di latte, così come molti alimenti lavorati e prodotti di consumo come il pane, la mortadella, le salse e i medicinali (benché la quantità nelle medicine di solito non crei problemi, se non vengono assunte in concomitanza di altri prodotti contenenti lattosio). Il latte crudo tende a contenere una quantità più alta di lattosio, mentre alcuni tipi di formaggio stagionato, come il *cheddar*, ne sono quasi privi. Per fortuna lei è in grado di intercettare e metabolizzare almeno una quantità limitata di lattosio, poi sono disponibili le capsule di enzimi, i sostituti del latte e i prodotti senza lattosio, incluso il latte di riso. Comunque, tenga presente che il latte di soia contiene altri mattoni, fruttani e galattani, mentre il latte di riso non ne contiene.[44]

[44] Biesiekierski et al., 2011.

1.5.2 Mattone n. 2: fruttosio

In sintesi

La frutta contiene naturalmente il fruttosio che, quindi, è conosciuto come lo zucchero della frutta. Per il 39% di coloro che sono affetti da regolari fastidi addominali inspiegabili, i sintomi si manifestano dopo l'assunzione di 15g di fruttosio; per il 70%, si manifestano dopo una dose di 30g.[45] Le persone nel mondo consumano tra 11 e 54g di fruttosio al giorno, ovvero 4-18g a pasto.[46] Di conseguenza, il fruttosio provoca effetti sgradevoli in molti di coloro che soffrono di un intestino irritabile. Come nel caso degli altri mattoni, la quantità tollerabile varia da persona a persona. Se non ha un'intolleranza al fruttosio, non è necessario controllare la quantità di fruttosio che ingerisce;[47] i livelli di tolleranza al fruttosio riguardano soltanto chi ha un'intolleranza al fruttosio oppure una sindrome dell'intestino irritabile ancora indefinita.

LTM: (fruttosio bilanciato con glucosio 5g per 100g)[48]
Fruttosio senza glucosio 0,5g a pasto[49]

Se ha difficoltà a digerire il fruttosio, è bene sapere che i seguenti fattori condizionano l'assimilazione del fruttosio nel corpo:

Influenza del glucosio

Immagini che lo scudo di intercettazione (cfr. par. 1.5) sia nelle mani di un guardiano gigante. Il fruttosio è come un mattone con le caratteristiche di una mosca e afferrarlo è una sfida per il guardiano, soprattutto quando compaiono tante particelle di fruttosio contemporaneamente. È tutta un'altra storia se entra in scena il glucosio, ossia una goccia di succo di zucchero con il tempo di reazione di una lumaca. Come a qualunque mosca, al fruttosio piace posarsi sul

---

[45] Choi, Johlin, Summers, Jackson, Rao, 2003.

[46] Gibson, Newnham, Barrett, Shepherd, & Muir, 2006; Park, & Yetley, 1993; Virtanen, Räsänen, Mäenpää, & Åkerblom, 1987.

[47] Gibson & Shepherd, 2009.

[48] Il cibo contiene fruttosio e glucosio in egual misura. Ne consegue che il fruttosio viene assorbito molto meglio.

[49] Shepherd & Gibson, 2006. La quantità di fruttosio supera la quantità di glucosio nel cibo.

glucosio, quindi la guardia non ha difficoltà ad intercettarlo. A volte, però, fa la sua comparsa anche il sorbitolo, come una zanzara ronzante. Il sorbitolo è particolarmente difficile da catturare e distrae la guardia dal fruttosio. Quindi, in presenza del sorbitolo, un maggior numero di particelle di fruttosio riescono a raggiungere il drago.

Ciò significa che quando le quantità di glucosio sono uguali o superiori a quelle del fruttosio, l'intercettazione del fruttosio è di gran lunga migliore.[50] Quindi, bisogna differenziare tra fruttosio bilanciato con glucosio e quello senza glucosio, oppure semplicemente "libero". Lei può assimilare una quantità maggiore di fruttosio quando è bilanciato con glucosio. In base alla quantità di gas misurato durante i Test del respiro, il fruttosio bilanciato con glucosio è intercettato dieci volte più facilmente del fruttosio libero. [51] Per i cibi in cui il rapporto pende più verso il fruttosio che il glucosio, è possibile creare un equilibrio artificiale mangiando cibi che contengono molto glucosio in eccesso.[52] Una nota riguardante il livello di tolleranza (LT) di fruttosio bilanciato con glucosio: vari studi dimostrano che le persone intolleranti al fruttosio sono comunque in grado di assimilare fino a 50g di fruttosio bilanciato con glucosio.[53] Il limite del fruttosio bilanciato con glucosio[54] è menzionato soltanto a causa dell'ambiguità di un risultato. Nonostante il tasso di assimilazione apparentemente ottimale in presenza della giusta quantità di glucosio per bilanciamento, a una dose di 17g al giorno, 0,4g sono arrivati nell'intestino.[55] Quando il test è stato ripetuto con 98g di glucosio per bilanciamento, la quantità era ancora leggermente superiore, attestandosi a 0,56g. Tuttavia, a causa dell'impostazione dello studio, la decomposizione batterica antecedente all'analisi potrebbe avere distorto il risultato. Pertanto, il fruttosio equilibrato è tralasciato nella lista dei cibi a causa delle incertezze nei risultati dei test. In ogni caso, lei può modificare il suo consumo in base alla quantità di zucchero per 100g, indicata negli ingredienti, poiché lo zucchero consiste in una parte di glucosio e una di fruttosio. Al tempo stesso può scoprire la porzione corretta di fruttosio libero nelle tabelle di cibo in questo libro. Se desidera limitare il consumo di zucchero e una bevanda ne contiene troppo, può diluirla con una giusta quantità d'acqua. In generale, comunque, fa bene ridurre il consumo di zuccheri (cfr. par. 2.1.4).

---

[50] Riby, Fujisawa, & Kretchmer, 1993.

[51] Kneepkens, Vonk, & Fernandes, 1984.

[52] Raithel el al., 2013.

[53] Latulippe & Skoog, 2011.

[54] Shepherd & Gibson, 2006.

[55] Barret et al., 2010.

Influenza del sorbitolo

Se soffre di un'intolleranza al fruttosio, dovrebbe tentare di evitare il sorbitolo il più possibile. Il sorbitolo inibisce l'assimilazione del fruttosio e viene esso stesso mal assimilato da molte persone. Per tale motivo è il migliore amico del drago.[56] Purtroppo non sono stati trovati livelli di tolleranza minimi adeguati. Comunque, potrà determinare il suo livello di tolleranza quando metterà in pratica la strategia mirata a stabilire i livelli di tolleranza, una volta conclusa la dieta introduttiva di tre settimane (cfr. par. 2.2.4).

Intolleranza ereditaria al fruttosio

Se le è stata diagnosticata un'intolleranza ereditaria al fruttosio, rara e purtroppo incurabile, il consumo di fruttosio può risultare letale. Si rivolga al suo medico.[57] Può utilizzare la tabella dei cibi in questo libro per individuare quali cibi non contengono fruttosio.

Carenza di acido folico

Un'intolleranza al fruttosio spesso influisce negativamente sull'assorbimento dell'acido folico. Poiché una carenza di acido folico aumenta il rischio di malattie cardiovascolari, sarebbe opportuno assumere integratori adatti.[58] In alternativa, l'acido folico è contenuto, per esempio, nei Cornflakes della Kellogg (323µg/100g), in alcune proteine in polvere (280µg/100g) e nel riso a grani tondi (225µg/100g).[59] La dose giornaliera consigliata è di 300µg per gli uomini, 250µg per gran parte delle donne e 400µg per le donne incinta.[60]

Depressione

Cfr. pagina 15.

---

[56]Raithel et al., 2013; Latulippe & Skoog, 2011; Shepherd, Parker Muir, & Gibson, 2008.

[57] Ali et al., 1998.

[58] Ledochowski, Ueberall, Propst, & Fuchs, 1999; Verhoef et al., 1996.

[59] USDA, 2013.

[60] Scientific Community on Food, 2000.

Capsule di enzimi

La xilosio isomerasi è disponibile sul mercato. All'autore è noto un solo studio che ha tentato di dimostrarne l'efficacia, illustrando come i sintomi migliorino di circa il 41%.[61] Resta a lei stabilire se ciò giustifica il suo costo elevato di oggi.

Cibi con eccesso di glucosio

Pochi cibi hanno un eccesso di glucosio senza contenere anche altri mattoni. Quando mangia uno dei seguenti cibi insieme ad un altro che deve mangiare in modo limitato per la quantità di fruttosio libero che contiene, può moltiplicare la porzione stabilita in base al Limite di Tolleranza per il fattore che applica al suo LT. Se le interessa, provi da solo. Il moltiplicatore si trova in una delle ultime quattro colonne della tabella successiva.[62]

Cibi	Peso porzione	Glucosio puro	LTM x	LT 1 x	LT 2 x	LT 3 x
Avocado (Florida)	37.5g	0.72g	2.25	1.5	1.25	1.25
Sciroppo d'acero	30g	0.32g	1.5	1.25	1	1
Mozzarella	28g	0.16g	1.25	1	1	1
Mais dolce	82g	1.22g	3.25	2	1.75	1.5
Sottile di ananas	56.3g	0.68g	2.25	1.5	1.5	1.25

È anche possibile acquistare il glucosio puro in polvere online, anche se un alto consumo di zuccheri andrebbe evitato per i potenziali danni alla salute (cfr. par. 2.1.4).

Quali cibi contengono questo mattone?

Al giorno d'oggi, il fruttosio è il responsabile della dolcezza di molti cibi. È aggiunto sotto forma di miele, zuccheri gelificanti e sciroppo di mais. In assenza di intolleranze, gli esseri umani assimilano con facilità il fruttosio. Il modo in cui lo si assume dipende dalle abitudini nutrizionali. Negli Stati Uniti, i due terzi del fruttosio vengono assunti tramite bibite e cibi preconfezionati arricchiti, mentre un terzo è assunto con la frutta. In Finlandia, il rapporto è capovolto.[63]

---

[61] Komericki et al., 2012.

[62] USDA, 2013; Latulippe & Skoog, 2011.

[63] Gibson et al., 2006.

1.5.3 Mattone n. 3: fruttani

In sintesi

Il fruttosio evolve mentre i fruttani metabolizzano, da qui la somiglianza dei nomi.[64] È stato scoperto che durante l'impiego (la fermentazione) dei fruttani **a catena corta**[65] da parte dei draghi mangia-mattoni (batteri), viene prodotto gas. [66] Non è tutto: il nostro corpo utilizza ben poco i fruttani. Fino all'89% di essi – più di qualsiasi altro mattone – vengono trasferiti ai batteri nel colon.[67] Quel che è peggio è che gli altri mattoni, come il fruttosio, vengono digeriti in modo meno efficace quando si consumano molti fruttani.[68] In alcune persone intolleranti al lattosio, i sintomi causati dai fruttani sono peggiori di quelli provocati dal lattosio stesso.[69] Come accade per altri mattoni, chi non soffre di intestino irritabile non deve preoccuparsene. Se i sintomi persistono e non si alleviano in modo soddisfacente limitando il consumo di fruttosio, lattosio e/o sorbitolo, cerchi di ridurre la quantità di fruttani e galattani (illustrati successivamente nel volume) nei suoi pasti.[70]

LTM della somma di fruttani e galattani: 0,5 g per pasto. [71]

Quali cibi contengono questo mattone?

Assimiliamo principalmente i fruttani quando mangiamo i cibi seguenti (quantità tollerate di LTM tra parentesi): aglio (uno spicchio), cipolle (15g), carciofi (17g), cereali (21-45 g) e spaghetti (147g), nonché pane, torte, biscotti e pizze. I prodotti derivati del grano contengono meno fruttani delle verdure, ma viste le quantità che ne mangiamo, diventano una fonte primaria di fruttani. Le cipolle sono al secondo posto.[72] Non esiste un rapporto tra fruttani e glutine. Anche il pane senza glutine spesso contiene fruttani, anche se un terzo in meno del pane

---

[64] Falony et al., 2009.

[65] Categorie: inulina, chestosio e nistosio.

[66] Rumessen, 1992.

[67] Barret et al., 2010; Molis et al., 1996.

[68] Knudsen & Hessov, 1995.

[69] Teuri et al., 1999.

[70] Biesiekieski et al., 2011.

[71] Barrett et al., 2010; Shepherd & Gibson, 2006.

[72] Moshfegh, Friday, Goldman, & Ahuja, 1999.

comune. Il pane di riso è privo di fruttani poiché l'impasto di solito si prepara senza frumento, diversamente dalle patate e dalla focaccia di granoturco. Inoltre, è molto ben tollerato il pane di farro (250g), a differenza del pane di segale o di frumento (soltanto una fetta). Anche alcuni frutti contengono i fruttani. Per esempio, si limiti a mangiare tre quarti di una banana, mezza noce pesca e due fette di ananas. L'alta quantità di fruttani contenuti nella cicoria, nel topinambur e nei normali carciofi suggerisce di evitarli.[73]

In quantità tollerabili i fruttani hanno degli effetti positivi; infatti vengono aggiunti in vari cibi come inulina. Per esempio, alcune bevande, alcune marche di burro, caramelle, cereali, cioccolata, gelati e yogurt contengono inulina. Le quantità di inulina aggiunta non sono sempre sicure, a parte i derivati indicati nella tabella dei cibi in questo libro. Dunque, per andare sul sicuro, può evitare i prodotti che riportano l'inulina negli ingredienti, utilizzare i prodotti simili indicati nella tabella dei cibi di questo libro come riferimento per calcolare la quantità consumabile a seconda del Limite di Tolleranza oppure effettuare il test di un singolo prodotto utilizzando la quantità tollerabile come linea guida (cfr. par. 2.2.6). Tra l'altro, alcune persone sono anche allergiche all'inulina.[74]
Lei può rispettare il Limite di Tolleranza Minimo di 0,5g-a-pasto per i fruttani, modificando la dieta solo leggermente. I prodotti che contengono fruttani di solito vengono consumati con altri cibi. Quando controlla le porzioni nella Parte 3 del libro, consideri che quando combina vari cibi contenenti fruttani, la rispettiva porzione singola si riduce. Per combinare un prodotto contenente fruttani con un altro contenente fruttani o galattani, per esempio, può suddividere entrambe le porzioni a metà.

Influenza sulla scorta di nutrienti

Una riduzione dei fruttani richiede di calcolare accuratamente l'assunzione di proteine, acidi grassi a catena corta e fibre.[75] Scoprirà le strategie di compensazione a partire dal Capitolo 2.

[73] Biesiekierski et al., 2011; Muir et al., 2009; Muir et al., 2007; van Loo, Coussement, De Leenheer, Hoebregs, & Smith, 1995.

[74] Gay-Crosier, Schreiber, & Hauser, 2000.

[75] Gay-Crosier, Schreiber, & Hauser, 2000.

1.5.4 Mattone n. 4: galattani

In sintesi

I galattani a-catena-corta[76] sono scarsamente assorbiti dal corpo e arrivano nell'intestino a grossi blocchi.[77] Poiché fruttani e galattani sono oligosaccaridi simili, hanno complessivamente un LTM di 0,5 g.[78]

LTM della somma di fruttani e galattani: 0,5g per pasto[79]

Acquistare prebiotici?

L'Autorità Europea per la Sicurezza Alimentare (EFSA) ha ripetutamente ignorato le dichiarazioni riguardanti l'effetto positivo di prebiotici e probiotici sull'intestino a causa della mancanza di prove concrete. Li considera al massimo un potenziale sostegno.[80] I produttori di prebiotici ascrivono ai galattani artificiali la capacità di contribuire al miglioramento della flora intestinale. Uno studio organizzato in collaborazione con un dipendente di un'azienda di prebiotici suggerisce che 3,5g di un tipo preciso di galattani artificiali migliora la flora intestinale una volta giunto nel colon e provoca un miglioramento medio del 37% dei sintomi, come dolori addominali, gonfiori, costipazione, diarrea e flatulenza.[81] Altri vantaggi per la salute sono associati alla presenza di acidi grassi a catena corta che si formano durante la frammentazione dei galattani da parte dei batteri. Quando sono assimilati dai batteri, alcuni galattani prodotti artificialmente generano una minore quantità di gas rispetto ai galattani naturali. Come già indicato, comunque, l'EFSA rifiuta di appoggiare i prebiotici, al di là della dichiarazione del loro potenziale.[82] Più dell'80% dei partecipanti a uno studio eseguito in base all'approccio di questo libro, che hanno limitato considerevolmente il consumo di fruttosio e di fruttani in base agli LTM elencati, ha avverti-

---

[76] Categoria raffinosio e stachiosio.

[77] Gibson & Shepherd, 2010, Suarez et al., 1999.

[78] Shepherd & Gibson, 2006.

[79] Barrett et al., 2010; Shepherd & Gibson, 2006.

[80] EFSA, 2013; Binnendijk & Rijkers 2013; EFSA, 2012b.

[81] Silk et al., 2009.

[82] EFSA, 2013, McKenzie et al., 2012; Silk, Davis, Vulevic, Tzortzis, & Gibson, 2009; Rycroft et al., 2001.

to un alleviamento dei sintomi di circa il 70%.[83] Inoltre, la riduzione della quantità di mattoni che arriva al colon può apportare benefici anche all'umore (cfr. pag. 15). Questi riscontri dimostrano la validità dei principi base di questa dieta.

Capsule di enzimi

Ci sono compresse speciali di enzimi in vendita che servono ad evitare i sintomi generati dai galattani, anche se la loro efficacia è dubbia. Contengono l'enzima alfa-galattosidasi e derivano dalla muffa *aspergillus niger*, anche se le confezioni spesso non riportano questa informazione; contengono anche il mattone mannitolo, un alditolo prevalente nei funghi, al quale alcuni soggetti risultano allergici. Bisogna prestare attenzione alle capsule di enzimi se si soffre di un'intolleranza al fruttosio, poiché i galattani sono metabolizzati in fruttosio attraverso gli enzimi. Se il suo corpo non intercetta immediatamente il fruttosio, questo arriva nell'intestino. A quel punto, i batteri produttori di gas gioiscono, poiché ha lavorato al loro posto.[84] In sostanza, non ha guadagnato nulla. Queste compresse di enzimi sono utili, solo se tollera fruttosio e sorbitolo e non è allergico all'*aspergillus niger*.

Quali cibi contengono questo mattone?

Fagioli e gonfiori vanno a braccetto, per alcune persone. Quantità critiche di galattani combinate ai fruttani (LTM per porzione tra parentesi) si trovano nei fagioli (1 cucchiaio, 15g), nei piselli (un cucchiaio, 15g), nei ceci (9 cucchiai, 135g) e nei fagioli di soia (3 cucchiai, 45g). I vegetariani dovrebbero prestare particolare attenzione. Quantità cospicue sono contenute anche nei fiocchi d'avena (5 cucchiai, 75g), nelle lenticchie (5 cucchiai, 75g) e nel pane di frumento o di segale (una fetta, 42g).[85] Inoltre, i galattani a catena corta si trovano anche nel latte.[86] Anche agar e carragenina[87] contengono galattani, ma si tratta di galattani più lunghi, che non vengono scomposti completamente dai batteri.[88] A volte coloro che soffrono di intestino irritabile hanno dubbi a riguardo. A causa della man-

---

[83] Shepherd & Gibson, 2006.

[84] Falony et al., 2009.

[85] Biesiekierski et al., 2011; Muir et al., 2009.

[86] Boehm & Stahl, 2007; German et al. 2008.

[87] Michel, Nyval-Collen, Barbeyron, Czjzek, & Helbert, 2006.

[88] Chi, Chang, & Hong, 2012; Necas & Bartosikova, 2013.

canza di prove concrete, non li prenderemo in considerazione in questo libro.[89] Eppure, se ha dubbi, può indagarne l'impatto adottando una dieta alternativa (cfr. par. 2.2.6).

[89] Watson, 2008.

1.5.5 Mattone n. 5: sorbitolo e altri

Alcuni tipi di frutti e di verdure contengono naturalmente alditoli come il sorbitolo. Inoltre, si utilizzano come dolcificanti e come vettori medicinali. Spesso gli alditoli sono menzionati alla fine sulle confezioni. Nel par. 2.4 apprenderà come identificare le informazioni importanti sulle confezioni.

LTM per i nove tipi di alditoli considerati, incluso il sorbitolo: 0g.

I cibi che contengono sorbitolo spesso fungono da fattori scatenanti dei disturbi.[90] Il sorbitolo non crea problemi se un Test del respiro o un test alternativo affermano che lei è in grado di tollerarlo e riesce a tollerare anche il fruttosio. Se soffre di un'intolleranza al fruttosio ma non al sorbitolo, può utilizzare le porzioni indicate accanto al fruttosio nella terza parte del libro per il sorbitolo. Se ha un'intolleranza al sorbitolo, è importante determinare il suo LT personale (cfr. par. 2.2.4) considerato che l'LTM drastico è 0g. Ci sono tre motivi per questo LTM:

1. Il Test del respiro per il sorbitolo mostra un'intolleranza evidente con 5g nel **58%** di coloro che avvertono disturbi addominali a causa di un intestino irritabile e nel **53%** di partecipanti sani (in base a una combinazione di due studi, per un totale di 564 partecipanti).[91]
2. Se soffre di un'intolleranza al fruttosio, il sorbitolo ne aggraverà i sintomi. Quando il sorbitolo viene scomposto, ne deriva fruttosio. Nel frattempo, il sorbitolo impedisce al fruttosio già presente di essere intercettato, poiché il fruttosio e il sorbitolo condividono lo stesso meccanismo di trasporto e al sorbitolo viene data la precedenza.[92]
3. Molte persone non assimilano completamente gli alditoli e ciò può perfino causare degli aggregati di acqua nell'intestino tenue, riducendo la capacità dell'intestino di metabolizzare i nutrienti. In media, il 25-40% degli alditoli consumati arriva al colon.[93] Anche quantità minime di sorbitolo possono scatenare i disturbi.[94]

---

[90] Raithel et al., 2013; Gibson & Shepherd, 2010; Barrett et al., 2010; Ledochowski et al., 2000.

[91] D. Mishkin et al., 1997; Fernández-Bañares et al., 1993; Hyams, 1983.

[92] Gaby, 2005; Raithel et al., 2013.

[93] Langkilde, Andersson, Schweizer, & Würsch, 1994; Barrett et al., 2010.

[94] Rumessen & Gudmand-Høyer, 1987.

Influenza sui disturbi

In uno studio olandese del 1993 al succo di mela vennero aggiunte alte quantità di glucosio, riducendo i sintomi provocati dal succo di mela dell'80%.[95] In ogni caso, il glucosio aggiunto incatenava anche il fruttosio rilasciato nella scomposizione del sorbitolo.[96] Presumendo che un terzo dei sintomi causati dal sorbitolo siano dovuti al sorbitolo non-scomposto, un altro terzo derivino dal fruttosio libero derivato dal sorbitolo scomposto e il rimanente terzo dal fruttosio non intercettato a causa del sorbitolo, significa che il sorbitolo causa il 30% dei disturbi provocati dal succo di mela. Considerata la quantità media di sorbitolo contenuta in una mela (circa 0,56g di sorbitolo e 4g di fruttosio libero), 1g di sorbitolo combinato con fruttosio puro rispetto a 1g di fruttosio libero da solo provoca disturbi in proporzione tre volte maggiore, mentre 1g di sorbitolo da solo rispetto 1 g di fruttosio libero provoca il doppio dei disturbi.[97] È stato tenuto conto di questo rapporto nelle quantità di cibi consigliati che contengono sia fruttosio che sorbitolo.

Quali cibi contengono questo mattone?

Gli alditoli si trovano allo stato naturale in vari frutti e varie verdure (fresche e secche). Inoltre, sono aggiunti come sostituti dello zucchero in numerosi prodotti, incluse le bevande, le caramelle, i cibi pre-confezionati, i prodotti per diabetici come le gelatine (fino a 57g/100g) e la ciccolata (fino a 40g/100g), il pesce e la carne impanati, i gelati, i succhi di frutta, i medicinali, i prodotti per l'igiene orale, i chewing-gum senza zucchero (fino a 2,5g/ pezzo), le mentine senza-zucchero (fino a 2g/pezzo) e perfino nelle salsicce.[98] Come vede, alcuni prodotti per diabetici contengono più di 20g di sorbitolo. Da uno studio è risultato che l'84% dei 39 pazienti sani assimila male il sorbitolo con una dose di 20g. Bisogna, quindi, consumare questi prodotti con cautela.[99]

---

[95] Hoekstra, van Kempen, & Kneepkens, 1993.

[96] Gaby, 2005.

[97] Kneepkens, Jakobs, & Douwes, 1989.

[98] Corazza et al., 1988.

[99] Ladas, Grammenos, Tassios, & Raptis, 2000; Hyams, 1983.

1.5.6 Disturbi addominali nei bambini

In uno studio sono stati somministrati 250ml di succo di mela a bambini tra 14 e 58 mesi. A seguire, tutti i bambini affetti da diarrea cronica e il 65,5% dei bambini sani sono risultati positivi al test per verificare il cattivo assorbimento. Evitando il succo di mela **tutti** i bambini si sono ristabiliti.[100] Il risultato corrisponde a quelli di altre ricerche che mostrano come molti bambini soffrano di diarrea e dolori addominali se bevono troppo succo di frutta. I fattori scatenanti sono i succhi che contengono alti livelli di sorbitolo.[101] In generale, un bambino dovrebbe bere al massimo 10ml di succo per chilo di peso corporeo.[102] Inoltre, bisogna evitare i succhi di frutta che contengono sorbitolo oppure alte quantità di fruttosio puro, come il succo di mela o di pesca.

---

[100] Kneepkens et al., 1989.

[101] Hyams, Etienne, Leichtner, & Theuer, 1988.

[102] Lifschitz, 2000.

1.6 Sintesi del capitolo 1

Il suo stomaco è in grado di intercettare alcuni mattoni e metabolizzarli trasformandoli in energia. Comunque, è una capacità che varia da persona a persona. Il lattosio è contenuto primariamente nei prodotti caseari. Coloro che soffrono di un'intolleranza, comunque, di solito riescono a tollerarne quantità ridotte. Nel ridurre la quantità di lattosio consumato, è importante bilanciare la riduzione con l'assunzione di calcio. Il fruttosio è presente soprattutto nella frutta, nelle bevande analcoliche e nei cereali. Insieme al sorbitolo, viene assorbito male; insieme al glucosio viene assorbito meglio. Gli alimenti più diffusi che contengono fruttani sono i prodotti del grano come il pane, i cereali e gli spaghetti, l'aglio e la cipolla; i fruttani non vengono scomposti bene dall'organismo. Altrettanto male assimilati sono i galattani, che si trovano soprattutto nei fagioli, nelle lenticchie e nei grani. Il Limite di Tolleranza Minimo più rigido riguarda il sorbitolo, che dovrebbe essere semplicemente evitato. Il sorbitolo si trova in molti prodotti per diabetici e "light", in alcuni frutti e alcuni tipi di verdure, nelle salsicce e negli impasti. In ogni caso, la stevia non contiene sorbitolo.

Livelli di tolleranza minimi (LTM)

La tabella seguente riporta tutti gli LTM indicati precedentemente. La utilizzi come guida per quei mattoni a cui è intollerante, almeno durante le tre settimane della dieta introduttiva e almeno in parte dopo, durante i test dei livelli. Che si tratti di un prossimo matrimonio, della presentazione di un progetto o di un viaggio in barca, ci sono occasioni in cui desidera davvero che la sua digestione sia tranquilla. In giorni del genere si sentirà più sereno, se organizza i pasti rispettando gli LTM per i mattoni ai quali è intollerante. Gli LMT sono:

Fruttosio senza glucosio	0.5g/pasto
Fruttosio bilanciato con glucosio	5g/100g
Lattosio	1.5g/pasto
Sorbitolo e altri alditoli	0g/pasto
Somma di fruttani e galattani	0.5g/pasto

Per modificare la dieta secondo gli LTM che la riguardano, può evitare il più possibile quei carboidrati che le provocano fastidi.

2

STRATEGIA

2.1 Programma della missione

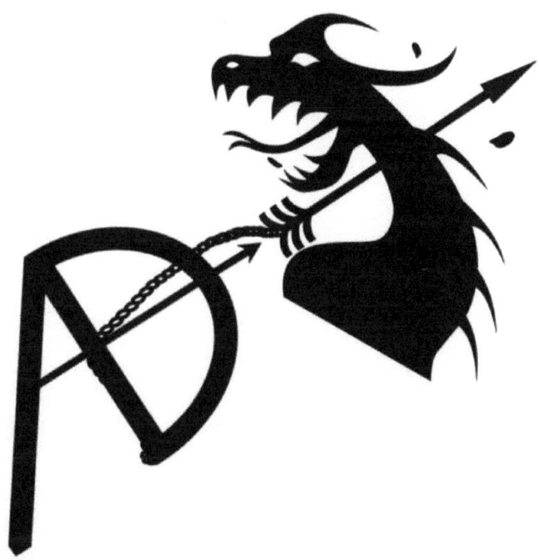

Impedisca ai draghi mangia-mattoni di attaccarla e di tentarla. Si prepari per la caccia al drago. Con spirito positivo e disciplina, ci sono ottime probabilità che incateneremo il drago. Poiché è invisibile, la strategia migliore è quella di offrirgli il minor numero di mattoni possibili. Nel frattempo, se resta in guardia e brandisce lo scudo d'intercettazione, mangiando porzioni che rispettano i Limiti di Tolleranza massimi consigliati, darà al drago filo da torcere. A questo punto può ridurre il consumo di quei mattoni che provocano i sintomi. Per non limitare inutilmente l'assunzione di cibi che le piacciono, **può determinare le sue soglie di tolleranza personali ai mattoni effettuando il test di livello** (par. 2.2.4). Si rivolga a un medico specialista per la procedura, soprattutto se la persona interessata dall'intolleranza è un bambino.

2.1.1 Piano d'azione

Nella seguente tabella strategica, troverà le cinque tappe fondamentali, la loro indispensabilità, i nomi, la durata e lo scopo.

1) Obbligatorio	**Test dei sintomi (foglio)** Durata: quattro giorni	Determinare la sua condizione attuale: quali sintomi ha e qual è la loro severità?
2) Opzionale	**Test del respiro presso uno specialista** Durata: sei giorni	Identificare i mattoni che assimila con difficoltà. L'obiettivo è quello di ridurre gli sforzi per la tappa n.3.
"Opzione uscita rapida" dopo un Test del respiro positivo	**Rispetti gli LTM per i mattoni ai quali è intollerante.** Compili il seguente test dei sintomi un'altra volta dopo due settimane per quattro giorni e valuti la riuscita della dieta. Durata: Almeno tre settimane, a seconda della soddisfazione; cfr. colonna sulla destra.	A) È soddisfatto. Vuole ridurre i limiti per quanto possibile? Esegua il test di livello (cfr. Tappa 5). B) Non è soddisfatto. Prima esegua la tappa 3 e poi almeno il test alternativo ai fruttani e i galattani. Se non ci sono miglioramenti, provi le alternative indicate nel par. 2.2.6.
3) Obbligatorio	**Dieta introduttiva e test dei sintomi (foglio)** Durante gli ultimi quattro giorni. Durata: tre settimane	La dieta rispettando gli LTM ha condotto alla riduzione dei sintomi che si aspettava? Se no, cfr. par. 2.2.6.
4) Opzionale: invece del Passo 2	**Test alternativo (al Test del respiro)** Durata: cinque settimane per tutti i mattoni	Scoprire cosa causa i disturbi per i quali non esiste un Test del respiro. Inoltre, riduce gli sforzi della tappa 5.
5) Opzionale	**Test dei livelli** Durata: 1 mattone ~½ mese 2 mattoni ~1½ mesi 3 mattoni ~2½ mesi 4 mattoni ~5 mesi	Consentire una dieta più variata possibile, tenendo conto delle intolleranze mediante la determinazione dei suoi LT.

La strategia complessiva consiste nel determinare le capacità di intercettazione del suo scudo. Il primo passo è controllare le sue condizioni. Per farlo, annoti i sintomi nel foglio per test seguente. È importante che scelga giorni in cui né medicine né malattie né stress influenzano i suoi sintomi. Se pensa di aver prodotto dei risultati alterati in un preciso giorno a causa di uno di questi fattori, non tenga conto di quella giornata e riempia lo schema per quella successiva che considera priva di condizionamenti. **Importante: questo vale anche per tutti i test successivi. Se ha qualche dubbio e non sa se quel giorno è stato "normale", ossia se non si siano verificate situazioni contingenti a condizionare i sintomi, ripeta il test per ottenere un risultato più affidabile.**[103] Nei giorni in cui valuta i sintomi, porti con sé il foglio per test. In teoria, dovrebbe completarlo dopo i pasti principali, per esempio alle 8, alle 14 e alle 20. Dopo i quattro giorni di controllo, dovrebbe anche classificare il suo tipo di feci abituali. A seconda che soffra di costipazione, diarrea o di entrambe, lei rientra nel tipo IBS-C, IBS-D oppure IBS-M. Se non soffre di costipazione né diarrea, il suo tipo IBS è **non classificato**. Ricordi queste informazioni quando si rivolgerà al medico.

Dopo aver controllato i sintomi per quattro giorni, può effettuare un Test del respiro per determinare il malassorbimento. Per farlo, chieda al suo medico di indicarle uno gastroenterologo specialista. Se questo tipo di test non è disponibile nella sua zona, può effettuare un test alternativo dopo aver seguito la dieta introduttiva (cfr. par. 2.2.3). Per seguire la dieta introduttiva, legga il paragrafo 2.2.2, che vale anche come "opzione di uscita rapida". Può tralasciare quei mattoni per i quali il Test del respiro o il test alternativo non indicano malassorbimento. **Anche se viene rilevato un malassorbimento, potrebbe essere in grado di digerire porzioni maggiori del suo Limite di Tolleranza Minimo**. Pertanto, può determinare il suo LT personale con un test di livello, se la dieta introduttiva ha ridotto i sintomi. Lo scopo è quello di evitare restrizioni rigide e non necessarie dei cibi che le piacciono. Per esempio, se ha un'intolleranza al lattosio e le piace il formaggio, può stabilire la massima quantità di cibo tollerato per pasto alla Tappa 5. Si prepari a trascorrere almeno 15 giorni effettuando i test dei livelli (cfr. pag. 33). Dopo sarà sicuro di non sforzare eccessivamente il suo corpo né limitare troppo il consumo dei cibi che le piacciono. Soltanto un test di livello individuale può fornirle questo risultato.

Nell'opzione di uscita rapida, salterà la dieta introduttiva (almeno inizialmente), ma cercherà di stabilire se, conformandosi agli LTM per quei mattoni che risultano assorbiti male in base al Test del respiro, i risultati sono abbastanza soddisfacenti da poter considerare soltanto quei mattoni. Se i sintomi non

---

[103] Vesa et al. 1996.

migliorano in modo soddisfacente, torni indietro e segua la dieta introduttiva, eseguendo almeno un test alternativo per i fruttani e i galattani. Se nemmeno questo conduce a risultati soddisfacenti, legga il par. 2.2.6.

Durante la dieta introduttiva, rispetti quei Limiti di Tolleranza Minimi che la riguardano (cfr. par. 2.2). Eccezione: se il Test del respiro risulta negativo al fruttosio, al lattosio e al sorbitolo, bisogna rispettare gli LTM per tutti i mattoni. Se i sintomi migliorano nel corso della dieta, esegua anche il test alternativo per fruttani e galattani. Per maggiore sicurezza, può anche eseguire il test alternativo per i mattoni rimanenti, al fine di escludere dalle cause le potenziali interdipendenze, per esempio, tra sorbitolo e fruttosio, che si trovano nel succo di mela. Troverà strategie alternative nel par. 2.2.6. Se non ha già eseguito il Test del respiro, vanno rispettati tutti gli LMT.

Due settimane dopo l'"opzione uscita rapida" oppure dopo la dieta introduttiva, effettui un controllo sull'efficacia completando il foglio con il test dei sintomi per quattro giorni. Per valutarne gli effetti confronti il test dei sintomi eseguito quando ha controllato le condizioni generali e il test dei sintomi per il controllo dell'efficacia. Se riscontra una riduzione dei sintomi a conclusione della dieta – cioè, se i risultati durante il controllo dell'efficacia sono drasticamente migliori di quelli delle condizioni generali – la dieta ha avuto successo. Può apprendere come stabilire in modo matematico il livello di successo della dieta nel par. 2.1.3. **Riponga il foglio per il test dei sintomi in una cartellina.** Quello più importante è il test finale della **dieta introduttiva**, perché potrà utilizzarlo come **riferimento per tutti i test successivi.**

Tipi di feci dopo Bristol

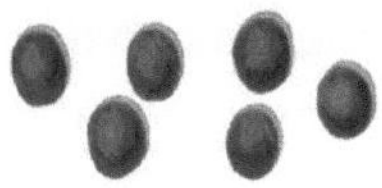	Grumi duri e separati, come noci (difficili da evacuare)	**Tipo** A: Costipazione **Valore** 4
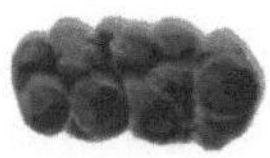	A forma di salsiccia, ma con bozzi	**Tipo** B: Costipazione Valore 2
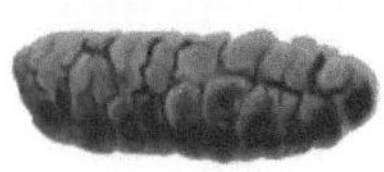	Come una salsiccia, ma con fessure in superficie	**Type** C: normale **Valore** 1
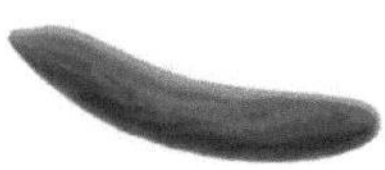	Come una salsiccia o un serpente, liscio e soffice	**Tipo** D: normale **Valore** 1
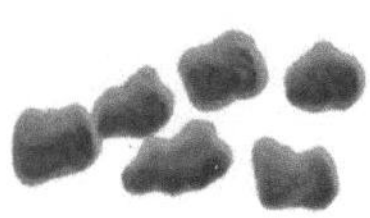	Masse morbide con profili chiari	**Tipo** E: Diarrea **Valore** 2
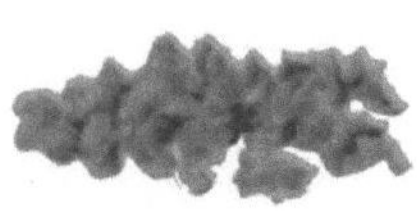	Pezzi morbidi con profili sbrindellati, feci molli	**Tipo** F: Diarrea **Valore** 4
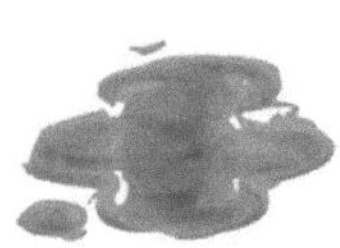	Acquose, senza pezzi solidi; **completamente liquide**	**Tipo** G: Diarrea **Valore** 5

(In base a Lewis & Heaton, 1997; Thompson, 2006)

I tipi 3 e 4 sono normali. Maggiore è la distanza tra il suo tipo e questi due, più severa è la condizione.

2.1.2 Foglio per il test dei sintomi

Test:____________________________ **Data fine:**___________

Per ciascun test, sono necessarie due copie di questa pagina!

		Tipo/ Valore		Numero evacuazioni		Livello feci	Livello gonfiore	Livello dolori	
Gior. 1 prima	🐓		x		=				GIORNO TEST
	☼		x		=				
	☾		x		=				
				Totale					
Gior. 2 prima	🐓		x		=				Gior. 1 dopo
	☼		x		=				
	☾		x		=				
				Totale					
Gior. 3 prima	🐓		x		=				Gior. 2 dopo
	☼		x		=				
	☾		x		=				
				Totale					
Gior. 4 prima	🐓		x		=				Gior. 3 dopo
	☼		x		=				
	☾		x		=				
				Totale					

Indichi il tipo di feci al mattino 🐓, al pomeriggio ☼ e alla sera ☾, accanto al valore delle feci, da 1 a 5 (cfr. pag. 36) e il numero di evacuazioni giornaliere, poi moltiplichi il valore delle feci per il numero di evacuazioni per stabilire il livello delle feci. Inoltre, valuti i gonfiori e i dolori secondo la seguente scala da 1 a 5:

1 Nessun disturbo, come qualcuno senza sintomi
2 Quasi nessun fastidio rispetto a qualcuno senza sintomi
3 Fastidio medio rispetto a qualcuno senza sintomi
4 Forte fastidio rispetto a qualcuno senza sintomi
5 Fastidio molto intenso rispetto a qualcuno senza sintomi

2.1.3 Tabella per il calcolo dei risultati del test

Probabilmente può fidarsi del suo intestino nella valutazione dei disturbi. Se preferisce i numeri, può utilizzare le due comode procedure seguenti.[104] Per il primo calcolo, ha bisogno delle pagine compilate durante i test dei sintomi risalenti alla verifica della condizione generale[105] e la verifica dell'efficacia.[106] Sono disponibili due metodi per effettuare i calcoli: utilizzi una fotocopia della tabella seguente oppure una matita. L'opzione A è più facile. Con l'opzione B, si risparmia tutti i calcoli dei test seguenti e riceve un'indicazione delle sue tolleranze.

A) Utilizzi la tabella seguente e calcoli i risultati per tutti i giorni fino alla fila B. A1-A4 sono i giorni di verifica dell'efficacia e A5-A8 sono i giorni di verifica delle condizioni, oppure, nel caso del test di livello o del test alternativo, il giorno del test e i tre giorni successivi. **Calcolo del livello A**: A1= Livello totale delle feci (somma dei livelli di mattina, pomeriggio e sera) il giorno 1. Scriva il risultato nella casella con A1 in corsivo. Proceda nello stesso modo per tutti gli altri A-numero. Poi, stabilisca i **livelli B**: B1 = A1 più il livello di gonfiore e il livello di dolore del giorno 1. Poi calcoli B2 seguendo le indicazioni dei livelli del giorno 2 e così via. Ora determini C2 e D2, ossia la media dei giorni di verifica delle condizioni generali oppure, per il test di livello o il test alternativo, la media del test e dei tre giorni successivi. Per la valutazione, confronti D2 con il livello più elevato del giorno della verifica dell'efficacia. Si tratta del livello più alto tra B1 e B4. Più D2 è superiore al numero più alto dell'altro gruppo, più è probabile che la dieta introduttiva abbia funzionato oppure, se si è sottoposto a un altro test, più è probabile che soffra di un'intolleranza.

B) Calcoli A1-A8 e B1-B8 con il criterio descritto al punto A. Poi calcoli C1 e D1 e proceda nei calcoli della tabella fino a L. Per determinare l'efficacia della dieta introduttiva, calcoli anche C2 e D2. Nella verifica dell'efficacia della dieta introduttiva, confronti D2 non con L (Livello Live)[107], ma con K (K.O. livello soglia)[108] per interpretarlo. Se D2 è maggiore o uguale al livello K, significa che la dieta introduttiva è stata efficace. Per il test di livello o il test alternativo, confronti i livelli K e L, come illustrato nella tabella seguente.

Si risparmi i calcoli: scarichi la versione excel adatta per la stampante da www.Laxiba.it/trt.

---

[104] Da un punto di vista statistico l'indagine è limitata e il risultato è vago.

[105] Memo dei sintomi prima di iniziare la dieta introduttiva.

[106] Memo dei sintomi alla fine della dieta introduttiva.

[107] L = il giorno col maggior numero di disturbi successivo al test.

[108] K = se il livello L raggiunge la soglia K.O., è in presenza di un'intolleranza.

	Giorno di verifica dell'efficacia				Giorno di controllo dello status quo **Test giorno dopo**			
	1:	**2:**	**3:**	**4:**	**1: o Giorno test:**	**2: / 1:**	**3: / 2:**	**4: / 3:**
A	*A1*	*A3*	*A3*	*A4*	*A5*	*A6*	*A7*	*A8*
B	*B1*	*B2*	*B3*	*B4*	*B5*	*B6*	*B7*	*B8*
C	*C1*	$C1 = B1 + B2 + B3 + B4$ Somma delle celle da B1 a B4. $C2 = B5 + B6 + B7 + B8$ Somma delle celle da B5 a B8.						*C2*
D	*D1*	$D1 = C1 \div 4$ Divida C1 per 4. $D2 = C2 \div 4$ Divida C2 per 4.						*D2*
E	*E1*	*E2*	*E3*	*E4*	$E1 = B1 - D1$, $E2 = B2 - D1$ e così via. Per calcolare E1, sottragga D1 da B1. Sono consentiti i numeri negativi.			
F	*F1*	*F2*	*F3*	*F4*	$F1 = E1 \times E1$, $F2 = E2 \times E2$ e così via. Per calcolare F1, moltiplichi E1 per se stesso. La moltiplicazione di due numeri negativi dà un numero positivo. Quindi tutti i risultati devono essere positivi.			
G	G	$G = F1 + F2 + F3 + F4$ Somma delle celle da F1 a F4.						
H	H	$H = G \div 4$ Divida G per 4.						
I	I	*I* = Radice quadrata di H Calcoli la radice quadrata di H. Sulla calcolatrice il simbolo è $\sqrt{}$.						
J	J	$J = I \times 2$ Moltiplichi I per 2.						
K	K	$K = J + C1$ Sommi il risultato nella cella J al risultato nella cella C1. Il livello K è chiamato K.O. livello di soglia, come D2 (usato per controllare il successo della dieta introduttiva) oppure il livello L, che se è maggiore o uguale a K suggerisce un'intolleranza.						
L	L	*L* = Il valore più alto del gruppo B5, B6, B7 and B8. Questo gruppo contiene o i risultati quotidiani della verifica delle condizioni generali (in quel caso D2 sostituisce L) oppure i risultati del giorno del test (B5) e i tre giorni seguenti (B6 to B8). Il livello L è chiamato livello *live* poiché è utilizzato per verificare il test di livello o alternativo che è attualmente in atto. Analisi: $L \geq K$ indica un'intolleranza, $L < K$ una tolleranza. Un livello L inferiore a un livello K indica una tolleranza. Un livello L maggiore o uguale al K.O. (il livello di soglia), indica un'intolleranza.						

Questa pagina è stata lasciata intenzionalmente vuota.

2.1.4 Mantenere l'equilibrio

Raccomandazioni fondamentali

1	Mangi un'ampia varietà di cibo, es. qualcosa di diverso ogni giorno e con molti ingredienti naturali. Mangi in posizione rilassata.	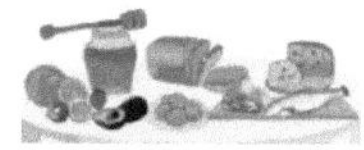	
2	Presti attenzione alle dosi di fibre, per es. mangiando patate, semi di lino, lenticchie e noci.	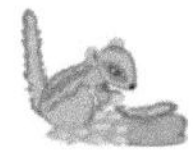	
3	Ingerisca cinque porzioni di verdure (idealmente verde scuro, rosso o arancione) e frutta.	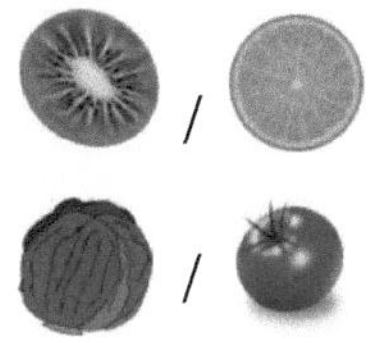	5/die
4	Assuma prodotti caseari parzialmente privi di grassi, come latte parzialmente scremato, yogurt, o formaggio ogni giorno.	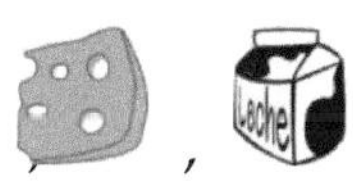	
5	Una o due volte a settimana, dovrebbe mangiare pesce e uova. Inoltre, 800-600gr di carne magra, idealmente pollame.	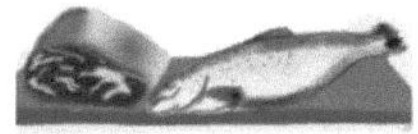	
6	Utilizzi olio vegetale, se possibile, come olio di colza, e grassi.	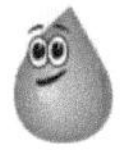	
7	Riduca il consumo di sale e zucchero.	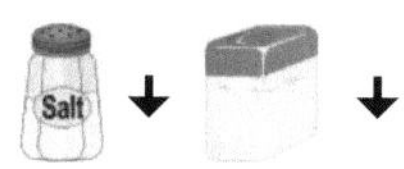	
8	Beva almeno 1,5 litri di bibite analcoliche ogni giorno. Le più adatte sono le bevande senza dolcificanti e l'acqua semplice. Si trattenga anche riguardo all'alcol.		
9	Preferibilmente, cucini cibi freschi e a temperature basse per mantenere attive le sostanze vitali del cibo.	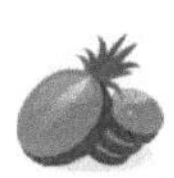	
+	Si tenga in forma: esegua esercizi di compensazione regolari e allenamenti.	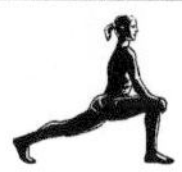	

(DGE, 2013; Quigley et al., 2013; USDA e U. S. Department of Health and Human Services, 2010)

Questa pagina è stata lasciata intenzionalmente vuota.

Necessità di compensazione a causa della dieta

Se riduce la dose di fruttani e galattani nei pasti, dovrà compensare la conseguente perdita di proteine, acidi grassi a catena corta e fibre. Questi tre elementi fanno parte di una dieta bilanciata. Una dose cospicua viene ingerita di solito mediante alimenti a base di frumento, ricchi di fruttani e galattani, come pane, cereali, spaghetti, di cui deve ridurre il consumo. Un'assunzione regolare di 20-38g di fibra, accanto a una moderata attività sportiva, possono effettivamente contribuire ad alleviare la costipazione.[109] Come linee guida per il nutrimento, troverà le dosi giornaliere consigliate negli esempi seguenti.

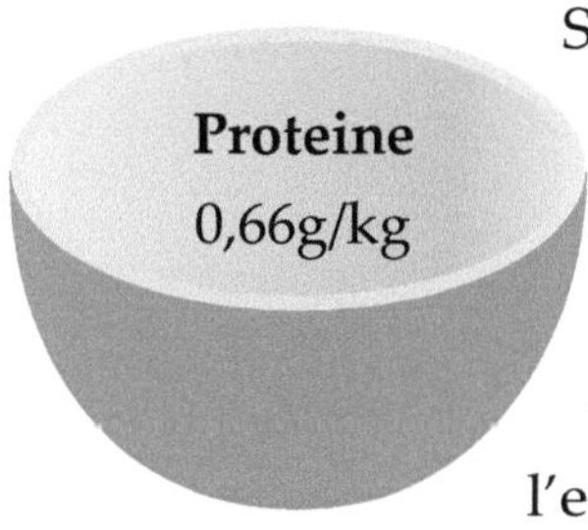

Sono necessari 0,66g di proteine per chilo di peso corporeo ogni giorno.[110] Può assicurarsi un rifornimento di proteine consumando gli alimenti sottostanti. La quantità orientativa di proteine per porzione è indicata tra parentesi: 85g carne (28g di proteine), 85g pesce (26g), 150ml caffè istantaneo con o senza caffeina (18g, ma l'espresso normale ne contiene solo 0,3g), 200 ml latte intero con vitamina D aggiunta (15g), 200ml latte intero o latte scremato senza additivi (6g), 85g grano o riso integrale (12g), 90g fagioli *kidney* (18g), 140g pasta (15g), 90g fagioli di soia (14g), un uovo di grandezza media (7,5 g), 90g lenticchie (8g), 110g patate (4g); 25g noci, specialmente arachidi, burro di arachidi e mandorle (5g). Ne contengono molte anche una fetta di pane di grano intero (5g), 25g formaggio (4g), una fetta di pane di riso (3,5g), 30g cereali (3g), 24g di crusca di riso (3g), 25g cioccolato fondente (2g) e 50g couscous (1,5g). Noterà che è molto facile conservare il giusto apporto di proteine.[111] Comunque, chi è vegetariano dovrebbe calcolare con attenzione.

---

[109] Dukas, Willett, & Giovannucci, 2003; Quigley et al., 2013; USDA, 2013.

[110] EFSA, 2012a.

[111] USDA, 2013.

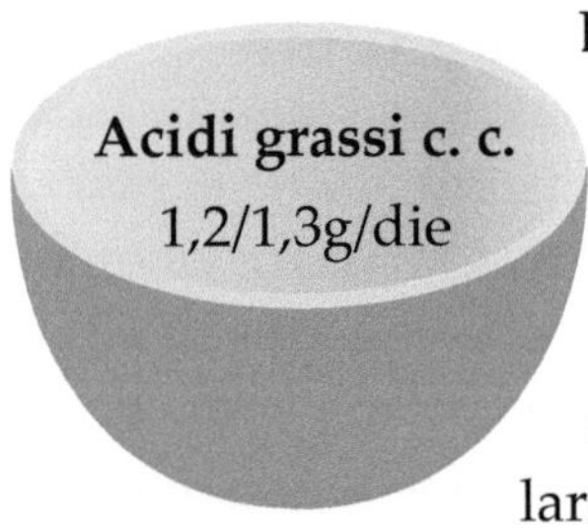

Durante la scomposizione dei mattoni, soprattutto dei fruttani, da parte dei batteri, compaiono gli acidi grassi a catena corta. Sono poi parzialmente assorbiti dall'intestino, poiché sono importanti fonti di energia. Hanno una catena composta da fino a sei atomi di carbonio, che è alla base della lista seguente.[112] Gli alimenti particolarmente ricchi di acidi grassi a catena corta sono (tra parentesi gli acidi grassi per porzione senza trigliceridi): 10g burro (0,5g), 25g formaggio di capra (0,5g), 25g gouda, formaggio svizzero, *cheddar* o *Roquefort* (0,4g), 50g mozzarella (0,3g), 47g M&M's® (0,3g), 25g *blue cheese* (0,25g), 20 ml olio di cocco (0,2g), 50g polpa di cocco (0,18g), 150g patatine fritte (0,13g) o 20 ml olio di palmisti (0,08g).[113] Anche se le modifiche nutrizionali non comportano necessariamente un apporto ridotto,[114] è consigliabile il consumo giornaliero di prodotti caseari. Poiché gli acidi grassi a catena corta dovrebbero ammontare a 1/60 della dose di grassi ingeriti quotidianamente,[115] ossia 70g per le donne e 80g per gli uomini, la quantità minima necessaria per le donne è 1,2g al giorno e 1,3g per gli uomini.[116] Anche chi soffre di un'intolleranza al lattosio di solito è in grado di assimilare piccole dosi di lattosio, così da raggiungere la quantità minima, per esempio, mangiando tre fette di *cheddar*. Se lei è vegano, raggiungere l'obiettivo può rivelarsi molto più complicato.

Acidi grassi omega 3

Un altro aspetto importante sono gli acidi grassi a catena corta omega 3, anche se raramente se ne modifica l'assunzione durante la dieta. Del cosiddetto ALA, ossia acido alfa-linoleico, una donna dovrebbe assumerne 6,1g e un uomo 7g.[117] In alternativa, mantenendo una proporzione 2:1 tra omega6 e omega 3, è necessaria l'assunzione quotidiana di 9,6g per le donne e 11g per gli uomini. Gli acidi grassi ALA hanno un effetto positivo sul sistema cardiovascolare.[118] I seguenti

---

[112]Mosby's medical dictionary, 2009; Falony et al., 2009; Campbell, Fahey, & Wolf, 1997; Cummings & MacFarlane, 1997; Ruppin, Bar-Meir, Soergel, Wood, & Schmitt, 1980.

[113] USDA, 2013.

[114] Cummings, 1981.

[115] FAO, 2008.

[116] CIAA, n. d..

[117] FAO, 2008; la presunta energia dei grassi è del 20%.

[118] Simopoulos, 1999; Connor, 2000; Mozaffarian & Wu, 2011.

cibi li contengono in dosi elevate (tra parentesi dose approssimativa di ALA per porzione): 200g pesce (4g), 20ml olio di semi di lino (10,5g), il cui consumo dovrebbe mantenersi al di sotto dei 100 ml al giorno (i semi di lino stessi contengono il 15% di olio , quindi 24g di semi di lino ne contengono almeno 3g; durante la gravidanza, bisognerebbe evitare entrambi),[119] 20ml olio di colza (1,8 gr), 20ml mayonnaise (1g), 20 ml olio di soia (0,8g), 100g cracker di frumento (0,8g), 70g patatine fritte (0,3g), 16g burro di arachidi con omega 3 (0,5g), 25g noci (0,5g), 10g burro (0,3g) e 10g margarina (0,3g).[120] I dati gettano una luce positiva sulla strategia per le fibre A, descritta nel prosieguo. Se consuma 1 cucchiaio di olio di semi di lino al giorno, ha già raggiunto l'obiettivo di 7g se è un uomo. In alternativa, può arrivare a 6g, per esempio, mangiando tre porzioni di insalata con 20ml di olio di colza ciascuna e una fetta di pane con burro di arachidi con omega tre. Oltre all'ALA, anche EPA (acido eicosapentaenoico) e DHA (acido docosaesaenoico) sono importanti. Ogni giorno la sua assunzione di EPA dovrebbe essere di 250 mg e dovrebbe assumere 500mg di DHA.[121] Nel caso mangi pesce ogni giorno della settimana, ha già soddisfatto i suoi bisogni.[122] Il krill o le capsule di olio di pesce che contengono le quantità indicate sono un'alternativa possibile.

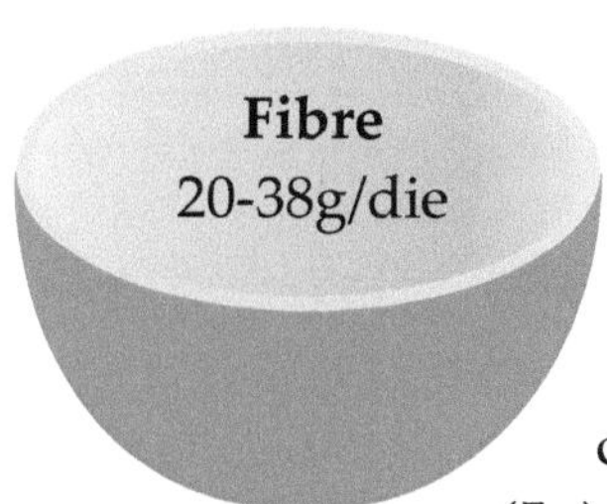

I seguenti prodotti sono ricchi di fibra (tra parentesi le fibre a porzione): 90g lenticchie (27,9g), 90g fagioli (22,5g), 25g mandorle (12gr), 110g patate (8,7g) 30g cereali di crusca (fino a 8,7 per i Kellog's® All-Bran®), 24g semi di lino (6,5g), 100g riso integrale (6,2g), 24g crusca di riso (5g), una fetta, cioè 42 g, di pane di segale (5g), 30g cereali di frumento (3,3,g), 25g di nocciole o noci di pino (2,7g), 25g cioccolato fondente (2,7g), 25g pistacchio o noci pecan (2,5g), 60g (2.4g), 25g noci (1,7g), 25g castagne o noci oleose (1g), 25g arachidi, noci di cocco o noci di macadamia (0,4g).[123] Frutta e verdura contengono da 1 a 5g a porzione, per es. avocado (1,7g), banane (3g), more (4,4g), cavolfiore (1,2g) insalata (0,8g) olive (1,2g) arance (2,4g), spinaci (7g), pomodori (1,4g).[124] Poiché le fibre sono sempre una sfida, seguono due differenti strategie di compensazione.

---

[119] Leinoel, n. d.; Tou, Chen, & Thompson, 1998.

[120] USDA e, 2013.

[121] EFSA, 2012c.

[122] USDA, 2013.

[123] USDA, 2013.

[124] (Mount Sinai, n. d.)

Strategia A: Semi di lino

I semi di lino contengono un'alta quantità di fibre e molti acidi grassi omega 3. Sono ottimi per ridurre la costipazione e contribuiscono un po' a ridurre gonfiori e dolori. L'aspetto negativo è che i semi di lino contengono fruttani e galattani. Se applica questa strategia, le porzioni con LTM per fruttani e galattani saranno ridotte fino al 28% (livello 1: 64 %, livello 2 oppure 3: 86 %) rispetto alle quantità di partenza.[125] Nell'assumere i semi di lino tre volte al giorno, la quantità per pasto è di 24g al massimo. In tal modo, i semi di lino contribuiscono per 6,5g di fibra al massimo ogni giorno. Per lasciare che il suo corpo si abitui all'olio di semi di lino, inizi con un cucchiaio per due settimane mescolato con almeno 75ml di acqua a colazione. Le settimane successive può aumentare la dose assunta seguendo la tabella seguente. La dose in tondo riguarda i semi di lino, la dose in corsivo corrisponde alla quantità minima di acqua da bere con esso per diluirlo (CC= cucchiaio; cc= cucchiaino).

Settimana	**3-4**	**5-6**	**7-8**	**9-10**	**11-12**	**13-14**	**15-16**	**17f**
	1 cc	1 cc	1 CC	1 CC	1 CC	1 CC	1 CC	1 CC
Colazione						1 cc	1 cc	1 cc
	75 ml	*75 ml*	*150 ml*	*150 ml*	*150 ml*	*225 ml*	*225 ml*	*225 ml*
	1 cc	1 cc	1 cc	1 CC	1 CC	1 CC	1 CC	1 CC
Pranzo							1 cc	1 cc
	75 ml	*75 ml*	*75 ml*	*150 ml*	*150 ml*	*150 ml*	*225 ml*	*225 ml*
	-	1 cc	1 cc	1 cc	1 CC	1 CC	1 CC	1 CC
Cena								1 cc
		75 ml	*75 ml*	*75 ml*	*150 ml*	*150 ml*	*150 ml*	*150 ml*

(Blumenthal, 1998; McKenzie et al., 2012)

È possibile anche introdurre i semi di lino nei pasti. Non ha importanza che siano interi o schiacciati. Si assicuri di acquistare semi di lino e non di psillio, che invece è risultato più dannoso.[126] La crusca di grano non ha provocato miglioramenti.[127] **Attenzione: non bisogna mangiare semi di lino durante la gravidanza o l'allattamento, perché possono modificare l'equilibrio ormonale e**

---

[125] J. Biesiekierski, comunicazione personale, 4 Novembre 2014; Biesiekierski et al., 2011.

[126] Quigley et al., 2013; Tarpila, S., Tarpila, A., Grohn, Silvennoinen, & Lindberg, 2004; Blumenthal, 1998; McKenzie et al., 2012.

[127] McKenzie et al., 2012.

causare nascite premature.[128] Con 24g di semi di lino copre 7g di fabbisogno di fibra. Una porzione di frutta o verdure contiene 2,5g di fibra in media. Se ne mangia 5 al giorno e aggiunge riso integrale a uno dei pasti, insieme alla quantità di semi di lino indicata per la 17ma settimana nell'ultima tabella, ha raggiunto la dose giusta di fibre.[129]

Strategia B: Riso integrale/crusca di riso

Questa strategia utilizza la crusca di riso al posto dei semi di lino impiegati nella Strategia A (cfr. pag. 46) Dopotutto, la crusca di riso contiene 21g di fibra per 100g e quindi copre i 5g della dose giornaliera raccomandata per il raggiungimento della quantità ideale. Il vantaggio dell'usare la crusca di riso è che il suo LT per fruttani e galattani rimane immutato. Inoltre, la crusca di riso non crea problemi in gravidanza. Se, per esempio, mangia 30g di cereali insieme alla crusca di riso al mattino a colazione, 25g di cioccolato fondente e 20g di mandorle, e due arance; per pranzo una porzione di pomodori all'insalata con avocado e 45g di patate e, per cena, 45g di riso come contorno, avrà assunto 28g di fibra in totale. Quindi, con un po' di accorgimenti è in grado di mangiare molte fibre e pochi fruttani e galattani ed evitare così di assumere fibre come integratori in capsule.

Sintesi

Beva almeno 1,5l di acqua al giorno e si assicuri di fare una moderata attività fisica. Per mantenere equilibrata la dieta segua queste indicazioni:

Proteine: mangi pesce, carne, uova, riso o crusca di riso.

Acidi grassi a catena corta: consumi prodotti caseari. In caso di intolleranza al lattosio, il *cheddar* è adatto poiché contiene scarse quantità di lattosio.

Omega 3: utilizzi semi di lino, olio di semi di lino, olio di colza oppure mangi carne o pesce.

Fibre: utilizzi semi di lino o crusca di riso oppure mangi 5 porzioni di frutta e verdure ogni giorno, patate, riso, cioccolato fondente e una manciata di noci.

In ogni caso mangi una varietà di cibi. Vale soprattutto per frutta e verdura, così da assicurare al corpo la giusta quantità di vitamine, importanti per la salute.[130]

---

[128] Tou et al., 1998.

[129] Mount Sinai, n. d.; Quigley et al., 2013.

[130] Kennedy, 2004.

Quello che segue è il primo passo della strategia LAXIBA, ossia la verifica delle condizioni generali. Significa che dovrebbe completare il foglio per test dei sintomi che si trova a pagina 37 per quattro giorni. Nel frattempo legga anche i par. 2.2 e 2.3. Poi proceda seguendo il piano d'azione (cfr. 2.1.1).

2.2 La sua strategia individuale

Questo capitolo descrive il programma della dieta introduttiva, a seconda della sua diagnosi. La dieta è stata ampiamente sperimentata.[131] Comunque, se i suoi sintomi non dovessero migliorare dopo tre settimane di questa dieta, dovrebbe interromperla oppure, meglio, verificare che non si infiltrino dei mattoni nei suoi pasti, suo malgrado.[132] Per stabilirlo tenga un diario del cibo che mangia e chieda a un medico o a un dietologo di controllarlo.[133] Se non si sono intrufolati mattoni problematici, metta da parte la dieta del mattone. Nel par. 2.2.6 troverà alcune alternative.

Tabella con codici dietetici

	FI [+] SI [+]	FI [-] SI [+]	FI [+] SI [-]	FI [-] SI [-]	FI [?=+] SI [?=+]
LI [+]	8	4	7	3	8
LI [-]	5	2	6	1	5
LI [?]	8	4	7	3	8

FI[+]=Intolleranza al fruttosio, FI[-]=Nessuna intolleranza al fruttosio,
LI[+]=Intolleranza al lattosio, LI[-]=Nessuna intolleranza al lattosio,
SI[+]=Intolleranza al sorbitolo, SI[-]=Nessuna intolleranza al sorbitolo.

Utilizzi la tabella sovrastante per determinare il suo codice di intolleranza. Un [+] significa che soffre della rispettiva intolleranza, mentre un [-] indica che non ha problemi. Un [?] significa che la diagnosi è incerta. Utilizzando il codice assegnato, può scoprire per quali mattoni deve rispettare i livelli minimi di tolleranza (LTM) fino al test di livello, nella seguente tabella "Classificazione per codice dietetico":

---

131 Ong et al., 2010; Thomas, Nanda, & Shu, 2012; McKenzie et al., 2012; Goldstein et al., 2000.

132 McKenzie et al., 2012; Nanda, James, Smith, Dudley, & Jewell, 1989; Hawthorne, Lambert, D. Scott, & B. Scott, 1991; Parker, Naylor, Riordan, & Hunter, 1995.

133 Vesa et al., 1996.

Classificazione dei codici dietetici

	FRUTTOSIO	LATTOSIO	SORBITOLO	FRUTTANI GALATTANI
1	☺	☺	☺	⮟
2	☺	☺	☠	⮟
3	☺	⮟	☺	⮟
4	☺	⮟	☠	⮟
5	⮟	☺	☠	⮟
6	⮟	☺	★	⮟
7	⮟	⮟	☺	⮟
8	⮟	⮟	☠	⮟

☺ = nessuna restrizione, ⮟ = ridurre il consumo al Limite di Tolleranza, ☠ = evitare il consumo ★ = il consumo di sorbitolo non è un problema se non è accompagnato dal fruttosio. Si consiglia di utilizzare la colonna con fruttosio equilibrato con sorbitolo nella tabella dei cibi.

Nella dieta introduttiva di solito è in vigore un limite al consumo di fruttani e galattani. Rispettare le porzioni con i Limiti di Tolleranza Minimi per tutti i mattoni è necessario soltanto se il Test del respiro è risultato positivo a tutti e tre i mattoni oppure se non l'ha eseguito. Se la dieta funziona, potrà eseguire il test di livello, descritto nel par. 2.2.4, per ridurre al massimo le restrizioni.

Procedura per l'opzione di uscita rapida

Segua queste indicazioni se ha un'intolleranza al lattosio:

1) Riduca il consumo di lattosio per tre settimane rispettando il Limite di Tolleranza Minimo nelle porzioni e completi il foglio per il test dei sintomi alla fine. Se i sintomi migliorano ed è soddisfatto, continui a ridurre il consumo di lattosio. Se lo desidera, può eseguire il test di livello (par. 2.2.4) Altrimenti prosegua col punto 2.
2) Segua la dieta introduttiva in base al codice dietetico descritto prima. Se la dieta funziona, esegua anche il test alternativo per fruttani e galattani; dovrebbe risultare positivo. Sarebbe utile anche effettuare il test di livello (par. 2.2.4), soprattutto riguardo al lattosio. Se non è soddisfatto, comunque, continui col punto 3.

Forse consumando una quantità inferiore di lattosio ha ridotto i fastidi. Eppure, altri cibi potrebbero influenzare i suoi sintomi. Nel par. 2.2.6 troverà degli spunti per capire quali potrebbero essere e come effettuare una verifica.

2.2.1 Dipende dalla quantità totale

Lei avverte i fastidi non appena la quantità superiore al limite stabilito dei mattoni arriva al drago. I suoi sintomi peggiorano sempre di più quanti più mattoni arrivano nell'intestino. Nelle tabelle del cibo nella terza parte del libro, troverà le porzioni adatte al suo LT. Ma, cosa fa quando deve combinare cibi diversi, per esempio se deve preparare una ricetta? La soluzione è quella di ridurre il consumo di uno o più cibi problematici tanto da raggiungere la soglia del Limite di Tolleranza. Diciamo che desidera combinare pane di grano intero e fiocchi di mais, e sappiamo che entrambi contengono fruttani e galattani. Per scendere sotto il Limite di Tolleranza Minimo, deve limitarsi a mezza fetta di pane e a tre quarti di porzione per i fiocchi di mais (22g). Non si preoccupi se le quantità ridotte non sono sufficienti a saziarla: ci sono prodotti sostitutivi, con pochi o senza fruttani e galattani (per esempio, il pane di riso, i cereali di riso, il pane di farro e senza glutine). Guardi la tabella dei cibi alla ricerca di alimenti per cui i limiti delle porzioni sono meno restrittivi.

2.2.2 Prevalenza dei tipi di intolleranza

Da un ampio studio attualmente in corso in Svizzera è emerso che il 27% delle persone con disturbi addominali soffrono di un'intolleranza al fruttosio, il 17% di un'intolleranza al lattosio e un ulteriore 33% di entrambe.[134] Comunque, la dose di fruttosio utilizzata nello studio, 35g, è alta per il contesto europeo, ammesso che uno studio finlandese del 1987 si applichi ancora agli stili alimentari contemporanei,[135] e bassa per il contesto americano, in cui la dose giornaliera media consumata è di 54g.[136] Un'altra ricerca che impiega 25g di fruttosio come livello base suggerisce una prevalenza del 49% di intolleranza al fruttosio.[137] Un'analisi di vari studi (cfr. par. 1.5.5) mostra che, in generale, il 58% di chi soffre di sintomi da intestino irritabile ha un'intolleranza di qualche genere. Ciò che sorprende è che l'intolleranza al lattosio è la seconda intolleranza più diffusa in Europa, dopo quella al sorbitolo, eppure il mercato europeo si è adeguato meglio ai pazienti con intolleranza al lattosio, soprattutto riguardo alle etichette del cibo. Invece, coloro che sono affetti da un'intolleranza al sorbitolo devono memorizzare termini tecnici per evitare i prodotti contenenti sorbitolo.

2.2.3 Test alternativo

Se non ci sono Test del respiro disponibili, ma desidera scoprire quali mattoni può digerire, può effettuare un test alternativo. Esso determina il grado di intolleranza, valutando i suoi sintomi dopo che ha assunto la dose più elevata che mangerebbe normalmente del mattone interessato. Ovviamente il test risulta utile se i suoi sintomi sono migliorati da quando si attiene ai Limiti di Tolleranza Minimi dei mattoni problematici nelle sue porzioni.

Poiché i fastidi a volte si manifestano anche con un ritardo di tre giorni, deve calcolare almeno una settimana per il primo mattone che desidera mettere alla prova. Tre giorni prima del primo giorno del test, deve prestare attenzione e mangiare porzioni (≤) ai Limiti di Tolleranza Minimi dei mattoni sotto esame, cosicché i pasti che precedono il test non vadano a influenzare il risultato. Il giorno del test stesso, rispetti tutti i Limiti di Tolleranza Minimi dei mattoni nel-

---

134 Wilder-Smith et al., 2013.

135 Virtanen et al., 1987.

136 Vos, Kimmons, Gillespie, Welsh, & Blanck, 2008.

137 D. Mishkin et al., 1997; Fernández-Bañares et al., 1993; Nelis, Vermeeren, & Jansen, 1990.

le porzioni, ad eccezione del mattone che sta esaminando; nei tre giorni successivi rispetti di nuovo i Limiti di Tolleranza Minimi per tutti i mattoni. Comunque, non si sforzi di mangiare più mattoni di quanto facesse prima di iniziare la dieta introduttiva, ad eccezione del giorno del test. Il giorno del test, nonché nei tre giorni successivi, compili il foglio per il test dei sintomi (cfr. par. 2.1.2), a meno che non abbia già stabilito che è affetto da un'intolleranza per il mattone in esame. Utilizzi il foglio per il test dei sintomi risalente ai giorni di verifica dell'efficacia come riferimento. Se i sintomi non peggiorano, significa che è in grado di digerire correttamente il mattone preso in esame. Se desidera mettere alla prova vari mattoni, può risparmiarsi i tre giorni intermedi e mettere alla prova il mattone successivo il quarto giorno dopo l'ultimo test; poi proceda così per tutti gli altri mattoni che desidera mettere alla prova.
Discuta preventivamente di questi test col suo medico, così da prendere in considerazione gli effetti potenziali sulle cure mediche e sulle sue eventuali condizioni preesistenti. Per tutti i test ha bisogno di un becher, una bottiglia da mezzo litro, 100g di fruttosio e 20g di sorbitolo - può trovare entrambi in farmacia -, una bilancia, un litro di latte di mucca parzialmente scremato senza additivi. Nel caso di un'intolleranza, potrà utilizzare successivamente gli zuccheri rimanenti per un test di livello. Ora affrontiamo la procedura del test:

Test del fruttosio

Attenzione: prima di effettuare il test, verifichi col suo medico di non avere un'intolleranza ereditaria al fruttosio. Per il test, versi 25g (se si trova negli Stati Uniti oppure beve molte bibite analcoliche, utilizzi 35g) di fruttosio in una bottiglia d'acqua da 0,5L e mescoli bene. Poi beva tutta l'acqua la mattina del test. Oltre al fruttosio, consumi gli altri mattoni rispettando i Limiti di Tolleranza Minimi il giorno del test e i tre giorni successivi. Non è necessario un test per il fruttosio bilanciato con glucosio. Se vuole tenerne conto, può stabilire la quantità che è in grado di tollerare moltiplicando la quantità del Limite di Tolleranza di fruttosio libero per dieci.[138]

---

[138] Kneepkens, Vonk, & Fernandes, 1984.

Test per fruttani e galattani

Mangi una generosa porzione di cereali di grano al mattino, fagioli con aglio e cipolle a pranzo, brownie e cracker come spuntino e una baguette o un piatto di porridge la sera.

Non appena noterà i sintomi, il giorno del test o nei tre giorni successivi, che si manifesteranno con matematica sicurezza se il suo livello *Live* è maggiore del livello di soglia K.O., saprà di avere un'intolleranza e potrà interrompere il test. Per ridurre i fastidi addominali, beva fino a tre litri d'acqua e faccia una passeggiata.

Test del lattosio

A colazione, beva mezzo litro di latte, utilizzando la bottiglia da 0,5L. Ripeta a pranzo, a meno che i sintomi dopo colazione siano stati così evidenti che è già in grado di concludere che ha un'intolleranza. Oltre al latte, consumi gli altri mattoni rispettando i Limiti di Tolleranza Minimi.

Test del sorbitolo

Proceda come per il test del fruttosio, ma sostituisca i 25g di fruttosio con 5g di sorbitolo.

2.2.4 Test di livello

Lista di compiti per il test di livello

# Compiti	Fatto quando? ✔
1. Ha riempito il foglio per il test dei sintomi per la verifica delle condizioni generali.	
2. Ha chiesto al medico di indicarle uno specialista a cui rivolgersi per il Test del respiro (se disponibile).	
3.A) Ha deciso di optare per l'uscita rapida e ha riscontrato con soddisfazione che i sintomi sono migliorati.	
3.B) Ha seguito la dieta introduttiva per tre settimane in base al suo codice dietetico (pag. 50) e ha riscontrato che i sintomi sono migliorati durante il controllo dell'efficacia (altrimenti si attenga a quanto riportato nel par. 2.2.6). In mancanza del Test del respiro, si è sottoposto al test alternativo.	
4. Ha stabilito per quali mattoni desidera sottoporsi al test di livello (cfr. pag. 57): i mattoni per i quali ha un'intolleranza, così come i fruttani e i galattani.	
5. Ha calcolato il tempo per il test di livello: per un mattone sono necessarie quattro settimane, per due mattoni circa 8 settimane, per tre mattoni circa 12 settimane e per quattro mattoni circa 16 settimane. Comunque, l'opzione accelerata le consente di eseguire i test uno dopo l'altro (cfr. pag. 57). Quindi può abbreviare il tempo a circa 2½ settimane per un mattone, 4½ settimane per due mattoni, 6½ settimane per tre mattoni e 8½ settimane per quattro mattoni.	
6. Ha convinto un'altra persona ad aiutarla con i test. Mescolerà i liquidi per il test e interpreterà il foglio col test dei sintomi. Può contare sulla sua affidabilità e disponibilità.	
7. Ha concluso tutti i test, durante i quali l'altra persona ha seguito le istruzioni a pag. 65 e lei il diagramma di flusso a pag. 73.	
8. Fine: ha discusso dei risultati con l'altra persona e ha inserito i nuovi LT singoli o combinati nella tabella a pag. 107.	

Questa pagina è stata lasciata vuota intenzionalmente.

Il Test del respiro o il test alternativo hanno mostrato un'intolleranza a uno o più mattoni? Allora dovrebbe scoprire quali sono i suoi LTM. Ogni individuo è diverso per quanto riguarda la quantità di ciascun mattone che è in grado di assimilare senza avere fastidi. Perfino tra le persone sane, la quantità di fruttosio tollerata, per esempio, oscilla tra 5g e 50g.[139] Inoltre, le quantità ingerite per il Test del respiro o il test alternativo sono superiori a quelle che consumerebbe normalmente durante il pranzo. Il vantaggio di un test con dosi massicce è che difficilmente avvertirà fastidi da quel mattone nella vita quotidiana se è in grado di digerirlo. Tuttavia, nel caso di un'intolleranza dovrebbe prestare maggiore attenzione, perché finisce nei guai se ne consuma quantità eccessive. Ciò che le interessa è la quantità di un mattone problematico che è in grado di assimilare quando mangia regolarmente. A tale scopo, può utilizzare il test di livello, durante il quale aumenta le dosi che assimila per gradi, es. il doppio del Limite di Tolleranza Minimo, per determinare la sua soglia di tolleranza, mentre rispetta i Limiti di Tolleranza per i mattoni rimanenti. A ogni grado, aumenta la dose da testare. Il procedimento è descritto nel diagramma di flusso a pag. 71. Il test di livello si conclude quando ha stabilito i livelli di ciascun mattone che le provocano i fastidi. Se utilizza l'opzione matematica B, questo è il caso il cui il livello *Live* è maggiore o uguale al livello di soglia K.O. Esegua il test due volte per ciascuna dose consumata, così da assicurarsi che i sintomi non siano stati provocati da qualcos'altro.

Per essere certo di riuscire ad assimilare il nuovo LT anche in combinazione con altri nuovi LT di altri mattoni testati (ovviamente se il suo LT personale è superiore al Limite di Tolleranza Minimo), metta alla prova tutti i mattoni contemporaneamente con i nuovi LT. Nota: è necessario che trascorrano almeno tre giorni tra i due test per evitare di ottenere dei risultati distorti.

Mattoni da mettere alla prova

	Fruttosio	Lattosio	Sorbitolo	Fruttani/Galattani
Da testare? Sì/No				
In quale ordine (1, 2, ...)				
(La mia soglia K.O. calcolata è:)				

[139] Rumessen & Gudmand-Høyer, 1986.

Ora scelga i mattoni per i quali desidera conoscere il suo LT. Fruttani e galattani vengono testati insieme. Se desidera utilizzare l'opzione matematica B, inserisca anche il suo livello K ottenuto dalla verifica dell'efficacia. Importante: ignori i mattoni che riesce a digerire e li consumi come al solito.

Come eseguire una settimana di test

Giorni 1-3 prima del test	Giorno del test	Giorni 1–3 dopo il test
Il suo consumo di mattoni non dovrebbe superare i suoi LT attuali: non si sforzi nel mangiare qualcosa più di quanto desideri. Controlli soltanto i Limiti di Tolleranza, che anche l'altra persona ha confermato, così non avrà ripercussioni il giorno del test, considerato che i sintomi possono manifestarsi anche con un ritardo di tre giorni. Se non si sente bene la mattina del test come si sentiva alla fine della dieta introduttiva, differisca il test fino a quando sta bene.	Completi il foglio per il test dei sintomi il giorno del test e i tre giorni successivi.	
	A colazione, pranzo e cena consumi i/l mattone/i sotto esame nelle quantità stabilite per il test, non oltre. Per tutti gli altri mattoni rispetti i Limiti di Tolleranza come descritto a sinistra.	Rispetti i Limiti di Tolleranza attuali della sua dieta.
Opzione di accelerazione: esegua i test uno dopo l'altro. Tre giorni dopo l'ultimo giorno di test, inizi il test successivo, così risparmia i tre giorni descritti nella colonna di sinistra.		

La settimana del test inizia realmente tre giorni prima del giorno del test vero e proprio, poiché i fastidi possono apparire fino a tre giorni dopo il consumo dei mattoni che li hanno scatenati e lei vuole iniziare il test senza che ciò che ha mangiato fino a quel momento influisca sui risultati. I giorni prima del test mangi rispettando i suoi LT attuali. Per LT attuali si intendono quelli che ha tollerato durante il test e ha poi riverificato durante il test combinato che troverà descritto più avanti. All'inizio, questi sono i Limiti di Tolleranza Minimi (cfr. pag. 107). Una volta concluso il test di primo livello per tutti i mattoni, può eseguire un test combinato e quali sono i mattoni interessati dipenderà dai suoi risultati. È utile soltanto se mette alla prova almeno due mattoni che è stato in grado di digerire almeno fino al Limite di Tolleranza 1. Per il test combinato, verifichi l'assunzione combinata dei due mattoni interessati utilizzando il livello di tolleranza più elevato che ha testato.

Non è necessario compilare il foglio per il test dei sintomi nei giorni precedenti al test (pag. 37), poiché può utilizzare quello della verifica dell'efficienza come punto di riferimento, ma dal giorno del test e per i tre giorni successivi documenti i fastidi (a meno che non stabilisca un'intolleranza ancora prima). Il partner del test prepara tutte le dosi a eccezione dei fruttani (F) e dei galattani (G). Controlli la tabella dei livelli in basso per F e G per avere un'idea delle quantità per il test. Quel giorno, mangi le quantità indicate dei cibi seguenti durante i pasti (P), ossia a colazione, a pranzo e a cena. Per il primo test, le quantità LT1 sono:

Livello, quantità/P	Porzioni	Quantità giornaliera
Livello 1 F: 0.5g, G: 0.5g	26g piselli e 38g couscous	78g tofu 114g couscous
Livello 2 F: 1g, G: 1g	53g piselli and 77g couscous	159g tofu 231g couscous
Livello 3 F: 1,5g, G: 1,5g	79g piselli and 115g couscous	237g tofu 345g couscous

Consumando le quantità indicate, raddoppia il Livello di Tolleranza Minimo col livello 1. Nei giorni seguenti continui a mangiare secondo i Limiti di Tolleranza Minimi. Poi ripeta il test con LT1 per verificare il risultato. Indichi al suo partner se i sintomi sono peggiorati assumendo la dose per il test e gli consegni il foglio del test compilato. Poi, proceda nello stesso modo col mattone successivo in ordine di precedenza. Quando ha terminato tutti i mattoni da testare, può eseguire un test combinato per quei mattoni che è stato in grado di assimilare con LT1, oppure effettuare un test di livello singolo oppure considerare conclusi i test di livello. Se desidera testare un livello intermedio tra due livelli, calcoli la dose in questo modo:

Dose minore + [(dose maggiore-dose minore) / 2]

Se riesce a tollerare questa dose, dovrebbe correggere il moltiplicatore nelle tabelle di cibo (cfr. par. 3.1.1) modificando la parola "dose" nella formula in alto con il moltiplicatore. Quando il partner del test conferma che ha un'intolleranza, il test di livello per quel mattone si è concluso. Inserisca il suo LT massimo per quel mattone nella tabella al par. 3.1.1. Vi troverà anche una differenziazione tra

LT singoli e LT combinati. All'inizio i suoi LT combinati sono i Limiti di Tolleranza Minimi di tutti i mattoni che assimila male. Col tempo, possono variare se è in grado di assimilare alcuni mattoni a un livello maggiore, quando sono combinati. Potrebbe anche scoprire che riesce ad assimilare singolarmente due mattoni mantenendo gli LT combinati degli altri mattoni testati, ma non riesce ad assimilare i due mattoni insieme al nuovo livello. In quel caso, inserisca il livello massimo che riesce a tollerare di quel singolo mattone nella colonna LT singolo. Nota: se stabilisce di avere un'intolleranza durante un test combinato di LT che riguarda più di due mattoni, è utile ripetere il test soltanto con due mattoni ai rispettivi LT. Durante il test del singolo mattone, il Limite di Tolleranza massimo che è riuscito ad assimilare vale anche per gli altri mattoni. Se tollera una delle combinazioni col nuovo LT, indichi questo LT appena testato come LT combinato per quei due mattoni. Troverà la procedura completa nel diagramma di flusso al par. 2.2.5. Non è necessario eseguire un test di livello per il fruttosio bilanciato: otterrà la quantità tollerata moltiplicando semplicemente la quantità di fruttosio tollerato per 10 (cfr. par. 3.1.1).[140]

Per ragioni procedurali, attenda di aver ripetuto il test prima di provare a interpretare i risultati. Mostri al suo partner la tabella dei mattoni per i quali desidera effettuare un test di livello (pag. 51). A quel punto il partner potrà preparare il test. Gli consegni anche gli zuccheri rimanenti e gli strumenti di misurazione del test alternativo (se l'ha eseguito).

Come gestire i sintomi

Dopo aver annotato i disturbi dopo il test che sono risultati troppo forti e non le hanno consentito di assumere la dose prevista, beva acqua (fino a tre litri al giorno) e faccia una passeggiata per calmare i fastidi.

STOP: Le pagine seguenti riguardano soltanto il partner del test, poiché contengono informazioni sulle procedure di sicurezza! Le istruzioni per il partner dipendono dai risultati e dalle sue reazioni; se conosce le modalità di valutazione del suo partner, potrebbe alterare il suo comportamento e distorcere i risultati. Continui a leggere da pagina 73 per conoscere la procedura da seguire una volta che il suo partner avrà stabilito i limiti di tolleranza con lei. Le tre pagine rivolte al partner del test sono precedute e seguite da quattro pagine vuote. Deve saltarle e arrivare a pag. 73.

---

[140] Kneepkens, Vonk, & Fernandes, 1984.

Le indicazioni per il suo partner del test iniziano a pag. 65. In quanto **lettore** del libro, deve **saltarle, per ottenere un risultato del test più accurato**. Quindi apra una nuova pagina molto più avanti nel libro e **torni indietro** riprendendo a leggere da pag. 73.

Le indicazioni per il suo partner del test iniziano a pag. 65. In quanto **lettore** del libro, deve **saltarle, per ottenere un risultato del test più accurato**. Quindi apra una nuova pagina molto più avanti nel libro e **torni indietro** riprendendo a leggere da pag. 73.

Le indicazioni per il suo partner del test iniziano a pag. 65. In quanto **lettore** del libro, deve **saltarle, per ottenere un risultato del test più accurato**. Quindi apra una nuova pagina molto più avanti nel libro e **torni indietro** riprendendo a leggere da pag. 73.

Le indicazioni per il suo partner del test iniziano a pag. 65. In quanto **lettore** del libro, deve **saltarle**, **per ottenere un risultato del test più accurato**. Quindi apra una nuova pagina molto più avanti nel libro e **torni indietro** riprendendo a leggere da pag. 73.

Il suo amico vuole scoprire le quantità che riesce a digerire di certi ingredienti. Sfortunatamente, un effetto placebo è frequente in queste situazioni. Il suo ruolo nei test è molto importante per evitare un risultato falsato. Metterà alla prova ogni ingrediente due volte e ciascun test richiederà all'incirca una settimana. In uno dei due giorni del test, dovrà somministrare al suo amico un placebo invece dell'ingrediente vero. Il suo amico non sa del placebo. Dica semplicemente che il doppio test è necessario per ottenere risultati validi, poiché deve controllare alcuni comportamenti. IMPORTANTE: non dica nulla del placebo finché non sono conclusi **tutti** i test (cfr. pag 74) e avete discusso dei risultati. Non attendere fino alla conclusione dei test può condizionare i risultati. Tra i giorni dei due test ci sono tre giorni di monitoraggio e tre giorni di recupero.

Ecco ciò di cui ha bisogno: un becher, una bottiglia da 0,5L, una bilancia di precisione e tre bottiglie da 0,5L. Controlli gli ingredienti da testare a pag. 57 e per ciascuno dei mattoni prepari:

Test del fruttosio: 0,5kg zucchero, 100g fruttosio, estratto di vaniglia e 1L di acqua.

Test del lattosio: 1L latte di vacca con pochi grassi senza additivi, 1L latte senza lattosio (usi latte di vacca senza lattosio, privo di gusti e privo dell'etichetta 'senza zucchero'. Non utilizzi latte di soia o di riso per il test), estratto di vaniglia.

Test del sorbitolo: 10g sorbitolo, estratto di vaniglia e 1L di acqua.

Se il suo amico non le ha dato le sostanze, può ordinarle online oppure in farmacia. Può anche chiedere al farmacista di pesare le quantità di cui ha bisogno.

Test dopo test aumenti le quantità per ciascun livello seguendo le tabelle nelle pagine seguenti. Inizi con le quantità per il Livello di Tolleranza 1 dell'ingrediente col punteggio più alto a pag. 57. Prima di ripetere il test, annoti se ha somministrato prima il placebo o l'ingrediente reale e qual è il risultato. Idealmente dovrebbe chiedere il foglio per il test dei sintomi e scrivere accanto R per Reale e P per Placebo insieme al risultato. Poi, conservi tutti i fogli informativi per la discussione finale di tutti i test. Se il suo amico le ha consegnato il livello K, può calcolare la tolleranza (cfr. fila L a pag. 37). Se il livello L è maggiore o uguale a K, significa che si è in presenza di un'intolleranza. Ci sono tre possibilità dopo ogni doppio test:

Possibilità 1: Né il placebo né le sostanze vere provocano un peggioramento dei disturbi, cioè il suo amico è in grado di assimilare la sostanza in quelle quantità e può metterlo alla prova per il livello successivo. Questo può dirglielo.

Possibilità 2: Soltanto gli ingredienti reali provocano un peggioramento dei sintomi e ciò significa che il suo amico non tollera quella quantità. La serie di test per questa sostanza si è conclusa e può dirlo a suo amico. Per effettuare un test di livello più preciso, può seguire le indicazioni a pag. 59.

Possibilità 3: Il placebo causa un peggioramento dei sintomi. Non importa se gli ingredienti reali provochino o meno i disturbi, ripeta il test con la stessa quantità, iniziando dal placebo, ma dica al suo amico che ha dimezzato la quantità. Se il suo amico continua a segnalare un'intolleranza, interrompa il test e gli dica (nella discussione finale) che soffre di un'intolleranza e valgono i vecchi livelli.[141]

Dopo il primo e il secondo test di questa sostanza al primo livello, metta alla prova la sostanza successiva sempre al primo livello, seguendo l'ordine (se possibile). Dopo aver concluso i test singoli per le sostanze a livello 1, continui seguendo il diagramma di flusso per il test di livello che si trova a pag. 74. Segue un esempio di test combinato:

Test combinati: Per i test delle combinazioni lattosio/fruttosio, lattosio/sorbitolo e lattosio/sorbitolo/fruttosio, utilizzi latte di vacca e latte di vacca senza lattosio insieme all'estratto di vaniglia secondo le quantità fissate per il lattosio. Per la combinazione di fruttosio/sorbitolo da soli, utilizzi 200ml di acqua. Tutte le sostanze da testare devono essere mescolate con un liquido. Per ciascuna di esse utilizzi le quantità indicate nelle singole tabelle relative alla sostanza stessa. Dopo un test combinato riuscito, i nuovi livelli di tolleranza combinata valgono per tutti gli altri giorni del test. Prosegua con un'altra tornata di test singoli per quei mattoni che sono stati assimilati bene. Questa volta dica al suo amico che i nuovi livelli di tolleranza combinata funzionano e utilizzi le quantità indicate per il livello 2 nei test successivi.

---

141 Latulippe & Skoog, 2011; Vesa et al., 1996

Alla vigilia di uno dei due giorni del test, dia al suo amico tre bottiglie con le sostanze reali, mentre nell'altra occasione gli consegni tre bottiglie col placebo. A colazione, a pranzo e a cena, il suo amico berrà il contenuto di una bottiglia. Nelle spiegazioni e nelle tabelle successive troverà le miscele per ciascun livello:

Nella **colonna a sinistra** troverà il **livello** e la **quantità totale** delle sostanze che il suo amico deve assumere in un giorno, poiché è più facile mescolare **la quantità giornaliera** e **poi dividerla** in **tre bottiglie.** Nelle due colonne a destra, troverà le quantità della sostanza reale o il placebo da versare in ciascuna bottiglia.

Lattosio: Obbligatorio: 1L latte parzialmente scremato, 1L di latte di vacca senza lattosio ed estratto di vaniglia. Per nascondere la differenza di sapore tra latte normale e quello privo di lattosio, aggiunga un po' di estratto di vaniglia a entrambi.

Livello e quantità di lattosio, somma/giorno	Reale (R) 3 x bottiglie con	Placebo (P) 3 x bottiglie con
Livello 1 (3g/pasto) per die 180ml latte e ½ cc di vaniglia	4 CC. (60ml) latte 1 punta di vaniglia	4 CC. (60ml) latte senza lattosio 1 punta di vaniglia
Livello 2 (6g/ pasto) per die 360ml latte e ¾ cc di vaniglia	120ml latte 2 punte di vaniglia	120ml latte di riso 2 punte di vaniglia
Livello 3 (9g/ pasto) per die 540ml latte e 1cc di vaniglia	180ml latte 3 punte di vaniglia	180ml latte di riso 3 punte di vaniglia

Fruttosio: Obbligatorio: fruttosio e zucchero comune. Mescoli le quantità seguenti con 200ml di acqua e aggiunga un po' di vaniglia. Importante: il contenuto non va diluito:

Livello, reale/placebo in g per die+600ml acqua	Reale (R) 3 bottiglie da 200ml con	Placebo (P) 3 bottiglie da 200ml con
Livello 1, 3 R/3.5 P, 1 cc vaniglia	1g fruttosio 3 punte di vaniglia	1.17g zucchero 3 punte di vaniglia
Livello 2, 6 R/7 P, 1 cc vaniglia	2g fruttosio 3 punte di vaniglia	2.34g zucchero 3 punte di vaniglia
Livello 3, 9 R/10.5 P, 1 cc vaniglia	3g fruttosio 3 punte di vaniglia	3.51g zucchero 3 punte di vaniglia

Sorbitolo: obbligatorio: sorbitolo e zucchero comune. Mescoli le sostanze con 200ml di acqua. Importante: il contenuto non va diluito.

Livello, reale/placebo in g per die+600ml acqua	Reale (R) 3x bottiglie da 200ml con	Placebo (P) 3x bottiglie da 200ml con
Livello 1, 0.3 R/0.2 P, 1 cc vaniglia	0.1g sorbitolo 3 punte di vaniglia	0.06g zucchero 3 punte di vaniglia
Livello 2, 1.2 R/0.7 P, 1 cc vaniglia	0.4g sorbitolo 3 punte di vaniglia	0.24g zucchero 3 punte di vaniglia
Livello 3, 3 R/1.26 P, 1 cc vaniglia	0.7g sorbitolo 3 punte di vaniglia	0.42g zucchero 3 punte di vaniglia

Le indicazioni per il suo partner del test iniziano a pag. 65. In quanto **lettore** del libro, deve **saltarle, per ottenere un risultato del test più accurato**. Il libro riprende a pagina 73.

Le indicazioni per il suo partner del test iniziano a pag. 65. In quanto **lettore** del libro, deve **saltarle, per ottenere un risultato del test più accurato**. Il libro riprende a pagina 73.

Le indicazioni per il suo partner del test iniziano a pag. 65. In quanto **lettore** del libro, deve **saltarle, per ottenere un risultato del test più accurato**. Il libro riprende a pagina 73.

Le indicazioni per il suo partner del test iniziano a pag. 65. In quanto **lettore** del libro, deve **saltarle, per ottenere un risultato del test più accurato**. Il libro riprende a pagina 73.

2.2.5 Procedimento per il test dei sintomi

Esempio di procedura con mattoni fittizi

Affinché lei resti imparziale, utilizzeremo i nomi di veri materiali da costruzione: granito, legno e arenaria. Metta alla prova il "granito" (al 1° posto nell'esempio; cfr. la scelta di mattoni a pag. 57), l'"arenaria" (2° posto) e il "legno" (3° posto). Se, secondo il suo amico, ha un'intolleranza al "granito" nel primo test con livello 1, consumi quel mattone attenendosi al suo LTM. Se è in grado di tollerare l'"arenaria" al livello 1, invece, quella quantità rappresenta il suo nuovo LT d'ora in poi, se viene consumata separatamente (cioè, non in combinazione con altri mattoni). Ammettiamo anche che sia in grado di assimilare il "legno" al primo livello.

A questo punto, esegua un test combinato di "arenaria" e "legno", poiché è stato in grado di assimilare entrambi i mattoni indipendentemente durante i test singoli. Se ne accorge seguendo i [+] del primo rombo del diagramma seguente. Per questo test, dovrà assumere una miscela dei due mattoni nelle bottiglie per le diluizioni del test. Mentre esegue il test, mangi porzioni di granito a livello 0, attenendosi alle tabelle di cibo contenute nel terzo capitolo del libro. Se riesce ad assimilare la quantità stabilita per il test, indichi livello 1 di "arenaria" e "legno" combinati con livello 0 di "granito", come nuovo LT combinato nella tabella del par. 3.1.1.

Poi esegua un altro giro di test di livello, come illustrato dai [+] del secondo rombo nel diagramma. Inizi col test di livello 2 per l'"arenaria". La bottiglia, dunque, conterrà la quantità di "arenaria" a livello 2 e la quantità di "legno" a livello 1. Il giorno del test, mantenga il "granito" a livello 0. Nei tre giorni successivi, mangi porzioni di "arenaria" e "legno" di livello 1. Se tollera la quantità di "arenaria" a livello 2, bene, ora può procedere a verificare il "legno" a livello 2, per cui la miscela conterrà l'"arenaria" a livello 1 e il "legno" in quantità di livello2. Ammettiamo che sia intollerante a questa soluzione. Se segue i [-] nel terzo rombo della fila (nella pagina seguente) e i [+] in quello successivo, scoprirà di poter inserire Livello 2 per "arenaria" nel suo LT combinato. Inoltre, si accorgerà che può tentare anche il livello 3 per l'"arenaria". In questo test, aggiungerà di nuovo una quantità di "legno" corrispondente al livello 1. Se riesce ad assimilarlo, inserisca Livello 3 per "arenaria" nella colonna di LT combinati.

Magari le interessa sapere fino a che punto può mangiare "legno" se rispetta i Limiti di Tolleranza Minimi per tutti gli altri mattoni. In questo caso, chieda al suo partner di ripetere il test di livello 2 per il "legno" con una miscela che contiene soltanto la quantità di "legno" stabilita per il livello 2 e nessun altro mattone. Nei giorni del test, non superi i suoi LTM per tutti gli altri mattoni. Se riesce ad assimilare il "legno" a livello 2, inserisca "Livello 2" nella colonna del Limite di Tolleranza singolo per il legno e aggiunga gli altri LTM, poiché questo limite vale soltanto se rispetta i suoi LTM per gli altri mattoni.

Attenzione: non deve eccedere in nessun LT durante il test di livello, perché può distorcere i risultati. Se ciò accade, deve ripetere il test. Eccezione: ha già concluso il test quando si accorge di essere intollerante a quella quantità di sostanza.

Diagramma di flusso del test di livello

A partire dal rettangolo nell'angolo in alto a destra, prosegua verso la tappa successiva seguendo le frecce. Un rombo significa che la tappa successiva dipende dalla sua risposta all'affermazione contenuta nel rombo: vera [+] o falsa [-]. Se l'affermazione è vera, segua la freccia con [+]; se è falsa, segua la freccia con [-]. Nei rettangoli, troverà un'affermazione riguardante il passo successivo. In altri casi troverà l'indicazione PERCORSO 1 o PERCORSO 2 con delle informazioni tra parentesi. Sono importanti soltanto se le viene richiesto di seguire quello specifico PERCORSO alla fine della seconda pagina del diagramma. Le affermazioni tra parentesi tonde valgono se le ha raggiunte tramite il PERCORSO 1, mentre quelle tra parentesi quadre valgono se le è stato chiesto di seguire il PERCORSO 2.

Tutte le indicazioni partono dal presupposto che desidera effettuare tutti i test di livello fino alla fine, ma non è obbligatorio. Magari le basta sapere che riesce ad assimilare le porzioni corrispondenti al suo LT 1. Se è così, si fermi dopo aver effettuato il test combinato per LT1. La procedura regolare si conclude quando raggiunge i rettangoli con gli angoli arrotondati. Inserisca i nuovi livelli nella tabella del par. 3.1.1.

A cosa serve il test combinato? Lo sviluppo dei disturbi dipende da quanti mattoni riescono a superare lo scudo d'intercettazione della sua pancia. Ammettiamo che tolleri un livello più alto di vari mattoni nei test singoli. Mangiare le porzioni con i nuovi LT di tutti i mattoni contemporaneamente può comunque provocarle dei fastidi, causati dagli effetti dell'interazione. Quindi, le serve sapere se è in grado di tollerare le nuove porzioni, quando sono associate all'aumento del livello, considerato che lo scudo deve intercettare la combinazione di mattoni.

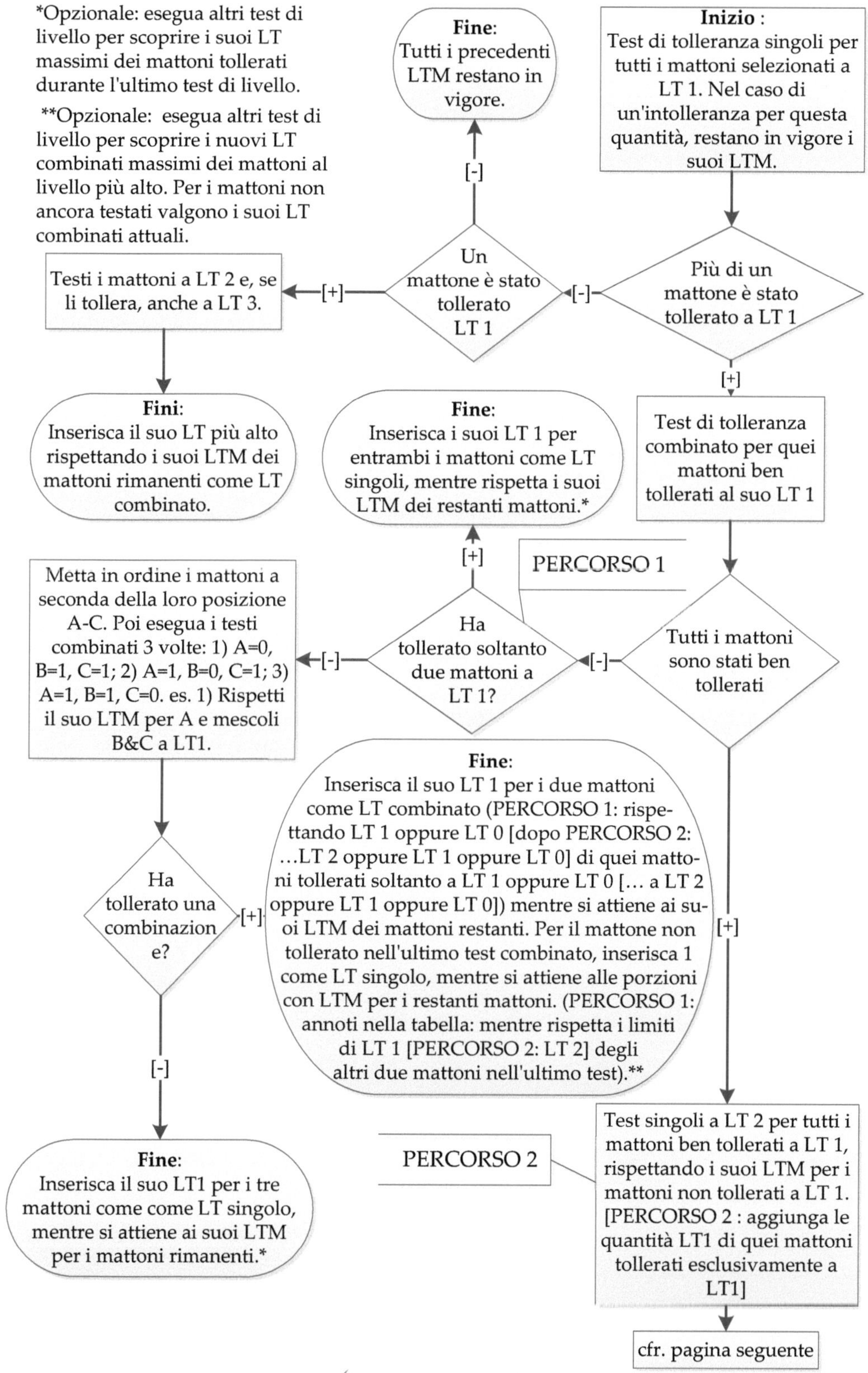
*Opzionale: esegua altri test di livello per scoprire i suoi LT massimi dei mattoni tollerati durante l'ultimo test di livello.
**Opzionale: esegua altri test di livello per scoprire i nuovi LT combinati massimi dei mattoni al livello più alto. Per i mattoni non ancora testati valgono i suoi LT combinati attuali.
Fine: Tutti i precedenti LTM restano in vigore.
Inizio : Test di tolleranza singoli per tutti i mattoni selezionati a LT 1. Nel caso di un'intolleranza per questa quantità, restano in vigore i suoi LTM.
[-]
Testi i mattoni a LT 2 e, se li tollera, anche a LT 3.
[+]
Un mattone è stato tollerato LT 1
[-]
Più di un mattone è stato tollerato a LT 1
[+]
Fini: Inserisca il suo LT più alto rispettando i suoi LTM dei mattoni rimanenti come LT combinato.
Fine: Inserisca i suoi LT 1 per entrambi i mattoni come LT singoli, mentre rispetta i suoi LTM dei restanti mattoni.*
Test di tolleranza combinato per quei mattoni ben tollerati al suo LT 1
[+]
PERCORSO 1
Metta in ordine i mattoni a seconda della loro posizione A-C. Poi esegua i testi combinati 3 volte: 1) A=0, B=1, C=1; 2) A=1, B=0, C=1; 3) A=1, B=1, C=0. es. 1) Rispetti il suo LTM per A e mescoli B&C a LT1.
[-]
Ha tollerato soltanto due mattoni a LT 1?
[-]
Tutti i mattoni sono stati ben tollerati
Fine: Inserisca il suo LT 1 per i due mattoni come LT combinato (PERCORSO 1: rispettando LT 1 oppure LT 0 [dopo PERCORSO 2: ...LT 2 oppure LT 1 oppure LT 0] di quei mattoni tollerati soltanto a LT 1 oppure LT 0 [... a LT 2 oppure LT 1 oppure LT 0]) mentre si attiene ai suoi LTM dei mattoni restanti. Per il mattone non tollerato nell'ultimo test combinato, inserisca 1 come LT singolo, mentre si attiene alle porzioni con LTM per i restanti mattoni. (PERCORSO 1: annoti nella tabella: mentre rispetta i limiti di LT 1 [PERCORSO 2: LT 2] degli altri due mattoni nell'ultimo test).**
Ha tollerato una combinazion e?
[+]
[+]
[-]
Fine: Inserisca il suo LT1 per i tre mattoni come come LT singolo, mentre si attiene ai suoi LTM per i mattoni rimanenti.*
PERCORSO 2
Test singoli a LT 2 per tutti i mattoni ben tollerati a LT 1, rispettando i suoi LTM per i mattoni non tollerati a LT 1. [PERCORSO 2 : aggiunga le quantità LT1 di quei mattoni tollerati esclusivamente a LT1]
cfr. pagina seguente

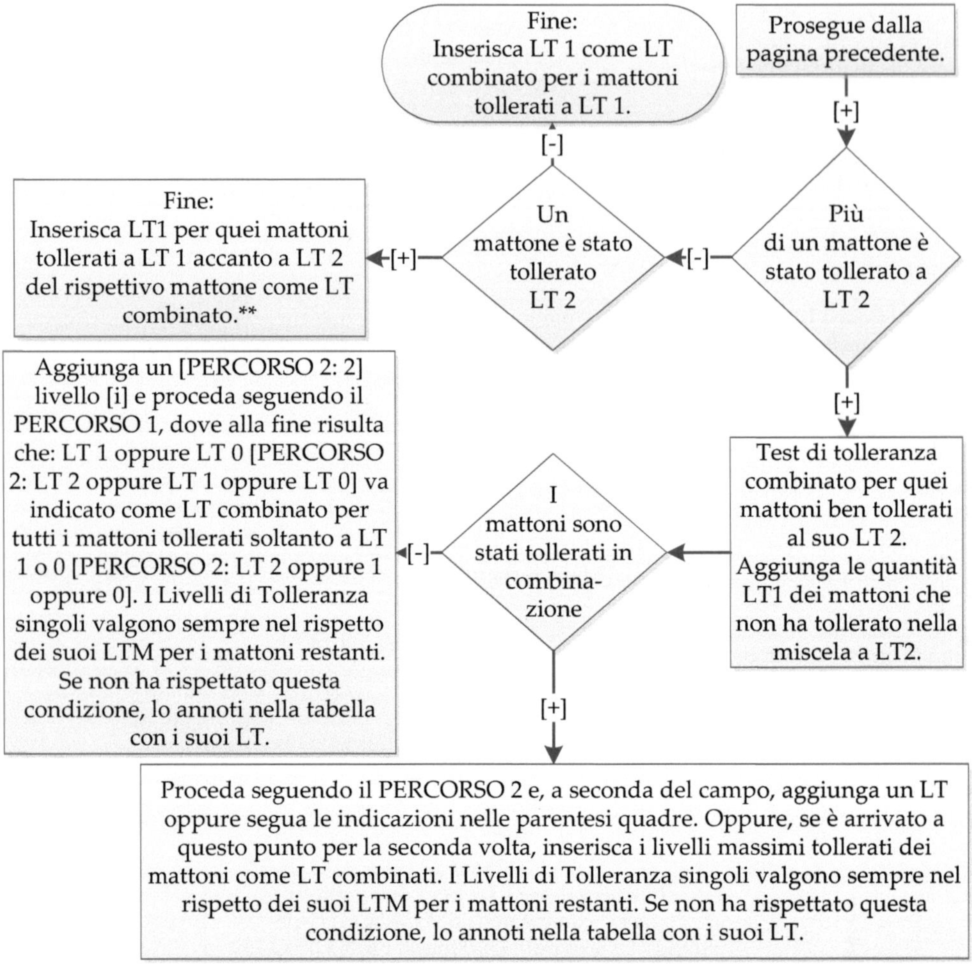
Prosegue dalla pagina precedente.
[+]
Più di un mattone è stato tollerato a LT 2
[-]
Un mattone è stato tollerato LT 2
[-]
Fine: Inserisca LT 1 come LT combinato per i mattoni tollerati a LT 1.
[+]
Fine: Inserisca LT1 per quei mattoni tollerati a LT 1 accanto a LT 2 del rispettivo mattone come LT combinato.**
[+]
Test di tolleranza combinato per quei mattoni ben tollerati al suo LT 2. Aggiunga le quantità LT1 dei mattoni che non ha tollerato nella miscela a LT2.
I mattoni sono stati tollerati in combina-zione
[-]
Aggiunga un [PERCORSO 2: 2] livello [i] e proceda seguendo il PERCORSO 1, dove alla fine risulta che: LT 1 oppure LT 0 [PERCORSO 2: LT 2 oppure LT 1 oppure LT 0] va indicato come LT combinato per tutti i mattoni tollerati soltanto a LT 1 o 0 [PERCORSO 2: LT 2 oppure 1 oppure 0]. I Livelli di Tolleranza singoli valgono sempre nel rispetto dei suoi LTM per i mattoni restanti. Se non ha rispettato questa condizione, lo annoti nella tabella con i suoi LT.
[+]
Proceda seguendo il PERCORSO 2 e, a seconda del campo, aggiunga un LT oppure segua le indicazioni nelle parentesi quadre. Oppure, se è arrivato a questo punto per la seconda volta, inserisca i livelli massimi tollerati dei mattoni come LT combinati. I Livelli di Tolleranza singoli valgono sempre nel rispetto dei suoi LTM per i mattoni restanti. Se non ha rispettato questa condizione, lo annoti nella tabella con i suoi LT.

2.2.6 Strategie alternative

Cause generali dei fastidi addominali

Nell'analisi dei diari alimentari le sostanze scatenanti rilevate con maggiore frequenza – in una scala soggettiva da 1 (raramente) a 6 (molto spesso) – sono: frumento 5, latte 5, caffè 5, uova 5, patate 5, noci 4, segale 2, orzo 2, mais 2, avena 2, banane 2, cipolle 2, piselli 2.[142] Il malassorbimento di questi cibi, a eccezione del caffè, del mais, delle uova, delle noci e delle patate, è spiegabile con l'analisi scientifica dei carboidrati come fruttosio, lattosio, fruttani e galattani. L'autore non è stato in grado di trovare studi che analizzassero il contenuto di fruttani e galattani nelle uova, nel caffè e nelle noci.[143]

Strategia per una dieta alternativa

A volte una sostanza come il caffè provoca disturbi o agisce come elemento scatenante per ragioni che non riguardano i carboidrati, su cui questo libro si concentra. In tali casi cerchi di adottare una dieta introduttiva alternativa. Si astenga dall'ingerire caffè, grano, uova, noci e patate ed eviti anche altri due-quattro prodotti o ingredienti che probabilmente le provocano disturbi. Prima di iniziare la dieta, annoti la quantità massima che consuma a colazione, pranzo e cena. Avrà bisogno di questo foglio più avanti per scoprire quali cibi, eventualmente, le causano i fastidi. Poi alla fine delle tre settimane del test, utilizzi il foglio per il test dei sintomi di nuovo per determinare l'efficacia della dieta, confrontandola con il foglio precedente su cui ha segnato le sue condizioni di partenza. Se desidera, può utilizzare anche i metodi di calcolo descritti in precedenza, utilizzando il foglio finale della sua dieta alternativa come foglio per il controllo dell'efficacia. Prima di iniziare la dieta, discuta dei potenziali rischi col suo medico.

Se la dieta riesce ad alleviare con successo i suoi fastidi, attenda tre giorni, poi metta alla prova i cibi da cui si sta astenendo. Dia uno sguardo agli appunti presi riguardanti le porzioni abituali dei cibi inclusi nel test. Scelga uno dei cibi e, il giorno del test, ne mangi le quantità che assume regolarmente. Per quel giorno e nei tre successivi, compili il foglio per il test dei sintomi e, se utilizza l'opzione matematica B, calcoli il suo livello L. Durante le settimane dei test,

---

[142] Petitpierre Gumowski, & Girald, 1985; Nanda et al., 1989; Hawthorne et al., 1991; Parker et al., 1995; Stefanini et al., 1995.

[143] Biesiekierski et al. 2011; Muir et al. 2007, 2009.

continui a evitare i cibi che sta esaminando nonché quelli ai quali ha già scoperto di essere intollerante. Un risultato negativo indica che può consumare con tranquillità quello specifico cibo, come faceva prima di iniziare la dieta introduttiva alternativa. Se il risultato è positivo, ha due possibilità: o evita completamente quel cibo oppure stabilisce la quantità che riesce a tollerare eseguendo un test di livello.

Per il test di livello, divida la sua porzione abituale in quattro parti. Durante le settimane dei test di livello, eviti tutti i cibi che le provocano dei disturbi. Il giorno del test, mangi la porzione da testare agli orari in cui mangia normalmente quella pietanza. Inizi con un quarto della porzione normale. Se i sintomi non peggiorano particolarmente, ripeta il test il quarto giorno dopo il giorno del test, utilizzando la metà della sua porzione abituale. Se riesce ad assimilare anche questa quantità, ripeta il test con tre quarti della porzione normale. Se, invece, non è riuscito ad assimilare un quarto della porzione normale, può decidere se evitare il cibo o l'ingrediente del tutto oppure se testare delle quantità ulteriormente ridotte. Se i sintomi compaiono con mezza porzione, significa che la porzione tollerabile è un quarto; se appaiono a tre quarti, significa che riesce a tollerare mezza porzione. Se non è riuscito a ricondurre i sintomi a un preciso cibo o ingrediente, torni alla sua solita dieta. Gli antidepressivi a basso dosaggio costituiscono l'unica alternativa rimanente per affrontare i suoi disturbi, ma consulti il medico per discutere ulteriormente questa opzione.[144]

[144] Quigley et al., 2013; McKenzie et al., 2012.

2.3 Consigli alimentari generali

2.3.1 Ottime ragioni per insistere

Immagini che uno dei suoi migliori amici parta per una vacanza di due settimane, affidandole il suo Labrador. Sia lei che il suo amico possedete anche dei gatti e il suo amico l'ha avvertita che il cane ha un'intolleranza al cibo per gatti (fingiamo che di solito sia corretto dare cibo per gatti ai cani). L'intolleranza gli provoca dolori, flatulenza e letargia: il povero cagnetto non riuscirebbe nemmeno a riportare un bastoncino. Un negozio con cibo per gatti in offerta si trova proprio alla porta accanto, mentre per acquistare il cibo per cani, più costoso, deve farsi venti minuti di strada. Quindi, ha intenzione di far soffrire il cane oppure gli comprerà il cibo giusto? Di certo andrà a comprargli il cibo per cani.
Le etichette del cibo per gatti sostengono che i gatti saranno sani e felici, ma lei sa quali sarebbero le conseguenze per questo cane e la sua pancia delicata. Il vicino cerca di convincerla che nutrire il cane con cibo per gatti non può fargli male. "L'ho appena comprato per il mio cane," dice il vicino, "e lo usiamo sempre a casa."

Anche la storia ci offre molti esempi dell'"Abbiamo sempre fatto così" che alla fine si ritorcono contro. È così che gli abitanti dell'Isola di Pasqua hanno allegramente segato i loro mezzi di sussistenza – gli alberi per concimare, ripararsi e costruire navi – per trasportare ed erigere le gloriose statue di pietra. Alla fine, anche l'ultimo albero fu abbattuto e furono destinati a perire. Troppo tardi realizzarono che le sculture di pietra non avrebbero sfamato nessuno. Durante il declino, arrabbiati per il loro errore e come monito per le generazioni future, rovesciarono molte delle statue. Il loro comportamento fondato esclusivamente sulla tradizione aveva portato a risultati tutt'altro che gloriosi.[145] In breve: SÌ, il suo vicino darà pure cibo per gatti al cane, purché il cane tolleri quel cibo.

Per il benessere del cane del suo amico vale la pena investire tempo e denaro. La domanda a cui deve rispondere ora è: questo non vale anche per lei?

In sintesi, mi appello al suo senso di responsabilità affinché controlli la sua alimentazione. Mostri rispetto per il suo corpo. Acquisisca il coraggio e la disciplina necessari. Il corpo è una parte di lei. Proprio come tanti vegetariani osservano le loro scelte dietetiche tutta la vita, dovrebbe rispettare la sua dieta e il suo corpo. Sia se stesso. La chiave non consiste in un inizio perfetto, ma

[145] Diamond, 2006.

nell'inizio stesso allo scopo di compiere piccoli progressi quotidiani. Questo può farlo!

Il suo obiettivo deve essere quello di modificare la sua alimentazione giorno dopo giorno, cibo dopo cibo, in modo da riuscire a condurre una vita sostanzialmente priva di disturbi. Tutti gli inizi sono difficili, comunque, e mentre supera i primi ostacoli, scoprirà di avere maggiore motivazione e disciplina notando quanti risultati ottiene modificando l'alimentazione.

Il primo passo in quella direzione sta nell'abbinare questo obiettivo alla cosa più importante della sua vita, qualunque essa sia. Non importa dove risiedano le passioni da cui trarrà energia e un migliore benessere.

Quindi, concentri l'attenzione e le sue capacità in modo da aiutarla a raggiungere gli obiettivi. Superi la paura del cambiamento immaginando di aver già raggiunto il traguardo. Come? Tagli la pagina successiva e la pieghi com'è indicato. Poi la collochi da qualche parte dove può osservarla tutti i giorni. Idealmente, può farsi una foto dopo una tappa particolarmente di successo e collocarla sul disegno. Così la incoraggerà a proseguire nel miglioramento giorno dopo giorno.

Stephen William Hawking non ha mai smesso di pubblicare eccellenti volumi scientifici nonostante soffra di miastenia.[146] Perché? Perché segue il suo cuore e ha un atteggiamento positivo verso la vita. Chi cerca scuse se è appassionato di qualcosa? Quando c'entra la passione, si tratta soltanto di capire come. Si tratta di fare quello che è possibile, quindi tutto si concentra sulla soluzione. Esistono esempi analoghi in ambito sportivo. Melissa Stockwell raggiunge risultati atletici di primo livello nonostante abbia perso una gamba. Lo sport è la sua passione ed escogita modi per eccellere nonostante le circostanze della sua vita.[147]

Quindi qual è la sua passione? La scriva. Poi chiarisca a se stesso che una dieta che riduca i disturbi avrà effetti positivi sulla sua passione e cominci a considerare la nutrizione una parte della sua vita.

---

[146] Hawking, n. d..

[147] Stockwell, n. d..

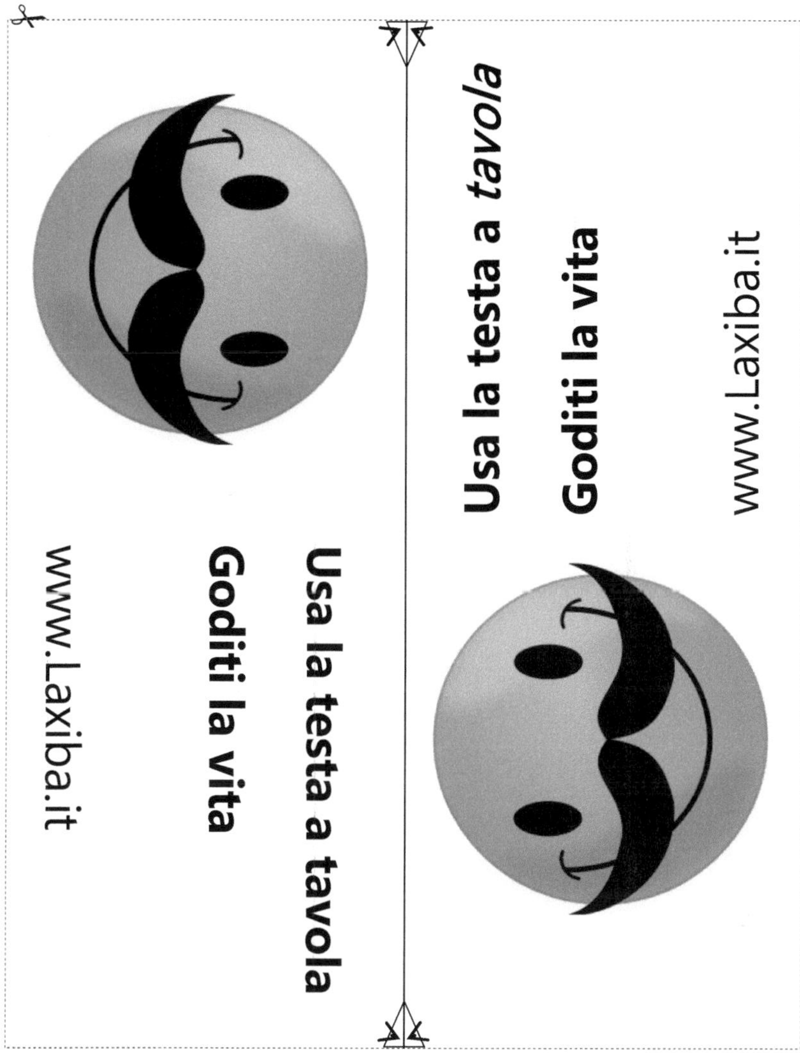

Usa la testa a *tavola*
Goditi la vita
www.Laxiba.it
Usa la testa a tavola
Goditi la vita
www.Laxiba.it

Questa pagina è stata lasciata vuota intenzionalmente.

2.3.2 Il momento dei pasti

Anche quando e come si mangia può modificare la digestione. Chi sono i maggiori esperti sull'argomento? Coloro per cui avere una riserva di energia è di massima importanza, cioè gli atleti. Un'analisi dimostra che oltre il 97% degli atleti canadesi d'alto livello mangia almeno tre volte al giorno; il 57% fa anche uno spuntino la mattina, il 71% nel pomeriggio e il 58% la sera.[148] Inoltre, avere orari dei pasti regolari ha un effetto positivo sul sistema cardiovascolare.[149] Uno studio su più di 4.500 bambini ha dimostrato che il rischio di obesità infantile si riduce cospicuamente aumentando il numero di volte in cui il bambino mangia durante il giorno.[150]

2.3.3 Ragioni per l'utilizzo dei mattoni

Cosa ci fanno i mattoni nelle medicine, nelle salsicce e in ogni altra cosa che consumiamo tutti i giorni? Tra i motivi per cui si aggiungono i mattoni ai prodotti c'è il risparmio sui costi; poi sono usati per insaporire, come conservanti, come addensanti nei prodotti a base di carne o come dolcificanti, per es., per i diabetici. Inoltre, il lattosio e il sorbitolo sono utilizzati come vettori per i medicinali.[151] Finora, non sono comparse associazioni contro l'uso dei mattoni nei cibi né a favore di metodi per evitarli con facilità. Ovviamente, questi mattoni esistono anche in natura, ma non c'è una ragione valida per usarli al posto di una sostanza altrettanto naturale come la Stevia nei chewing-gum, per esempio.

---

148 Erdman, Tunnicliffe, Lun, & Reimer, 2013.

149 Farshchi, Taylor, & Macdonald, 2004.

150 Toschke, Thorsteinsdottir, & von Kris, 2009.

151 Raithel et al., 2013.

2.3.4 Mangiare fuori casa

A casa limitare il proprio consumo di mattoni è abbastanza facile, come fare quando si mangia fuori? Tra i prodotti solitamente sicuri ci sono le uova, il pesce o la carne senza pane o salse, i kiwi, l'insalata verde condita con olio, origano, pepe e sale, le arance, il pesto, le patate, il riso, i pomodori, la salsa di pomodoro e le tortilla. A seconda delle sue intolleranze, deve stare attento ai prodotti per diabetici e alle salse pronte, perché spesso contengono sorbitolo. E riguardo ai menù? Ha mai passato un po' di tempo al ristorante pensando alla sua combinazione ideale delle portate?[152] Il lato positivo è che si possono sempre chiedere modifiche al menù senza esborsi eccessivi, chiedendo al cameriere. Può anche specificare le sue necessità agli ospiti quando è invitato a pranzo o cena. Per semplificare, può inviare una lista di piatti "fuori-casa" (cfr. par. 2.4.3). Può spedirla allegata a un messaggio come questo, per esempio:

> *"Caro [nome dell'ospitante],*
>
> *Sono felice dell'invito a [occasione dell'invito] e sono lieto di unirmi a voi. Se non è un eccessivo disturbo, ti sarei grato se potessi preparare qualcuno dei cibi inclusi nella tabella allegata, separatamente dagli altri pasti. In tal caso sarei ben felice di partecipare anche alla cena/pranzo. Ti prego di farmi sapere se è possibile così che io possa regolarmi di conseguenza.*
>
> *Ti ringrazio e a presto!*
> *[Nome]*

La lista "fuori-casa" semplifica anche alla cucina di un ristorante il compito di trovare un pasto adatto a lei. Poiché le catene di fast-food non sono altrettanto attrezzate ad adattare i menù, troverà molti prodotti di queste catene e le quantità assimilabili di ciascuno di essi nella terza parte del libro. Per essere al sicuro, porti il libro con sé. Ma difficilmente è sempre a portata di mano, a differenza di una lista pieghevole da poter riporre nel portafoglio o nella borsetta. Nel par. 2.4 troverà due liste ripiegabili con le quantità assimilabili di alcuni prodotti comuni. Questa lista include anche le informazioni sui nomi dei mattoni e i prodotti senza mattoni.

---

[152] Eisenführ, Weber, & Langer, 2010.

2.3.5 Cibi pronti

Sfortunatamente, fruttosio, lattosio e sorbitolo vengono aggiunti in molti cibi pronti oppure fanno parte degli ingredienti naturali. Comunque, ci sono delle eccezioni, anche quando fa la spesa al risparmio, inclusi cibi pronti che pubblicizzano l'uso di ingredienti naturali e quelli che contengono salsa di pomodoro. Gli opuscoli (cfr. par. 2.4) la informeranno di quali ingredienti sulla confezione contengono i mattoni.

2.3.6 Medicinali e igiene orale

Qualsiasi cosa infili in bocca può provocare i disturbi, se contiene un mattone che le risulta intollerabile. Il sorbitolo, in particolare, è rinvenibile in molti prodotti per l'igiene orale. Tra gli esempi di dentifrici senza sorbitolo ci sono dentifricio argilla e salvia TEA Natura®. Utilizzi un filo interdentale senza cera e un prodotto per risciacqui come TANTUM® PROTACTIV® (colluttorio).

La ricerca di medicinali senza sorbitolo è particolarmente complicata, quindi chieda aiuto al farmacista. Anche molti spray nasali, gocce per occhi ed espettoranti contengono questa sostanza. Comunque, con una ricerca accurata, è possibile trovare alternative anche per questi.

Tra i farmaci senza sorbitolo disponibili ci sono: le FITOSTILL® GOCCE OCULARI, ALLERGICUM MED® (spray nasale), CETERIS® - Cetirizina (antiallergico), Locabiotal® (sinusite), Rinosol® Bio (Spray Nasale), PHARMEXTRACTA® paravir flu® (raffreddore), ISOMAR® Spray (Mal d'orecchie). Inoltre, in caso di diarrea può assumere Eudiar® e in caso di costipazione COTIDIERBE® 45cpr.

Quando assume medicine che contengono lattosio o fruttosio, consideri il suo LT ((lattosio: LT 1: 1,5g, LT 2: 3g; fruttosio: LT 1: 0,5g, LT 2: 1g). Val la pena sapere che una capsula di medie dimensioni ne contiene al massimo 0,58g, mentre la più grande circa 1,6g ciascuna, mentre le compresse sono di solito un po' più leggere. Nelle miscele un cucchiaino contiene circa 5ml/g e un cuccchiaio 5-15 ml/g.

Nonostante i suoi sforzi alla ricerca delle intolleranze, potrebbe scoprire che non è in grado di tollerare un medicinale per qualche ragione. Se avverte dei fastidi, cerchi delle alternative. Se ha dubbi, utilizzi il foglio per il test dei sintomi. Scriva i sintomi mentre lo usa e lo confronti con gli appunti presi quando non assume la medicina, per esempio, sul foglio per il controllo dell'efficienza. Può utilizzare qualsiasi foglio su cui ha indicato i sintomi dopo essersi astenuto dai mattoni verso i quali è intollerante

2.3.7 Integratori alimentari

Se assume integratori alimentari, i prodotti seguenti non contengono mattoni:

Massigen® Dailyvit+® (multivitaminico) e Omeopiacenza Ddm® Betaina® (Vitamina B6 & B12). L'utilizzo di integratori multivitaminici non è stato sperimentato in un trial a lungo termine.[153] Se li prende, si assicuri di non assumere una dose eccessiva di certe vitamine. Quelle che non sono sicure in dose eccessive sono B3 e B6, nonché A, D, E e K,[154] che possono perfino causare sintomi da avvelenamento in dosi eccessive. Quindi si consiglia di discutere l'assunzione col medico. Un approccio possibile è quello di prendere le vitamine con un ciclo di tre mesi: ossia le assume per tre mesi, poi fa una pausa di altri tre mesi.

2.3.8 Aspetti positivi della dieta

Mentre limita l'assunzione di cibi che contengono mattoni, cerchi di concentrarsi di più su ciò che mangia e troverà un equilibrio nutrizionale migliore.

2.3.9 Mettere alla prova se stessi

Alcune delle persone affette da sindrome dell'intestino irritabile hanno dichiarato di avere difficoltà ad assorbire altri ingredienti come l'aspartame o la maltodestrina. Se pensa che possa riguardare anche lei, segua la dieta introduttiva alternativa proposta nel par. 2.2.6.

2.3.10 Miscele di proteine: alimentazione per atleti

Esiste una moda discutibile tra gli atleti, ossia quella di prendere integratori speciali. Se riesce a coprire il suo fabbisogno di proteine con i prodotti elencati nel par. 2.1.4, non ha necessità di miscele proteiniche o simili.[155] Molte barrette energetiche e prodotti elettrolitici contengono sorbitolo a causa del contenuto di frutta trattata, ma si possono trovare alternative senza sorbitolo in farmacia. Questi prodotti occupano una categoria a parte nelle tabelle per i cibi di questo libro.

---

[153] Briançon et al. (2011).

[154] Webb & Whitney, 2008.

[155] Test, 2008.

2.3.11 Dolcificanti

A differenza di molti altri dolcificanti, come quelli aggiunti ai prodotti "light" come le bibite dietetiche, la Stevia pura non contiene sorbitolo.

2.3.12 Pesce e carne

Il pesce e la carne impanati, trattati (come salsiccia o le salsicce di fegato) oppure col sugo, possono contenere mattoni. Qualsiasi mattone contengano dovrebbe apparire nella lista degli ingredienti. Nel capitolo seguente, troverà degli opuscoli da tenere a portata di mano con i mattoni elencati e le quantità di sicurezza.

2.3.13 Queste azioni provocano un cambiamento permanente

Per ottenere un successo duraturo, è importante monitorare la sua alimentazione. Se nota che comincia a ignorare le quantità consigliate, dovrebbe ritornare sui binari e riprendere con accuratezza il prima possibile. Scriva il suo obiettivo per adeguare la sua alimentazione alle porzioni di cibo e di bibite indicate, allo scopo di ridurre i fastidi addominali e migliorare la qualità della vita. Sia consapevole delle conseguenze negative del mangiare "alla cieca" descritte nella prima parte del libro. Perché è importante cambiare le abitudini? Rilegga il suo obiettivo e scriva le cinque ragioni più importanti per raggiungerlo. Inoltre, risponda da solo a questa domanda: perché è importante agire **ora**?[156] Comunichi alle persone vicine per quale motivo è importante modificare le sue abitudini alimentari e chieda loro di sostenerla. Il cambiamento a breve termine è facile. La vera sfida è quella di attenersi al suo piano alimentare nel lungo periodo. Un modo per rimanere motivato è quello di scrivere gli effetti positivi sulla qualità della vita risultanti dalla dieta (annoti su un calendario i suoi pensieri ogni giorno). È utile anche lavorare con un partner. Su www.Laxiba.it/coach, è possibile assumere un coach che la guida in tutti i passi di questo libro e il percorso di cambiamento. Inoltre, può incontrare persone che vivono una situazione simile alla sua, potete discutere la vostra esperienza e motivarvi reciprocamente su www.Laxiba.it/team.[157]

---

[156] Hillson, 2013; Michie, 2013.

[157] Stubbs, 2013.

Immagini una vita con pochi o nessun fastidio addominale. Avrà modificato la sua dieta in un modo che migliora significativamente il suo benessere grazie alla determinazione e alla caparbietà. Più sarà in grado di immaginare la sua vita in modo vivido e multidimensionale una volta raggiunto il traguardo, più è probabile che raggiunga quel risultato.[158] Se ha una breve ricaduta, si rilassi; si riconcentri e si prepari per il giorno successivo. Nel modificare costantemente il percorso (come fa quando utilizza una bussola), alla fine raggiungerà l'obiettivo. Se si accorge che la strategia è utile, può continuare ad adottarla per molto tempo.[159]

2.4 Gli opuscoli

Ritagli i due opuscoli delle pagine seguenti. Li pieghi lungo le linee doppie. Inizi dalla linea punteggiata. Poi pieghi di nuovo ogni opuscolo lungo la linea tratteggiata. Ora può tenere a portata di mano queste informazioni importanti quando se ne va in giro oppure a fare shopping.

---

[158] Fox, 2013.

[159] Gilbert, 2013.

Avanti

Brochure per lattosio fruttani & galattani

Sostanze accettate nelle intolleranze al lattosio

Lattato di calcio	Gluconodelta-lattone	Lattato di sodio
Lattato	Acido di latte	Natriumlattato
Lattato di potassio	(Numeri degli additivi: 575, 325-327)	

Sostanze problematiche in intolleranze al lattosio

Lattosio	Yogurt	Siero
Formaggio	Kefir, lassi	Latte in polv.
Cagliata	Burro (concentrato)	Panna

I piatti asiatici, greci, italiani e spagnoli di solito contengono poco lattosio. I pasti asiatici a base di riso contengono anche pochi fruttani e galattani. Anche pesce, frutti di mare, carne, caffè nero, uova e olii non contengono lattosio. Lo stesso vale per frutta e verdura, anche se alcuni contengono fruttani e galattani.

Dietro

Il lattosio spesso è contenuto in:

- Cereali
- Gelato e dolci come la cioccolata
- Caffè e latte, latte condensato
- Prodotti caseari
- Impanature, salse, purè di carne, tzatziki
- Pasticcini come biscotti, torte, crostate e panna

I fruttani sono contenuti soprattutto in:

Carciofi di Gerusalemme, Carciofi, Asparagi, Banane, Mirtilli, Cavoletti di Bruxelles, Cavolo, cavolfiore, cereali, Cicoria, Couscous, Aglio, Porri, Semi di lino, Pesca noce, Spaghetti, Cipolle, Pasticcini come biscotti e torte, Pane, Ananas, Pizza, Prodotti a cui è stata aggiunta inulina, come alcuni cereali, cioccolatini e gelati, Uvetta, Farina di Semola, Scalogno

I galattani sono contenuti soprattutto in:

Fagioli, Lenticchie, Semi di lino, Fiocchi d'avena, Piselli, Prodotti di soia come il tofu, Cavoletti, Frumento e altri tipi di grano.

Interno sx.

Senza lattosio, fruttani & galattani

Mela	Pesce e carne	Arance
Albicocca	Orsetti gommosi	Parmigiano
Carote	Tè freddo	Pera
Sedano	Ketchup	Peperoni
Sorbetto ciocc.	Kiwi	Patate
Cocco	Lattuga	Riso
Bevande senza latte, yogurt, etc.	Olio & aceto	Farina di farro
		Squash

Poco lattosio per porzioni normali

Burro ☺; 14g	Margarina 21¾P.; 9g	Formaggio ☺; 30g
Cheddar 33¼P.; 30g	Nutella ®32¼P.; 37g	
Fonduta ☺; 53g	Parmigiano ☺; 5g	

Per ogni capsula di lattasi che prende, può ingerire circa il 75% in più di ciascuna porzione indicata.

Unità per porzione indicata

Esemplare	Tazza	Bicchiere	Porzione	Fetta
E	C	G	P	S

☹=evita; ☹²=1/4 unità a LT2; ☺=contiene tracce; ☻=ne è privo

Calcolo delle porzioni LT rimanenti

Lattosio (TL1)	L0 = ÷2	L2 = x2	L3 = x3
Fru-/Galattani (TL0)	L1 = x2	L2 = x4	L3 = x6

Interno dx.

Alta quantità di lattosio

Cacao ¼C.; 150g	Kefir ¼P.; 220g	Mozzarella 9¾P.; 30g
Casserole ½P.; 238g	Purè di patate ½P.; 140g	Pan cake ½P.; 187g
Sugo al formaggio ¼P.; 66g	Risolatte ¼P.; 107g 200g	Crostata ½P.; 87,5g
Latte condensato ½P	Latte ¼G.; 200g	Yogurt ¼P.; 250g
Crema ½P.; 245g		

F+G Porzioni LT 0

Strudel mela ¾ P., 64g	Barretta ½P., 27g	Biscotto sandwich 3½E.,14,5g
Asparagi ½P., 85g	Hamburger ½E., 100g	Sandwich☹
Baguette 1¾S., 42g	Hot dog ¼E., 199g	Scalogno ¼E, 15g
Succo di banana ½G 200g	Fagioli Kidney ¼P., 90g	Taccole ¾P., 85g
Torta ¼P., 122g	Porri ¼P., 89g	Involtini primavera ¼P,140g
Calzone ¼P., 168g	Lenticchie ¾P., 90g	Tofu ½P., 85g
Cheese cake ☹P., 220g	Muesli ¼P., 55g	Waffle ½P., 95g
Chop Suey ¼P., 166g	Muffin ¼E., 113g	Pane integrale bianco frumento ¾S., 42g
Cookie ½E., 45g	Noodles 1P., 140g	
Corn Flakes 1½P., 30g	Crusca di avena 1¼P., 55g	
Couscous ¼P., 140g	Anelli cipolla ¼P., 70g	
Cracker ¼P., 30g	Piselli 1¼P., 15g	
Crêpe ¾E., 55g	Pizza ½P., 209g	
Fetta biscottata ¼S, 42g	Gnocchi ½P., 55g	
Treccia danese ¼E., 125g	Ravioli ¼P., 250g	
Donut ½E., 105g	Pane di segale ¾S 42g	
Toast francese ¼ P., 131g		

Avanti

Brochure per fruttosio e sorbitolo

Sostanze accettate nelle intolleranze al sorbitolo

Maltodestrina	Acido sorbico	Sciroppo di malto d'orzo
Sorbato di sodio	Sorbato di potassio	Sorbato di calcio
Sorbitano	Poliossietilene (20) -**sorbitano**-...	
(Numeri additivi INS: 200-203, 432-436, 491-495)		

Sostanze problematiche nelle intolleranze al sorbitolo

Sorbitolo Lattiolo	Mannitolo Etil/maltolo	Xylitolo Hexanhexol
Glucitolo	Maltitolo/sciroppo	Inositolo
Isomalto	Palatinit®	Sionon
Eritritolo	Pinitolo	
(INS add. numbers: 420-21, 636-37, 953, 965-7)		

Dietro

Cerca altri strumenti su www.Laxiba.it

Attenzione... il fruttosio libero è contenuto in:

- Cereali con sciroppo di mais ad alto fruttosio
- Molti cibi pronti
- Zucchero in marmellata, miele, sciroppo di mais
- Alcuni dolcificanti
- Molta frutta, frutta secca e succhi
- Molte bevande alcoliche e analcoliche

Gli alditoli sono spesso contenuti in:

- Salsicce, puré di pesce e carne, carne sottaceto o impanata
- Cibi pronti e salse preparate
- Chewing e mentine, tranne quelle edulcorate con stevia. Tracce di sorbitolo in: Wrigley's® Spearmint, Doublemint e Juicy Fruit®
- Alcune bevande senza zucchero, isotoniche
- Medicinali e prodotti di igiene orale
- Prodotti elettrolitici e barrette energetiche
- Barrette, praline, pasticcini, crostate, panna pronta
- Prodotti dietetici o per diete

LAXIBA®

Interno sx.

Mela F ☹; S☹²;E 182g
Albicocca F:D +¾ P; S¾;E 35g
Aceto bals. F:D; S23;P 15,94g
Banana F:D +¼ P.; S9¼;E 118g
Birra F50; S10;G 200ml
Big Mac ®F5; S6½;E 215g
Bitter Limone F☹S:D;G200ml
Mirtilli F3¾; S:D;P 140g
Muffin al mirtillo F:D;S:D;E113g
Broccoli F3; S:D;P 85g
Cavolfiore F:D; S2½;P 85g
Toast cannella Crunch ®F¼; S:D;P 30g
Coca Cola ®F½; S:D;G 200ml

Fiocchi di mais F:D +1½ P.; S☺;P 30g
MIrtillo rosso F:D +2¾ P.; S45¼;P 55g
Fiber One Originale ®F41½; S:D;P 30g
Insalata giardiniera F8¼; S16¾;P85g
Ginger ale F☹; S:D;G 200ml
Lattuga F8¼; S16¾;P 85g
Crusca d'avena F:D; S:D;P55g
Pere F½; S¼;E 15g
Sottaceti F4¾; S1;E 85g
Ananas F¾; S¾;P 140g
Fragole F½; S¼;P 140g

Unità per porzione indicata

Esemplare	Tazza	Bicchiere	Porzione	Fetta
E	C	G	P	S

☹=evita; ☹²=1/4 unità a LT2; ☺=contiene tracce; ☻=ne è privo

Quantità porzioni di fruttosio (F) e sorbitolo (S)

Fruttosio (LT 0)	L1 = x2	L2 = x4	L3 = x5
Sorbitolo (LT 1)	L0 = x0	L2 = x4	L3 = x10

Interno dx.

7UP ®F☹; S:D;G 200ml
Black current F1; S:D;P 140g
Cavolo F:D +¾ P.; S58;P 85g
Champagne F31¼; S¾;G200ml
Ciliege F10; S½;L 15g
Pollo, s.n's. F2½; S☺;L 15g
Cioccolata F:D; S48; P 25g
Caffè F:D; S:D;T 150g
Brarretta di granola F:D +4¼ P.; S71¼;E 35g
Uva F¼; S½;P 140g
Honey Smacks ®F:D +12 P.; S83¼;P 30g
Miele F½; S1¾;L 15g
Ketchup F:D +¼ P.; S3¾;L 15g
Kiwi F1; S:D;E 86g
Limone F:D; S:D;E 58g
Tè freddo Long island F¾; S16½;G 200ml
M & M's ®F:D; S:D;P 40g
Mango F1; S4;L 15g
Mate-Tee F:D; S:D;G 200ml
Mayonnaise F:D; S:D;P 15g
Melone F1; S14¼;P 140g
Latte F:D; S:D;G 200ml

Fungo F:D +¼ P.; S¾;L 15g
Pesca noce F8¼; S1;L 15g
Ravioli F:D +¼ P.; S:D;P 140g
Arance F2¼; S:D;E 140g
Pesca F:D +½ P.; S¼;E 140g
Peperoni F½; S:D;E 85g
Pepsi ®F½; S:D;J 200g
Pizza F:D +¾ P.; S¾;E 209g
Prugne F:D +¼ P.; S¾;E 15g
Ghiacciolo F:D +1¼ P.; S:D;P52g
Patate F:D; S45¼;P 110g
Lampone F½; S1½;P 140g
Red Bull ®F:D +7¾P.;S:D;G200ml
Riso F:D; S:D;P 140g
Sauerkraut F:D; S¾;L 15g
Squash F:D; S:D;P 130g
Chewinggum senza zucchero F¼; S☹²;E 2g
Sushi F:D; S1½;P 140g
Pomodori F4½; S1;E 85g
Acqua tonica ®F☹; S:D;G 200ml
Pane di grano F¾; S26¼;S 42g
Whopper ®F2¾; S1;E 315g
Winegum F:D+12 P; S:D;P30g
Vino F31¼; S¾;G 200ml

2.4.1 Fruttosio e alditoli

Se soffre di un'intolleranza al fruttosio, presti attenzione al fruttosio e allo sciroppo di mais ad alto contenuto di fruttosio (HFCS) nella lista degli ingredienti. Purtroppo, per stabilire che i prodotti siano privi di fruttosio, deve orientarsi in una confusione incredibile di identificatori, malgrado l'alta frequenza di questa condizione:[160]

Ingredienti non problematici nelle intolleranze al sorbitolo		
Maltodestrina	Sciroppo di malto d'orzo	Acido sorbico
Sorbato di sodio	Sorbato di potassio	Sorbato di calcio
Sorbitano...	poliossietilene (20) -sorbitano-...	
(E-)Numeri degli additivi INS: 200–203, 432–436, 491–495		

Ingredienti problematici nelle intolleranze al sorbitolo[161]		
Sorbitolo	Mannitolo	Xilitolo
Lattitolo	(Etil-)maltolo	Hexanhexol
Glucitolo	Maltitolo/-sciroppo	Inositolo
Isomalto	Palatinit®	Sionon
Eritritolo	Pinitolo	
(E-)Numeri degli additivi INS: 420–21, 636–37, 953, 965–67		

160 C'è la decisa necessità di una semplificazione qui. Un'indicazione come "problematico in caso di intolleranza al sorbitolo" consentirebbe di risparmiare molti sforzi.

161von Rymon Lipinski, 2014.

Attenzione...
Il fruttosio puro è contenuto in:

- In quantità non ben precisate nei cereali con sciroppo di mais ad alto contenuto di fruttosio, noto anche come isoglucosio, sciroppo glucosio-fruttosio, sciroppo fruttosio-glucosio, sciroppo di mais con fruttosio, tranne se sono elencati tabelle dei cibi di questo libro
- Molti cibi pronti
- Zucchero della marmellata
- Sciroppo di miele e di mais (la quantità di fruttosio non è chiara)
- Alcuni dolcificanti
- Molti frutti, frutta secca, succhi e bevande alcoliche
- Molte bevande analcoliche

Gli alditoli (come il sorbitolo) sono spesso contenuti anche in:

- Prodotti dietetici o per diabetici, elettrolitici e barrette energetiche
- Cibi pronti e salse preparate
- Chewing-gum e mentine, a eccezione di quelle dolcificate con la Stevia, per esempio. Tracce di sorbitolo si trovano anche Spearmint, Doublemint e Juicy Fruit di Wrigley's®
- Alcune bevande "leggere", cioè senza zucchero e isotoniche
- Prodotti medicinali e per l'igiene orale
- Barrette, praline, dolcetti, crostate e panna pronta
- Salsicce, pesce e carne tritati, sott'aceto o impanati

Infine, alcuni tipi di frutta (come mele, albicocche, banane, cantalupo, carambola, ciliegie, mirtillo rosso, uva, guava, mirtillo di sottobosco, mango, pesca noce, pesca, pera, ananas, prugne, melograno, lamponi, fragole e anguria) e di verdure (carciofi, asparagi, barbabietole, cavolo, carote, cavolfiore, sedano rapa, sedano, castagne, cicoria, insalata di cavolo, cetriolo, melanzana, indivia, finocchio, fagioli garbanzo (ceci), cavolo riccio, cavolo rapa, porri, lattuga (boston), lattuga (foglia verde), lattuga (iceberg), lattuga (foglia rossa), lattuga (romana), funghi, olive, cipolle, barbabietole sottaceto, ravanelli, sauerkraut, sottaceti amari, germogli di soia, spinaci, tempeh, pomodori, rapa), inclusi i succhi ricavati. Anche le bevande alcoliche contengono sorbitolo, ma il brandy, per esempio, spesso non ne contiene.[162]

---

[162] Zorn, 2014.

2.4.2 Fruttani, galattani e lattosio

Ingredienti non problematici nell'intolleranza al lattosio		
Lattato di calcio	Glucono-δ-lattone	Lattato di sodio
Lattato	Acido lattico	Lattato di potassio
(E-)Numeri degli additivi INS: 575, 325-327.		

Ingredienti problematici nell'intolleranza al lattosio		
Lattosio	Yogurt	Siero di latte
Formaggio	Kefir, lassi	Latte in polvere
Latte cagliato	Burro (concentrato)	Panna

I tipici piatti asiatici, greci, italiani e spagnoli tendono a non contenere molto lattosio. I piatti asiatici a base di riso sono anche poveri di fruttani e galattani. Anche il pesce, i frutti di mare, il caffè nero, le uova e gli oli sono privi di lattosio, così come lo sono la frutta e la verdura che, però, possono contenere fruttani e galattani.

Attenzione…
Il lattosio è contenuto anche in:

- Caffè macchiato o con latte condensato
- Panna
- Molti cereali
- Molti tipi di gelato, cioccolato e altri dolci
- Alcuni tipi di pane e salse
- Alcune salsicce
- Pasticcini dolci come biscotti, torte e crostatine
- Tzatziki

Alte quantità di fruttani si trovano in:

- Carciofi
- Asparagi
- Banane
- Mirtilli
- Cavoletti di Bruxelles
- Cavolo
- Cavolfiore
- Cereali
- Radice di cicoria
- Couscous
- Semi di lino
- Aglio
- Topinambur
- Porri
- Pesche noci
- Tagliatelle
- Cipolle
- Pasticcini, biscotti, pane e torte
- Ananas
- Pizza
- Prodotti a cui è stata aggiunta l'inulina, come alcuni tipi di cereali, di cioccolata e di gelato
- Uva sultanina
- Farina di semola
- Scalogno

Alte quantità di galattani sono rintracciabili in:

- Fagioli
- Semi di lino
- Lenticchie
- Avena
- Piselli
- Prodotti di soia, compreso il tofu
- Germogli
- Frumento e altri grani

2.4.3 Lista per mangiare fuori casa

Frutta	Verdure	Piatti caldi
Bacche di Goji	Alghe	Aceto brandy
Datteri, freschi	Avocado, verde	Caviale
Fichi, freschi	Basilico	Condimento italiano Kraft®
Frutto della passione	Bietole	Condimento Thousand Island® Kraft®
	Coriandolo	
Loganberry	Erba cipollina	Farina di farro
More	Igname	Mayonnaise Kraft®
Papaya	Menta piperita, fresca	Olii
Rabarbaro	Origano	Olio di soia
Ribes	Pastinaca	Pane di riso
Scorza di limone	Peperoni verdi	Pepe e sale
	Rafano	Pesce, carne, gamberetti e crostacei*
	Riso	
	Rosmarino	Salsa di Tabasco®
	Rutabaga	Salsa d'ostriche cinese
	Squash: Noce burro,zucca a bottiglia, gigante e spaghetti	Spaghetti di riso
	Timo	

*Non macinati e senza pane o salse.

Bevande		Altro
Acqua	Anacardi	Noci pecan
Acqua tonica	Arachidi	Pane di riso
Brandy	Burro di arachidi	Pinoli
Caffè nero	Cocco	Pistacchi
Gin	Farro	Sciroppo d'acero
Maté	Gelatina	Semi di zucca
Rum	Ginkgo	Zucchero di canna
Tè alla menta	Lievito in polvere	Zucchero raffinato
Tè Jasmine	Liquirizia	
Tequila	Noce brasiliana	
Vodka	Noci	
Whiskey	Noci di macadamia	

Questa pagina è stata lasciata vuota intenzionalmente.

2.5 Per gli ospiti

Ci sarà qualcuno nella sua cerchia di amici che soffre di sindrome dell'intestino irritabile o di un'intolleranza a uno o più ingredienti. Ovviamente, come padrone di casa, lei desidera essere premuroso nei confronti dei suoi ospiti. Per offrire diverse alternative alimentari adatte, chieda se qualcuno ha un'intolleranza. Farà una buona impressione sui suoi ospiti, poiché dimostra che i loro bisogni sono importanti per lei. Ritagli i due opuscoli del capitolo precedente. Troverà le porzioni tollerabili di numerosi alimenti comuni. Se uno o più ospiti soffrono di un'intolleranza al sorbitolo, si assicuri di cucinare i piatti che contengono sorbitolo separatamente.

In generale, non dovrebbe avere problemi se offre: caffè nero, *cheddar*, fiocchi di mais, uova, pesce e carne (non impanati e senza salse pronte), patatine fritte, kiwi, lattuga, limoni, margarina (non burro), noci, olio con origano, pepe e sale (in alternativa alla salsa), arance, piselli, patate, riso, latte di riso, popcorn salati, patatine salate, spinaci, Stevia, zucchero, pomodori e acqua. Gran parte delle erbe e delle spezie, tranne aglio e cipolla, sono innocue. Adattarsi agli ospiti con questi disturbi, quindi, è in realtà piuttosto facile. Serva gli alimenti che tollerano separatamente dalle salse, dall'aglio e dalle cipolle, per esempio utilizzando scodelle separate per patate, burro, insalata e condimenti.

2.6 Gestione dello stress

Lo stress può influenzare il suo stomaco e peggiorare i sintomi dell'intestino irritabile. Quindi, è importante ridurlo. Sviluppare un metodo mirato a raggiungere una soluzione per gestire le sue ansie può aiutarla. In che modo aiuta? Più aumenta il suo stress per qualcosa, più le aree del cervello che sono responsabili delle decisioni ragionevoli vengono disattivate. Accade perché, in un certo qual modo, i nostri corpi sono sintonizzati su un'epoca storica precedente. Le situazioni pericolose come l'essere attaccati da un branco di lupi ci lasciavano tre opzioni: combattere, volare o fingerci morti. Se passavamo troppo tempo a pensare in una situazione del genere, era la fine!

Ora sono fattori completamente diversi a preoccuparci. Oltre alle ansie quotidiane riguardanti l'inquinamento, le alte temperature o l'eccesso di rumore, molte persone temono di perdere il controllo delle situazioni. Se inizia a preoccuparsi, le reazioni di combattere e volare sono favorite dal rilascio di ormoni che ci consentono di prendere decisioni rapide, seppur errate. Proprio per questo gran parte del nostro cervello viene messa a tacere. Lei si sente stressato, quindi tende a prendere decisioni impulsive piuttosto che razionali. Fare finta d'esser morti in qualche modo corrisponde all'estrema risposta moderna, meglio nota come esaurimento (*burnout*).

Siccome non vuole reagire in modo eccessivo né fingersi cadavere come un'arpia e rinunciare, è necessario che mantenga il controllo sul suo corpo e la sua mente. Le azioni appropriate nella vita quotidiana dipendono dai pensieri razionali e questi, a volte, richiedono misure preventive. Una volta che il corpo si sente in pericolo, è difficile interrompere bruscamente tutta la sequela di reazioni di panico che produce. Lo yoga e il rilassamento progressivo dei muscoli prima del lavoro sono strategie utili per prevenire lo stress. È saggio adottare queste tecniche prima di andare a lavoro, perché raramente è possibile fare un'ora di pausa durante la giornata lavorativa. Inoltre, le pause e le interruzioni durante le ore di lavoro sono anche **controproducenti**, se sta svolgendo mansioni complesse; spesso conducono a decisioni sbagliate, maggiore stress e irascibilità. Quindi cerchi di evitare interruzioni quando si occupa di faccende complesse. Comunque, interruzioni da un lavoro mentale o fisico semplice che durino pochi minuti, invece di pochi secondi, sembra che abbiano dei leggeri effetti positivi. Fare delle pause durante un lavoro fisico pesante, peraltro, giova ancora di più, abbassando il rischio di incidenti e migliorando la resistenza.[163]

Eppure, probabilmente il rilassamento da solo non rappresenta la soluzione. Spesso lei è in grado di identificare la fonte dei suoi timori: quando acquisirà l'abitudine di riconoscere le cause più profonde dello stress, riuscirà a gestirle e ad escogitare soluzioni appropriate che le consentiranno di gestire i rischi e arrivare agli obiettivi che si è prefissato.

Nel farlo, può anche utilizzare le sue ansie e, superandole, accrescere il suo successo nella vita quotidiana. Sieda a una scrivania tranquillamente, all'inizio o alla fine della giornata. Pensi a cosa la preoccupa in questo momento e quali strategie sono necessarie per prevenire gli esiti temuti.

È utile creare un foglio Excel oppure acquistare la versione PaceAce ottimizzata per la stampante a un modico prezzo su www.Laxiba.it. Se desidera creare la tabella da solo, intitoli il primo foglio "Preoccupazioni" e il secondo "Lista di compiti". Poi, scriva i seguenti titoletti nel primo foglio della tabella: "Preoccupazioni attuali," "Misura preventiva A", "Misura preventiva B" e "Misura preventiva C." Poi inserisca i seguenti titoli nelle colonne del secondo foglio: "Compito," "Priorità," "Scadenza," "Chi se ne occupa?" e "Fatto".

Dovrebbe annotare le sue preoccupazioni nella prima colonna del primo foglio. Poi, pensi a ciò di cui ha bisogno per impedire che questi timori si concretizzino. Pensi a tre alternative per ciascuno scenario. Le inserisca nei campi "Misura preventiva A-C" accanto a ogni timore, dove A è il compito che intende svolgere per primo. Poi, trasferisca "Misura preventiva A" al foglio con la "Lista dei compiti". Infine, dia una priorità ai compiti, adottando un adattamento del "metodo Eisenhower," una strategia organizzativa che tiene conto dell'importanza e dell'urgenza, partendo da A fino a E:

---

[163] Lombardi et al., 2014; Speier, Vessey, & Valacich, 2003; Zohar, 1999; Coraggio, 1990.

Compito importante	Agire subito	Prima è meglio è
Compito non importante	Possibilità di completarlo quando tutte le cose importanti saranno state portate a termine.	Compito per un momento tranquillo
Compito eliminabile	**Compito urgente**	**Il compito può essere rinviato**

Dovrebbe completare i compiti quotidiani svolgendoli in ordine, dalla A fino a D. La categoria E contiene i compiti eliminabili che, quindi, metterà da parte. In tal modo, affronterà i suoi timori e non dovrà chiedersi costantemente cosa dovrebbe fare. Dopo aver creato una lista di compiti, dovrebbe completare la colonna "Scadenza". Inserisca la data entro la quale desidera aver completato quel compito. Inoltre, la colonna "Chi se ne occupa" non riguarderà tutti i compiti da distribuire a tutti, ma può utilizzarla per scrivere "Io" oppure il nome della persona a cui desidera delegare il compito, se è opportuno. Una volta completato il compito, dovrebbe spuntare la colonna "Fatto".[164]

Un altro aspetto importante riguarda l'equilibrio nella sua vita. Ciò significa che, invece di raggiungere una prestazione stellare in un campo, ma ottenere pessimi risultati negli altri, dovrebbe porsi l'obiettivo di raggiungere risultati almeno soddisfacenti in tutte le sfere, così da essere in grado di proseguire per lungo tempo. Quali dei quadranti successivi siano importanti dipende da lei, così come dipendono da lei i risultati che intende raggiungere, per es. trascorrere tempo con i suoi cari, fare passeggiate quotidiane, dedicarsi ai suoi hobby, lavorare bene. Inoltre, è importante resistere alla tentazione di valutare il suo successo in base a fattori esterni. Dovrebbe alimentare una sana autostima e la sua serenità personale. Significa sapere anche qual è il momento in cui il compito che sta svolgendo è sufficientemente soddisfacente. Alcune persone si ritrovano nei guai perché svolgono benissimo alcuni compiti e hanno poco tempo da dedicare ad altri compiti importanti che, di conseguenza, provocano stress:

164 Huether, 2014.

Famiglia: Trascorrere tempo con i propri cari	Rilassamento: Uscire per una passeggiata ogni giorno
Tempo libero: Dedicarsi agli hobby con regolarità	**Lavoro:** Fare il proprio lavoro correttamente

Può misurare i suoi progressi in relazione ai quattro quadranti su base mensile con una scala da 1 (scarso) a 7 (ottimo).[165] Assegni sempre 7 punti al quadrante di cui è più soddisfatto e inserisca poi gli altri numeri. A questo punto consideri se desidera effettuare qualche cambiamento nel suo modo di affrontare queste aree della sua vita e come fare. Può anche utilizzare il foglio di calcolo che ha creato per gestire le sue preoccupazioni.

Un ultimo commento sul tema dello stress: stia attento al suo stato d'animo e cerchi di mantenere un atteggiamento positivo! Ciò di cui ha bisogno per riuscirci dipende da lei. A volte la semplice decisione di essere di buon umore può avere effetti maggiori di quanto si immagini. Tutti abbiamo tanti problemi da affrontare e risulta più facile farlo quando si mantiene un atteggiamento ottimista.

Si dedichi a ciò che le piace ogni volta che le è possibile. Pianifichi le sue attività intono a quelle che sono le priorità nella sua vita. Ovviamente si tratta di questioni che sono assolutamente soggettive. È il suo tesoro e deve scoprilo da solo. Abramo Lincoln diceva: "Il fatto che alcuni ottengono un grande successo è la prova che anche tutti gli altri possono farcela."[166]

165 Eisenführ et al., 2010; Berekoven et al., 2007; Farquhar & Keller, 1989; Winterfeldt & Edwards, 1986.

166 Bowden, 2011.

2.7 Sintesi generale

1. Con cosa ha a che fare

Soffre di un'intolleranza e/o di disturbi? È probabile che il suo intestino si irriti facilmente in presenza di alcune sostanze nel cibo che in questo libro abbiamo chiamato "mattoni". I problemi nascono quando il suo corpo non intercetta i mattoni prima che possano provocarle il disturbo. Con un mattone nello stomaco, lei si ritrova con un fardello addosso. Spesso è una condizione cronica, ma non provoca il cancro. In molti casi, i fastidi si possono contenere entro livelli accettabili seguendo una dieta appropriata.

2. Lei è un caso particolare?

Secondo l'Organizzazione Mondiale di Gastroenterologia, fino a un miliardo di persone al mondo soffrono di intolleranze alimentari.[167] In un certo senso, è fortunato, poiché può utilizzare questo libro per aiutarla a ridurre i fastidi.

3. I buoni motivi per seguire questa dieta

Un'intolleranza può accompagnarla a lungo, forse per tutto il resto della sua vita. Se la dieta funziona, costa molto meno delle cure mediche e a volte è perfino più efficace. Molti medicinali hanno effetti collaterali. Esaminando i vari mattoni uno ad uno, potrà scoprire quali sono quelli che il suo corpo non tollera. Il testi dei livelli la aiuterà a comprendere come mangiare nel modo più naturale possibile, pur continuando a ottenere gli stessi benefici nutritivi. Imparerà anche come bilanciare la dieta, pur avendo ridotto il consumo di alcuni cibi. Se la dieta funziona, ne deriverà anche un miglioramento del suo benessere generale. Dovrebbe ammalarsi con minore frequenza, essere in grado di concentrarsi, svolgere meglio i suoi obblighi sociali, essere più bravo a livello sportivo e la nuova dieta potrebbe anche influire positivamente sul suo desiderio sessuale! Inizi oggi compiendo il primo passo con LAXIBA®: apra le danze cominciando a tenere traccia dei fastidi per quattro giorni utilizzando il foglio per il test dei sintomi (pag. 55).

[167] Quigley et al., 2009.

4. Ecco perché vuole sottoporsi al test di livello

Le soglie di tolleranza variano da individuo a individuo. Più mattoni è in grado di assimilare, minori saranno le restrizioni da affrontare nella dieta quotidiana. Potrebbe risparmiarsi qualche sforzo ed essere in grado di mangiare una varietà maggiore di alimenti.

5. A cosa dovrebbe fare attenzione nella dieta?

A due aspetti: prima di tutto, rispetti i suoi LT limitando le sue porzioni di conseguenza. Ciò significa che può mangiare soltanto la quantità di mattoni che il suo stomaco è in grado di gestire. Se non consuma mattoni per niente, il suo scudo di intercettazione perderà la capacità di affrontarli (cfr. par. 1.5) e sarà di nuovo al punto di partenza. Poi, mangi in modo equilibrato, consumando grassi, fibre e proteine tutti i giorni (cfr. par. 2.1.4).

6. L'ultimo squillo di tromba dell'infastidito drago di mattoni

È importante che davvero voglia mettere in pratica i cambiamenti che questo libro può farle raggiungere. Il primo passo è capire che adottare una soluzione vincente le servirà a migliorare la qualità della vita. Se riconosce quanto i miglioramenti della sua dieta riusciranno a condizionare la realizzazione delle sue ambizioni più care, sarà più motivato a proseguire, anche se di tanto in tanto si verifica qualche contrattempo. È un piano strategico, non la cura miracolosa di una notte! Può essere d'aiuto stabilire un momento della giornata, magari di domenica, nel quale riempire il foglio per il test dei sintomi, indipendentemente dagli altri test. Le ricorderà il suo obiettivo, consentendole di individuare i passi necessari su base settimanale.

È anche fondamentale che sia consapevole degli ostacoli che incontrerà. Sarà dura limitarsi nel consumo di alcuni cibi che ama. Soprattutto all'inizio, sarà snervante dover comunicare le sue limitazioni alimentari quando è ospite a cena. Il suo programma alimentare sarà una novità per gli altri e potrebbe sentirsi criticato per la sua insistenza nel volersi attenere al nuovo programma. Spieghi che ne ha bisogno per ragioni di salute. Al tempo stesso, esprima gratitudine per il sostegno degli altri. Inoltre, non si cimenti nel dare consigli alimentari a meno che non le venga chiesto: rispetti le abitudini alimentari degli altri. Così renderà gli altri più inclini ad accettare le sue.

I draghi mangia-mattoni scommettono sulla loro ultima carta: l'influenza delle vecchi abitudini. Di solito fanno capolino dopo che ha seguito la nuova dieta per qualche giorno. Accade quando comincia a sentirsi meglio ed è meno in guardia dai pericoli! Utilizzi il controllo settimanale che le è stato suggerito come contromisura. Le rammenterà il suo programma. Si attenga ad esso per assicurarsi che il drago del mattone non torni a tormentarla.

Si prenda il suo tempo. Se riallinea le abitudini alimentari ai suoi obiettivi, col tempo si avvicinerà sempre di più al traguardo.

7. Ci sono suggerimenti per l'alimentazione in generale?

Beva almeno 1,5L di acqua al giorno. Mangi una varietà di cibi. Anche se è intollerante al lattosio, tenti di mangiare formaggio stagionato (per esempio) per sopperire al bisogno di acidi grassi a catena corta. Se lei è vegano, dovrebbe pianificare l'assunzione di proteine e valutare il suo consumo di fibre, nel caso debba imporsi delle limitazioni per la presenza di fruttani e galattani. Oltre a seguire le porzioni con i suoi LT e mangiare semi di lino oppure crusca di riso e una manciata di noci, potrebbe nutrirsi anche di fagioli, lenticchie, piselli, etc.: va bene mangiare cibi che contengono mattoni; possono farle perfino bene, fino a quando si attiene ai suoi LT. Per rimanere in buona salute ancor di più, faccia un po' di esercizio fisico con regolarità. **Cosa può fare se un succo di frutta contiene troppi mattoni e non può berne un normale bicchiere intero?** Diluendolo con l'acqua, è in grado di moltiplicare la porzione tollerabile.

Come risparmiare un po' di tempo in cucina? Cucini porzioni più abbondanti. Richiederà giusto un po' di tempo in più rispetto alle porzioni più piccole, ma riscaldarle più tardi richiederà solo qualche istante. Il riso e le patate, per esempio, si possono tenere in frigo per giorni. Acquisti dei contenitori in vetro con chiusura per conservare i cibi meglio per più tempo. **Se** soffre di **fastidi acuti**, faccia una camminata e beva fino a tre litri di acqua al giorno.

8. Laxiba® in breve

Fruttani & Galattani: Mangi meno fagioli, lenticchie, piselli e alimenti a base di cereali, come pasticcini e spaghetti.

Fruttosio (&Sorbitolo): Eviti succhi di mela e di pesca e beva, invece, succo d'arancia. Stia attento alle bevande analcoliche.

Lattosio: Riduca il consumo di latte oppure usi dei sostituti come il latte di riso. Il formaggio stagionato come il *cheddar* contiene solo piccole quantità di lattosio.

Sorbitolo: Faccia attenzione agli alimenti "light", a quelli per diabetici e per chi è a dieta, e alla frutta secca.

3

TABELLE DEI CIBI

3.1 Introduzione alle tabelle

Nella sezione seguente scoprirà le porzioni tollerabili in base ai suoi LT per il lattosio, il fruttosio e l'insieme di nove alditoli, fruttani e galattani. Tutto ciò che viene indicato riguarda un pasto, presumendo tre pasti al giorno, consumati intorno alle 7, alle 13 e alle 19, ossia a una distanza di circa sei ore. (Comunque, si tratta soltanto di un punto di riferimento a cui abbinare le quantità dei cibi consumati. Non deve modificare gli orari dei pasti!). Prima di tutto, le liste sono ordinate per categoria. Gli alimenti del McDonald's® si trovano sotto "catene di *fast food*", per esempio. In alternativa, può utilizzare l'indice alfabetico per parole chiave, per esempio, se le interessa soltanto scoprire la porzioni tollerabile di un BigMac®. Le porzioni si trovano accanto ai cibi nelle tabelle. Nella prima scala, nella prossima sezione, troverà tutte le porzioni dei mattoni. Nelle tabelle di categoria, le porzioni si basano sui seguenti Limiti di Tolleranza, scelti in base alle quantità di mattoni per ciascun livello: lattosio LT1; fruttosio (con o senza il bilanciamento del sorbitolo): LT 0 (LTM); sorbitolo: LT 0 e 1; fruttani e galattani: LT0 e LT1. Nell'indice alfabetico per parole chiave, che comincia dopo le tabelle di categoria, soltanto il fruttosio equilibrato con sorbitolo appare a LT0 e LT1. Nella prima fila di ciascuna tabella troverà i moltiplicatori per determinare le porzioni degli altri tre livelli.

3.1.1 Livelli di tolleranza personali

Nella tabella sottostante disegni una croce su tutti i mattoni che è in grado di digerire senza limitazioni. Le colonne seguenti elencano i Limiti di Tolleranza e le rispettive quantità limite per pasto. Nelle ultime due colonne dovrebbe inserire, a matita, il suo LT – prima di aver effettuato i test di livello, si intende il Limite di Tolleranza Minimo, cioè LT 0. La tabella si spiega da sé. Nel campo "LT combinato" dovrebbe inserire il Limite di Tolleranza di ciò che riesce ad assimilare in combinazione con altri mattoni. Nel campo "LT singolo" dovrebbe inserire il massimo LT per quel mattone, mentre rispetta i Limiti di Tolleranza Minimi per i mattoni rimanenti.

Mattone	LT	g	LT combinato	LT singolo
Fruttosio puro g/pasto	0	0.5		
	1	1		
	2	2		
	3	3		
Sorbitolo puro bilanciato con fruttosio g/pasto	0	0.5		
	1	1		
	2	2		
	3	3		
Lattosio g/pasto	0	1.5		
	1	3		
	2	6		
	3	9		
Sorbitolo e altri alditoli g/pasto	0	0		
	1	0.1		
	2	0.4		
	3	0.7		
Fruttani e galattani g/pasto	0	0.5		
	1	1		
	2	2		
	3	3		

3.1.2 Spiegazione delle abbreviazioni

Panoramica

Qui troverà un estratto di una tabella di categoria. Un esempio di domanda da porsi è: "Quante banane/hamburger/etc. posso mangiare a ogni pasto se ho un'intolleranza al fruttosio/lattosio/sorbitolo (cioè alditoli) e/o fruttani e galattani?".

Nome della categoria di alimenti[a]	Unità	Lattosio + Unità/	Fruttosio* Fruttosio	Sorbitolo	Fruttani e Galattani[f]	
Baguette, frumento	fetta	☺	☺	☺	×1¾	A
	42 g		☺	☺	×3½	
Grasshopper (cocktail)	Bicchiere	×1¼[g]	☺+ ×1¼ unità[h]	☹[i]	×7	
	200 ml	+ ×1 unità[g]	☺+ ×1½ unità[h]	×¾	×14	
Aceto di vino rosso	Cucchiaio	☺	☺[j]	☹	☺	
	15 g		☺[j]	×20	☺	

Livello 0[k]: quantità lattosio ×½
Livello 1[k] quantità fruttosio×2
Livello 2[k]: quantità di fruttosio/sorbitolo ×4, il resto ×2
Livello 3[k]: quantità sorbitolo ×7, il resto ×3
: fonte dei dati Fru/galattani

+ Unità/: quantità tollerata aggiunta per capsula forte di lattasi.
Fruttosio*: fruttosio, bilanciato con sorbitolo

☺ + ×[quantità] unità: Per unità consumata, è possibile tollerare in aggiunta fino a [quantità] × unità fruttosio(*) di un altro prodotto.

☹: evitarlo; ☹[1]: ¼ a LT 1; ☹[2]: ¼ a LT 2; ☹[3]: ¼ a LT 3; ☺: contiene solo tracce; ☺: non contiene

Spiegazione

a	Categoria dei cibi elencati in basso.
b	Unità di misura a cui si riferiscono le quantità indicate nella colonna degli ingredienti. Sotto troverà la dose in grammi di quell'unità di misura. La "quantità" è il numero per cui deve moltiplicare l'unità di misura per stabilire la dimensione della sua porzione.
c	Lattosio = Qui troverà le quantità di lattosio tollerabili a LT 1. (LT significa livello di tolleranza. Il suo LT per il lattosio riguarda la sua sensibilità al lattosio nel caso sia intollerante. Al di là dei livelli di tolleranza minimi (LTM), LT 0, gli altri livelli vanno da 1 a 3. Più alto è il suo LT, minore è la sua sensibilità ai prodotti contenenti lattosio – nonostante la sua intolleranza – e maggiori sono le porzioni che può tollerare di questi prodotti.

	+ unità/💊: Quantità tollerata in aggiunta per ciascuna capsula di lattasi forte che assume (vale soltanto per le limitazioni riguardanti il contenuto di lattosio).
d	Fruttosio* 🍐 = Quantità di fruttosio libero con bilanciamento per effetto del sorbitolo sull'assorbimento del fruttosio a LT 0. Fruttosio 🍐 = Quantità di fruttosio libero senza bilanciamento per il sorbitolo a LT 0.
e	Sorbitolo = Dosi se ha un'intolleranza agli alditoli (sorbitolo) superiore a (🍐) LT 0 e inferiore (🍐) a LT 1.
f	Fru/Galattani = Quantità tollerabili in caso di malassorbimento di fruttani o galattani. Superiore (🍐) a LT 0 e inferiore (🍐) a LT 1. Se c'è una lettera nella colonna a destra, identifica la fonte da cui è stata prelevata la quantità indicata. Altrimenti, la quantità è calcolata in base alla quantità di lattosio contenuta nel cibo quindi si riferisce alla quantità minima di fruttani e galattani contenuti nel cibo.
g	1¼ = 250ml della bibita è tollerata anche in caso di intolleranza al lattosio LT 0, poiché l'indicazione riguarda un bicchiere di 200ml (1,25 × 200ml = 250ml). + 1 unità/💊 = Per ogni capsula di lattasi assunta, si può ingerire un altro bicchiere di latte di 200ml, ossia l'unità di misura usata qui.
h	☻ + [numero] unità = Il cibo contiene più glucosio che fruttosio. Quindi lei è in grado di tollerare il prodotti in caso soffra di intolleranza al fruttosio. Inoltre, grazie all'effetto "neutralizzante" del glucosio sul fruttosio (cfr. par. 1.5.2), per ogni unità di misura consumata, è in grado di tollerare fino a[numero] volte la quantità di fruttosio a LT 0 di un altro cibo. Per esempio, il *grasshopper* 1¼× la quantità di fruttosio di un altro cibo può essere tollerata in aggiunta, se l'altro cibo viene consumato in contemporanea. Per sicurezza dimezzi la quantità.
i	☹ = Cibo da evitare in caso si abbia un LT 0 per gli alditoli.
j	☺ = Può ingerire più di novanta volte l'unità di misura indicata. ☻ = Il cibo non contiene quel rispettivo mattone.
k	I moltiplicatori per calcolare le porzioni, se a lei si applica un livello di tolleranza diverso da quello indicato nel titolo della colonna. Se desidera determinare la quantità di lattosio per un "grasshopper" con livello di tolleranza 0, moltiplichi 1¼ per ½, ossia circa ½. Quindi può berne mezzo bicchiere, cioè 100ml.

Attenzione: si prega di considerare sempre gli ingredienti indicati sulle confezioni, perché la composizione può variare, soprattutto in casi di prodotti non di marca. Può trovare una guida alle porzioni e al contenuto di lattosio negli alimenti a base di carne e pesce alla fine del par. 3.9.3 al titolo "Rifugi del lattosio"

Colonne della tabella

Unità	Unità di misura per i cibi.
Lattosio +unità/	Nella sezione superiore troverà la quantità di una **unità** che è in grado di assimilare, se soffre di un'intolleranza al lattosio al livello di tolleranza 1. Nella sezione inferiore troverà la quantità che è in grado di consumare, se ingerisce in aggiunta una capsula di lattasi forte(~12.000 FCC[168]) : +[numero] unità, cioè porzione aggiuntiva per capsula (si riferisce soltanto alle restrizioni sul lattosio).
Fruttosio*	Quantità per **unità** tollerata con un'intolleranza al fruttosio al livello di tolleranza 0, quando viene considerata la quantità di sorbitolo nel cibo. Nella lista per parole chiave, troverà anche le quantità di **fruttosio*** che si applicano con **fruttosio* a** LT 1. Qui troverà anche l'indicazione speciale " ☺+ unità [numero]" che significa che il cibo contiene più glucosio che fruttosio. Quindi, in caso di **consumo simultaneo** di un'unità di cibo con " ☺+ unità [numero]", è possibile aggiungere fino a [numero] volte la rispettiva misura del cibo limitato, a causa del fruttosio, a LT 0. Se, per il gelato, la cella **fruttosio*** indica " ☺+ 3 unità," significa che lei è in grado di assimilare ¼ più 3 x ¼, ossia un intera porzione di **unità** di uva, se mangia l'uva in contemporanea col gelato, mentre la porzione di fruttosio tollerabile normalmente è di ¼ di **unità** (in simultanea significa masticare entrambi i cibi insieme). Per sicurezza, dimezzi la quantità indicata " ☺+ unità [numero]". Se è in vigore un Livello di Tolleranza più alto, deve **dividere** il "☺ +x unità [numero]" per il rispettivo moltiplicatore indicato nel par. 3.1.3, poiché con un LT più elevato **le porzioni** sono più **abbondanti.** Per esempio, diciamo che il suo LT per il **fruttosio*** è 2 e legge nella riga LT 1 per il **fruttosio*** nell'indice per parole chiave

[168] Food Chemical Codex, unità di misura per gli enzimi.

	che "☺+ ×3¾ unit" equivale a un'albicocca. Il moltiplicatore LT 2 del **fruttosio*** è 2. Quando divide divide 3¾ per 2, ottiene circa 1¾. Con LT 2 può ingerire una porzione di uva. Se mangia anche un'albicocca, può mangiarne 1 porzione più 1¾ × 1, quindi 2¾ porzioni di uva.
Fruttosio	Quantità per **unità** per l'intolleranza al fruttosio senza considerare la quantità di sorbitolo contenuta nel cibo a LT 0. Qui troverà anche l'indicazione speciale "☺+ unità [numero]" spiegata sopra. Importante: il fruttosio appare solo nelle tabelle delle categorie e in fondo.
Sorbitolo	Quantità per **unità** per l'intolleranza al sorbitolo (cioè, agli alditoli), sopra il Livello di tolleranza 0 e sotto il livello di tolleranza 1.
Fru/ Galattani	Quantità per **unità** nel malassorbimento di fruttani e galattani, sopra il Livello di tolleranza 0 e sotto il livello di tolleranza 1.
🕮	La fonte su cui si basano i calcoli di **fruttani e galattani.** Se il campo è **vuoto,** le indicazioni sono stime basate sulla quantità di lattosio e, pertanto, sono **meno affidabili.**

Abbreviazioni delle unità di misura

Bicchiere	=	Bicchiere/bicchieri
CC	=	Cucchiaio (12 g / 15 ml)
cc	=	Cucchiaino (4 g/5 ml)
Fetta	=	Fetta/e (42 g)
Manciata	=	Manciata
Pacchetto	=	Pacchetto (9 g)
Porzione	=	Porzione abituale seconda la FDA[169]
Pizzico	=	Pizzico/hi (1 g)
Pezzo	=	Pezzo/i (grandezza media)
2 Pezzi	=	2 Pezzi (1,15 g) ×
Tazza	=	150 ml Tazza/e
Tavoletta	=	125 g Tavoletta/e

[169] U.S. Food and Drug Administration (Autorità europea per la sicurezza alimentare).

Spiegazione dettagliata

Nella colonna **unità,** accanto al nome del cibo, troverà l'unità di misura della porzione che si applica a quel cibo. La lista delle unità di misura si trova nella parte superiore di questa pagina. Sotto ciascuna unità di misura troverà anche un peso approssimativo dell'unità. Nelle colonne a destra dell'**unità,** troverà quante unità è in grado di assimilare durante ogni pasto, a seconda della sua intolleranza.

Nella colonna **Lattosio** troverà la quantità tollerata di **unità** per il livello di tolleranza (LT) 1 e, in basso, la quantità che può aggiungere della sostanza per ogni capsula forte di lattasi che prende.

La colonna **Fruttosio*/Fruttosio** mostra la quantità tollerabile in caso di intolleranza al fruttosio. In cima troverà la porzione massima quando la quantità di sorbitolo contenuta nel cibo viene presa in considerazione (Fruttosio* significa quantità di unità calcolata in base al fruttosio contenuto dopo aver corretto il sorbitolo contenuto). Qui la quantità di sorbitolo è aggiunta alla quantità di fruttosio libero e la porzione è determinata in base al livello di tolleranza del fruttosio libero (cfr. par. 1.5.2). Nelle tabelle di categoria, le quantità enunciate per il **Fruttosio*** si riferiscono a LT 0. Nella lista di parole chiave troverà anche le quantità di **Fruttosio*** LT1. Nella tabella delle categorie, comunque, sotto alle quantità di **Fruttosio*** con LT 0, troverà le quantità di LT 0 per il fruttosio libero (**Fruttosio**) senza tenere conto della quantità di sorbitolo.

La colonna **Sorbitolo** contiene le quantità di unità in caso di intolleranza al sorbitolo, basata sulla somma di nove alditoli, incluso il sorbitolo, contenuti nei cibi.

La colonna **Fru/Galattani** mostra la quantità tollerabile di unità che risulta dalla somma di fruttani e galattani. In alto vedrà la quantità che riguarda il livello di tolleranza 0 e in basso quello che riguarda il livello di tolleranza 1. La colonna "📖" si riferisce alla fonte, se presente da cui sono stati tratti i calcoli della quantità di unità per quanto riguarda l'eventuale malassorbimento di fruttani e galattani.[170] Se **non** c'è alcuna **fonte**, la quantità è calcolata sulle quantità di **lattosio**[171] che contiene un cibo. In questo caso non sono disponibili risultati

---

[170] A corrisponde a Biesiekierski et al., 2011; B corrisponde a Muir et al., 2009; C corrisponde a Muir et al., 2007, D corrisponde a Shepherd and Gibson, 2006, E corrisponde a van Loo et al., 1995, F corrisponde a Muir et al., 2007, Van Loo et al., 1995 e G corrisponde a Monash University, 2014.

[171] Balasubramanya, Sarwar, & Narayanan, 1993; Jensen, Blanc, & Patton, 1995.

di studi concreti che riguardano la quantità di fruttani e galattani; la quantità elencata è meno precisa.

Simboli delle quantità utilizzati:

☺	Consumo libero: lo smiley indica cibi che sono privi di quel preciso mattone, come fruttosio o sorbitolo.
☺	Si può tollerare oltre 90 volte **l'unità**.
¼, ½, ¾, 1, 1¼, 1½, 1¾, 2, etc.	La quantità tollerata di unità, es. biscotto/½, significa che può tollerare mezzo biscotto di quel tipo per pasto, mentre zuppa/porzione/1¾ significa che può mangiare una porzione e tre quarti di zuppa.
☹	La quantità tollerata è inferiore a ¼ di **unità** a Livello di tolleranza 3, quindi è meglio evitarlo.
☹1	Può ingerire ¼ di **unità** se il suo LT è 1; altrimenti vale ☹. Se invece per lei vale un LT2 (oppure 3), è in grado di tollerare ½ (oppure ¾) di **unità**. "☹1" appare soltanto nelle tabelle di categoria e solo per **Fruttosio** e **Fruttosio*.**
☹2	Tollera ¼ of **unità** se il suo LT è 2; altrimenti vale ☹. Se invece per lei vale un LT 3, la quantità di **unità** tollerabile arriva a ½ soltanto per gli alditoli.
☹3	Può ingerire ¼ di **unità** se il suo LT è 3; altrimenti vale ☹.
+ [numero] unità	Ingerendo una capsula di lattasi ad alto dosaggio, può tollerare **unità** aggiuntive di lattosio indipendentemente dal suo LT. Se, per esempio, pensa di bere latte e la sua **unità** è una tazza, "+¼ unità" nella riga del lattosio significa che con una capsula di lattasi, lei tollera un quarto di tazza di latte in più.
☺ + x [numero] unità	Il prodotto contiene più glucosio che fruttosio puro. L'assunzione **simultanea** di un'unità di misura (**unità**) del rispettivo cibo le consente di mangiare fino a [numero] volte la quantità fissata a LT 0 che appare accanto ad altri cibi contenenti fruttosio. Per essere al sicuro dimezzi il [numero], poiché il glucosio è già in parte assorbito dalla bocca e a volte il cibo non è completamente masticato. Per esempio, per una porzione di 30g di Kellogg's® Corn Flakes 30g, appare " ☺ +1½ unità". Se

divide l'indicazione in due, significa che invece della quantità normale di 1½ CC. di succo di mela, ora può ingerire 1½ CC. + 1½ CC. × (1½ unità ÷2 [nel caso dimezzi la quantità per sicurezza]), e quindi circa 2½ CC. in totale. Se vale un LT maggiore, **divida** la [quantità] per il rispettivo moltiplicatore di livello (par. 3.1.3), perché per i livelli superiori aumentano anche le porzioni. Nella lista di parole chiave troverà anche le quantità di LT 1 per **Fruttosio***.

Se rispetta un LTM (LT 0) per il sorbitolo, eviti tutti i prodotti senza una C seguita da uno smiley nella parte superiore della colonna Sorbitolo. Consideri i numeri in grammi indicati quando utilizza le tabelle. Le porzioni abituali potrebbero essere più piccole di quanto pensa, es. 30g di corn flakes.

3.1.3 Moltiplicatori di livello

I moltiplicatori sono qui per aiutarla a determinare le quantità tollerabili di ciascuna unità, se il suo LT è diverso dal limite indicato. Nelle tabelle di categoria i moltiplicatori sono basati su LT 0 per il fruttosio e LT 1 per gli altri mattoni. Nelle tabelle con parole chiave, tutti i moltiplicatori si basano su LT 1. Gli incrementi sono stati stabiliti soprattutto per la loro tollerabilità. Per il fruttosio, troverà i moltiplicatori diversi per la tabella di parole chiave nella colonna di destra.

Lattosio (Lattosio), LT sottostante: 1

LT 0 = Quantità ÷ 2
LT 2 = Quantità x 2
LT 3 = Quantità x 3

Fruttosio libero modificato con sorbitolo (Fruttosio*) e fruttosio libero senza considerare il sorbitolo (Fruttosio), LT sottostante: 0

LT 1 = Quantità x 2
LT 2 = Quantità x 4
LT 3 = Quantità x 6

Fruttosio modificato con sorbitolo (Fruttosio*), LT sottostante: 1

LT 2 = Quantità x 2
LT 3 = Quantità x 3

Alditoli (Sorbitolo), LT sottostante: 1

LT 2 = Quantità x 4
LT 3 = Quantità x 7

Fruttani e galattani, LT sottostante: 1

LT 2 = Quantità x 2
LT 3 = Quantità x 3

CONTENUTO TABELLE DI CATEGORIA

3.2 Atleti

Atleti	Unità (uni.)	Lattosio + Unità/	Fruttosio* Fruttosio	Sorbitolo	Fruttani e Galattani	📖
Barretta proteica	Pezzo 65 g	39¼ +32¾ uni.	¾ ¾	☹ 76¾	☺ ☺	
Bevanda isotonica	Bicchiere 200 ml	☺	☺+ ×9¾ uni. ☺+ ×9¾ uni.	☺ ☺	☺ ☺	
Clif Bar®, Chocolate Chip	Pezzo 68 g	9 +7½ uni.	☺+ ×10 uni. ☺+ ×10 uni.	☹ 2¼	¾ 1½	
Clif Bar®, Crunchy Peanut Butter	Pezzo 68 g	☺	☺+ ×10¼ uni. ☺+ ×10¼ uni.	☹ 2½	☺ ☺	
Clif Bar®, Oatmeal Raisin Walnut	Pezzo 68 g	☺	☺+ ×10¼ uni. ☺+ ×10½ uni.	☹ 1¾	1¾ 3½	AG
Gatorade®, Powder tutti i gusti	Bicchiere 200 ml	☺	☺+ ×10½ uni. ☺+ ×10½ uni.	☺ ☺	☺ ☺	
Gatorade®, tutti i gusti	Bicchiere 200 ml	7½ +6¼ uni.	☺+ ×1¼ uni. ☺+ ×1¼ uni.	☺ ☺	41½ 83¼	
Glaceau® multi-v®	Bicchiere 200 ml	☺	☹[1] ☹[1]	☹ ☹[2]	☺ ☺	
Glaceau® vitaminwater defense®	Bicchiere 200 ml	☺	☹[2] ☹[2]	☺ ☺	☺ ☺	
Glaceau® vitaminwater essential®	Bicchiere 200 ml	☺	☹[2] ☹[2]	☺ ☺	☺ ☺	
Glaceau® vitaminwater ignite®	Bicchiere 200 ml	☺	☹[2] ☹[2]	☺ ☺	☺ ☺	
Glaceau® vitaminwater power-c®	Bicchiere 200 ml	☺	☹[2] ☹[2]	☺ ☺	☺ ☺	
Glaceau® vitaminwater restore®	Bicchiere 200 ml	☺	☹[2] ☹[2]	☺ ☺	☺ ☺	
Power Bar® Energize Bar, Banana Punch	Pezzo 65 g	☺	¼ ¼	☹ ☺	10½ 21	A
Power Bar® Energize Bar, Berry	Pezzo 65 g	☺	¼ ¼	☹ 19	10½ 21	A
Power Bar® Energize Bar, Chocolate	Pezzo 65 g	☺	¼ ¼	☹ 76¾	3¼ 6¾	AG
Power Bar® Energize Bar, Cookies & Cream	Pezzo 65 g	☺	¼ ¼	☹ ☺	10½ 21	A
Power Bar® Energize Bar, Vaniglia	Pezzo 65 g	☺	¼ ¼	☹ ☺	10½ 21	A

Atleti	Unità (uni.)	Lattosio + Unità/	Fruttosio* Fruttosio	Sorbitolo	Fruttani e Galattani	
Power Bar® Natural Energy Cereal, Cacao Crunch	Pezzo 65 g	2¾ +2¼ uni.	☺+ ×5¾ uni. ☺+ ×5¾ uni.	☹ 10¾	¼ ½	AG
Powerade®, tutti i gusti	Bicchiere 200 ml	7½ +6¼ uni.	☺+ ×1¼ uni. ☺+ ×1¼ uni.	☺ ☺	41½ 83¼	
Powerbar® Protein Plus 20 g, Brownie	Pezzo 70 g	2 +1½ uni.	☺+ ×1½ uni. ☺+ ×1½ uni.	☹ ☺	3¼ 6½	G
Powerbar® Protein Plus 20 g, burro di arachidi	Pezzo 61 g	3 +2½ uni.	☹² ☹²	☹ ☹	17 34¼	
Powerbar® Protein Plus 20 g, Cioccolata	Pezzo 61 g	3 +2½ uni.	☹¹ ☹¹	☹ ☹	4 8¼	G

Livello 0: quantità lattosio ×½

Livello 1 quantità fruttosio×2

Livello 2: quantità di fruttosio/sorbitolo ×4, il resto ×2

Livello 3: quantità sorbitolo ×7, il resto ×3

: fonte dei dati Fru/galattani

+ Unità/: quantità tollerata aggiunta per capsula forte di lattasi. Fruttosio*: fruttosio, bilanciato con sorbitolo

☺ + ×[quantità] unità: Per unità consumata, è possibile tollerare in aggiunta fino a [quantità] × unità fruttosio(*) di un altro prodotto.

☹: evitarlo; ☹¹: ¼ a LT 1; ☹²: ¼ a LT 2; ☹³: ¼ a LT 3; ☺: contiene solo tracce; ☺: non contiene

3.3 Bevande

3.3.1 Alcolici

Alcolici	Unità (uni.)	Lattosio + Unità/	Fruttosio* Fruttosio	Sorbi-tolo	Fruttani e Galattani	
Acquavite	Bicchiere 200 ml	☺	☺ ☺	☺ ☺	☺ ☺	
Amaretto	Bicchiere 200 ml	☺	☺+ ×4½ uni. ☺+ ×5 uni.	☹ ¼	☺ ☺	
Birra	Bicchiere 200 ml	☺	50 ☺	☹ 10	☺ ☺	
Birra, analcolica	Bicchiere 200 ml	☺	☺+ ×2¼ uni. ☺+ ×2¼ uni.	☺ ☺	☺ ☺	
Birra, forte	Bicchiere 200 ml	☺	50 ☺	☹ 10	☺ ☺	
Birra, scura	Bicchiere 200 ml	☺	50 ☺	☹ 10	☺ ☺	
Black Russian	Bicchiere 200 ml	☺	☺ ☺	☹ 8¼	☺ ☺	
Bloody Mary	Bicchiere 200 ml	☺	1¾ 1¾	☹ ½	☺ ☺	
Bourbon	Bicchiere 200 ml	☺	☺ ☺	☺ ☺	☺ ☺	
Brandy	Bicchiere 200 ml	☺	☺ ☺	☺ ☺	☺ ☺	
Brandy, Frutta	Bicchiere 200 ml	☺	☺+ ×4½ uni. ☺+ ×5 uni.	☹ ¼	☺ ☺	
Burgunder, bianco	Bicchiere 200 ml	☺	31¼ ☺	☹ ¾	☺ ☺	
Burgunder, rosso	Bicchiere 200 ml	☺	17¾ ☺	☹ ½	☺ ☺	
Campari	Bicchiere 200 ml	☺	☺+ ×4½ uni. ☺+ ×5 uni.	☹ ¼	☺ ☺	
Cape cod	Bicchiere 200 ml	☺	☺+ ×5 uni. ☺+ ×5 uni.	☹ 25	☺ ☺	
Champagne	Bicchiere 200 ml	☺	31¼ ☺	☹ ¾	☺ ☺	
Chardonnay	Bicchiere 200 ml	☺	31¼ ☺	☹ ¾	☺ ☺	

Alcolici	Unità (uni.)	Lattosio (L1) + Unità/capsula	Fruttosio* (L0) Fruttosio (L0)	Sorbi-tolo (L0) (L1)	Fruttani e (L0) Galattani (L1)	🕮
Club soda	Bicchiere 200 ml	☻	☻ ☻	☻ ☻	☻ ☻	
Cognac	Bicchiere 200 ml	☻	☻ ☻	☻ ☻	☻ ☻	
Cointreau®	Bicchiere 200 ml	☻	☻+ ×4½ uni. ☻+ ×5 uni.	☹ ¼	☻ ☻	
Crème de Cacao® (Liquore)	Bicchiere 200 ml	☻	☺ ☺	☹ 2½	☻ ☻	
Creme de menthe	Bicchiere 200 ml	☻	☻+ ×4½ uni. ☻+ ×5 uni.	☹ ¼	☻ ☻	
Curaçao	Bicchiere 200 ml	☻	☻+ ×4½ uni. ☻+ ×5 uni.	☹ ¼	☻ ☻	
Daiquiri	Bicchiere 200 ml	☻	☻ ☻	☻ ☻	☻ ☻	
Gibson	Bicchiere 200 ml	☻	☻ ☻	☹ 3¼	☻ ☻	
Gin	Bicchiere 200 ml	☻	☻ ☻	☻ ☻	☻ ☻	
Grand Marnier®	Bicchiere 200 ml	☻	☻+ ×4½ uni. ☻+ ×5 uni.	☹ ¼	☻ ☻	
Grappa	Bicchiere 200 ml	☻	☻+ ×2¼ uni. ☻+ ×2½ uni.	☹ ½	☻ ☻	
Grappa di mela	Bicchiere 200 ml	☻	☻ ☻	☻ ☻	☻ ☻	
Grasshopper	Bicchiere 200 ml	1¼ +1 uni.	☻+ ×1¼ uni. ☻+ ×1½ uni.	☹ ¾	7 14	
Harvey Wallbanger	Bicchiere 200 ml	☻	16½ ☺	☹ ¼	☻ ☻	
Kamikaze	Bicchiere 200 ml	☻	☻+ ×1½ uni. ☻+ ×1¾ uni.	☹ 1	☻ ☻	
Kirsch	Bicchiere 200 ml	☻	☻+ ×4½ uni. ☻+ ×5 uni.	☹ ¼	☻ ☻	

(L0) *Livello 0:* quantità lattosio ×½
(L1) *Livello 1* quantità fruttosio×2
(L2) *Livello 2*: quantità di fruttosio/sorbitolo ×4, il resto ×2
(L3) *Livello 3:* quantità sorbitolo ×7, il resto ×3
🕮: fonte dei dati Fru/galattani

+ Unità/capsula: quantità tollerata aggiunta per capsula forte di lattasi. Fruttosio*: fruttosio, bilanciato con sorbitolo

☻ + ×[quantità] unità: Per unità consumata, è possibile tollerare in aggiunta fino a [quantità] × unità fruttosio(*) di un altro prodotto.

☹: evitarlo; ☹[1]: ¼ a LT 1; ☹[2]: ¼ a LT 2; ☹[3]: ¼ a LT 3; ☺: contiene solo tracce; ☻: non contiene

Alcolici	Unità (uni.)	Lattosio + Unità/	Fruttosio* Fruttosio	Sorbi-tolo	Fruttani e Galattani
Liquore al caffé	Bicchiere 200 ml	☺	☺ ☺	☹ 2½	☺ ☺
Long island Ice Tea	Bicchiere 200 ml	☺	¾ ¾	☹ 16½	☺ ☺
Mai Tai	Bicchiere 200 ml	☺	☺+ ×½ uni. ☺+ ×½ uni.	☹ 1¾	☺ ☺
Manhatta	Bicchiere 200 ml	☺	½ ½	☹ 2	☺ ☺
Margarita ghiacciato	Bicchiere 200 ml	☺	☺+ ×¼ uni. ☺+ ×¼ uni.	☹ 7	☺ ☺
Martini	Bicchiere 200 ml	☺	83¼ ☺	☹ 3¼	☺ ☺
Merlot, bianco	Bicchiere 200 ml	☺	¾ ¾	☺ ☺	☺ ☺
Merlot, rosso	Bicchiere 200 ml	☺	17¾ ☺	☹ ½	☺ ☺
Mint Julep	Bicchiere 200 ml	☺	☺ ☺	☺ ☺	☺ ☺
Mojito	Bicchiere 200 ml	☺	☺ ☺	☺ ☺	☺ ☺
Moscato	Bicchiere 200 ml	☺	☹[2] ☹[2]	☹ ½	☺ ☺
Ouzo	Bicchiere 200 ml	☺	☺+ ×4½ uni. ☺+ ×5 uni.	☹ ¼	☺ ☺
Pina colada	Bicchiere 200 ml	☺	☺+ ×1¼ uni. ☺+ ×1¼ uni.	☹ 4	☺ ☺
Porto	Bicchiere 200 ml	☺	☹[2] ☹[2]	☹ ½	☺ ☺
Punch allo champagne	Bicchiere 200 ml	☺	¾ ¾	☹ 1	☺ ☺
Punch, alcolico, con frutta	Bicchiere 200 ml	☺	¾ ¾	☹ 1	☺ ☺
Riesling	Bicchiere 200 ml	☺	31¼ ☺	☹ ¾	☺ ☺
Rob Roy	Bicchiere 200 ml	☺	¼ ¼	☹ 2½	☺ ☺
Rompope	Bicchiere 200 ml	¼ +¼ uni.	☺ ☺	☺ ☺	2¾ 5½

Alcolici	Unità (uni.)	Lattosio + Unità/capsula	Fruttosio* / Fruttosio	Sorbitolo	Fruttani e Galattani	📖
Root Beer	Bicchiere	☺	½	☺	☺	
	200 ml		½	☺	☺	
Rum	Bicchiere	☺	☺	☺	☺	
	200 ml		☺	☺	☺	
Rum e cola	Bicchiere	☺	1	☺	☺	
	200 ml		1	☺	☺	
Rusty nail	Bicchiere	☺	☺+ ×1¾ uni.	☹	☺	
	200 ml		☺+ ×2 uni.	¾	☺	
Sake	Bicchiere	☺	☹²	☹	☺	
	200 ml		☹²	½	☺	
Sambuca	Bicchiere	☺	☺+ ×4½ uni.	☹	☺	
	200 ml		☺+ ×5 uni.	¼	☺	
Sangria	Bicchiere	☺	7¾	☹	☺	
	200 ml		11¼	¾	☺	
Scotch and Soda	Bicchiere	☺	☺	☺	☺	
	200 ml		☺	☺	☺	
Screwdriver	Bicchiere	☺	2	☹	☺	
	200 ml		2	¼	☺	
Seabreeze	Bicchiere	☺	☺+ ×5¼ uni.	☹	☺	
	200 ml		☺+ ×5¼ uni.	2½	☺	
Silvaner, vino	Bicchiere	☺	31¼	☹	☺	
	200 ml		☺	¾	☺	
Singapore Sling	Bicchiere	☺	☺+ ×¼ uni.	☹	☺	
	200 ml		☺+ ×¼ uni.	4½	☺	
Sloe gin	Bicchiere	☺	☺+ ×4½ uni.	☹	☺	
	200 ml		☺+ ×5 uni.	¼	☺	
Sloe gin fizz	Bicchiere	☺	☺+ ×¾ uni.	☹	☺	
	200 ml		☺+ ×¾ uni.	1½	☺	
Southern Comfort®	Bicchiere	☺	☺	☺	☺	
	200 ml		☺	☺	☺	
Tequila	Bicchiere	☺	☺	☺	☺	
	200 ml		☺	☺	☺	

Livello 0: quantità lattosio ×½

Livello 1 quantità fruttosio×2

Livello 2: quantità di fruttosio/sorbitolo ×4, il resto ×2

Livello 3: quantità sorbitolo ×7, il resto ×3

📖: fonte dei dati Fru/galattani

+ Unità/capsula: quantità tollerata aggiunta per capsula forte di lattasi.

Fruttosio*: fruttosio, bilanciato con sorbitolo

☺ + ×[quantità] unità: Per unità consumata, è possibile tollerare in aggiunta fino a [quantità] × unità fruttosio(*) di un altro prodotto.

☹: evitarlo; ☹¹: ¼ a LT 1; ☹²: ¼ a LT 2; ☹³: ¼ a LT 3; ☺: contiene solo tracce; ☺: non contiene

Alcolici	Unità (uni.)	Lattosio + Unità/	Fruttosio* Fruttosio	Sorbi- tolo	Fruttani e Galattani
Tequila Sunrise	Bicchiere 200 ml	☺	☺+ ×¼ uni. ☺+ ×¼ uni.	☹ 3¼	☺ ☺
Tokajer	Bicchiere 200 ml	☺	☹[2] ☹[2]	☹ ½	☺ ☺
Tom Collins	Bicchiere 200 ml	☺	31¼ 31¼	☹ 16½	☺ ☺
Triple sec	Bicchiere 200 ml	☺	☺+ ×4½ uni. ☺+ ×5 uni.	☹ ¼	☺ ☺
Vino allungato con acqua frizzante	Bicchiere 200 ml	☺	27¾ ☺	☹ 1	☺ ☺
Vino analcolico	Bicchiere 200 ml	☺	2¼ 2¼	☹ 50	☺ ☺
Vino rosato	Bicchiere 200 ml	☺	¾ ¾	☺ ☺	☺ ☺
Vodka	Bicchiere 200 ml	☺	☺ ☺	☺ ☺	☺ ☺
Whisky	Bicchiere 200 ml	☺	☺ ☺	☺ ☺	☺ ☺
Whisky sour	Bicchiere 200 ml	☺	9½ 9½	☹ 6¼	☺ ☺
White Russian	Bicchiere 200 ml	1½ +1¼ uni.	☺ ☺	☹ 8¼	9 18¼
Zabaione	Bicchiere 200 ml	¼ +0,24 uni.	☺+ ×4¾ uni. ☺+ ×4¾ uni.	☺ ☺	1½ 3¼

3.3.2 Altre bevande

Altre bevande	Unità (uni.)	Lattosio + Unità/capsula	Fruttosio* / Fruttosio	Sorbitolo	Fruttani e Galattani
7UP®	Bicchiere	☻	☹^{2}	☻	☻
	200 ml		☹^{2}	☻	☻
7UP® light	Bicchiere	☻	☻	☻	☻
	200 ml		☻	☻	☻
Acqua frizzante	Bicchiere	☻	☻	☻	☻
	200 ml		☻	☻	☻
Acqua naturale	Bicchiere	☻	☻	☻	☻
	200 ml		☻	☻	☻
Acqua tonica	Bicchiere	☻	☹^{2}	☻	☻
	200 ml		☹^{2}	☻	☻
Acqua tonica, senza zucchero	Bicchiere	☻	☻	☻	☻
	200 ml		☻	☻	☻
Coca Cola®	Bicchiere	☻	½	☻	☻
	200 ml		½	☻	☻
Coca Cola® lemon	Bicchiere	☻	½	☻	☻
	200 ml		½	☻	☻
Coca Cola® light®	Bicchiere	☻	☻	☻	☻
	200 ml		☻	☻	☻
Coca Zero®	Bicchiere	☻	☻	☻	☻
	200 ml		☻	☻	☻
Cola alla vaniglia	Bicchiere	☻	½	☻	☻
	200 ml		½	☻	☻
Dr. Pepper® Zero	Bicchiere	☻	☻	☻	☻
	200 ml		☻	☻	☻
Fanta®	Bicchiere	☻	8¼	☻	☻
	200 ml		8¼	☻	☻
Fanta®, zero	Bicchiere	☻	☻	☻	☻
	200 ml		☻	☻	☻
Ginger Ale	Bicchiere	☻	☹^{2}	☻	☻
	200 ml		☹^{2}	☻	☻

Livello 0: quantità lattosio ×½

Livello 1 quantità fruttosio×2

+ Unità/capsula: quantità tollerata aggiunta per capsula forte di lattasi.

Fruttosio*: fruttosio, bilanciato con sorbitolo

Livello 2: quantità di fruttosio/sorbitolo ×4, il resto ×2

Livello 3: quantità sorbitolo ×7, il resto ×3

📖: fonte dei dati Fru/galattani

☻ + ×[quantità] unità: Per unità consumata, è possibile tollerare in aggiunta fino a [quantità] × unità fruttosio(*) di un altro prodotto.

☹: evitarlo; ☹^{1}: ¼ a LT 1; ☹^{2}: ¼ a LT 2; ☹^{3}: ¼ a LT 3; ☺: contiene solo tracce; ☻: non contiene

Altre bevande	Unità (uni.)	Lattosio + Unità/	Fruttosio* Fruttosio	Sorbitolo	Fruttani e Galattani	
Lipton® tè freddo	Bicchiere 200 ml	☺	☺ ☺	☺ ☺	☺ ☺	
Lipton® tè freddo zero	Bicchiere 200 ml	☺	☺ ☺	☺ ☺	☺ ☺	
Matè	Bicchiere 200 ml	☺	☺ ☺	☺ ☺	☺ ☺	
Monster Energy Drink®	Bicchiere 200 ml	☺	☺+ ×17½ uni. ☺+ ×17½ uni.	☺ ☺	☺ ☺	
Mountain Dew®	Bicchiere 200 ml	☺	☹[1] ☹[1]	☺ ☺	☺ ☺	
Nestea®	Bicchiere 200 ml	☺	☺ ☺	☺ ☺	☺ ☺	
Nestea® in polvere	Bicchiere 200 ml	☺	☺+ ×22 uni. ☺+ ×22 uni.	☺ ☺	☺ ☺	
Nestea® in polvere senza zucchero	Bicchiere 200 ml	☺	☺+ ×11½ uni. ☺+ ×11½ uni.	☺ ☺	☺ ☺	
Nestea® senza zucchero	Bicchiere 200 ml	☺	☺ ☺	☺ ☺	☺ ☺	
No Fear®	Bicchiere 200 ml	☺	☺+ ×6¼ uni. ☺+ ×6¼ uni.	☹ 50	☺ ☺	
No Fear® Sugar Free	Bicchiere 200 ml	☺	☺ ☺	☺ ☺	☺ ☺	
Pepsi®	Bicchiere 200 ml	☺	½ ½	☺ ☺	☺ ☺	
Pepsi® light	Bicchiere 200 ml	☺	☺ ☺	☺ ☺	☺ ☺	
Pepsi® Max	Bicchiere 200 ml	☺	☺ ☺	☺ ☺	☺ ☺	
Pepsi® Twist	Bicchiere 200 ml	☺	½ ½	☺ ☺	☺ ☺	
Red Bull® Energy Drink	Bicchiere 200 ml	☺	☺+ ×7¾ uni. ☺+ ×7¾ uni.	☺ ☺	☺ ☺	
Red Bull® Energy Drink Sugarfree	Bicchiere 200 ml	☺	☺ ☺	☺ ☺	☺ ☺	
Rockstar Original®	Bicchiere 200 ml	☺	☺+ ×23¾ uni. ☺+ ×23¾ uni.	☹ 5	☺ ☺	
Rockstar Original® Zero Sugar	Bicchiere 200 ml	☺	☺ ☺	☹ 5	☺ ☺	

Altre bevande	Unità (uni.)	Lattosio + Unità/capsula	Fruttosio* Fruttosio	Sorbi-tolo	Fruttani e Galattani	📖
Schweppes Bitter Lemon®	Bicchiere 200 ml	☻	☹^{2} ☹^{2}	☻ ☻	☻ ☻	
Sprite Zero®	Bicchiere 200 ml	☻	☻ ☻	☻ ☻	☻ ☻	
Sprite®	Bicchiere 200 ml	☻	☹^{2} ☹^{2}	☻ ☻	☻ ☻	
Tè al gelsomino	Bicchiere 200 ml	☻	☻ ☻	☻ ☻	☻ ☻	

3.3.3 Bevande calde

Bevande calde	Unità (uni.)	Lattosio + Unità/capsula	Fruttosio* Fruttosio	Sorbi-tolo	Fruttani e Galattani	📖
Caffè americano	Tazza 150 ml	☻	☻ ☻	☻ ☻	☻ ☻	
Caffè americano con sciroppo	Tazza 150 ml	☻	☻ ☻	☻ ☻	☻ ☻	
caffè decaffeinato	Tazza 150 ml	☻	☻ ☻	☻ ☻	☻ ☻	
Caffè di cicoria	Tazza 150 ml	☻	☺ ☺	☹ 11	☹ ☹	E
Caffé istantaneo	Tazza 150 ml	☺	☻ ☻	☹ 66½	☺ ☺	
Caffè istantaneo	Tazza 150 ml	☻	8¼ 8¼	☹ ☹^{2}	☻ ☻	
Caffè senza sciroppo	Tazza 150 ml	½ +¼ uni.	☻+ ×1¾ uni. ☻+ ×1¾ uni.	☻ ☻	3 6	
Caffelatte	Tazza 150 ml	1 +¾ uni.	☻ ☻	☻ ☻	6½ 13	
Caffelatte con sciroppo	Tazza 150 ml	½ +¼ uni.	☻ ☻	☻ ☻	3 6	

Livello 0: quantità lattosio ×½
Livello 1 quantità fruttosio×2
Livello 2: quantità di fruttosio/sorbitolo ×4, il resto ×2
Livello 3: quantità sorbitolo ×7, il resto ×3
📖: fonte dei dati Fru/galattani

+ Unità/capsula: quantità tollerata aggiunta per capsula forte di lattasi. Fruttosio*: fruttosio, bilanciato con sorbitolo

☻ + ×[quantità] unità: Per unità consumata, è possibile tollerare in aggiunta fino a [quantità] × unità fruttosio(*) di un altro prodotto.

☹: evitarlo; ☹^{1}: ¼ a LT 1; ☹^{2}: ¼ a LT 2; ☹^{3}: ¼ a LT 3; ☺: contiene solo tracce; ☻: non contiene

Bevande calde	Unità (uni.)	Lattosio + Unità/	Fruttosio* Fruttosio	Sorbi-tolo	Fruttani e Galattani
Caffelatte	Tazza 150 ml	1 +¾ uni.	☺ ☺	☺ ☺	6½ 13
Caffelatte con sciroppo	Tazza 150 ml	½ +¼ uni.	☺ ☺	☺ ☺	3 6
Caffelatte senza sciroppo	Tazza 150 ml	¼ +¼ uni.	☺ ☺	☺ ☺	2¾ 5½
Cappoccuino decaffeinato con sciroppo	Tazza 150 ml	½ +¼ uni.	☺ ☺	☺ ☺	3 6¼
Cappuccino decaffeinato	Tazza 150 ml	½ +¼ uni.	☺ ☺	☺ ☺	2¾ 5¾
Cappuccino in bottiglia	Tazza 150 ml	½ +½ uni.	☺ ☺	☺ ☺	4 8
Cioccolato fatto in casa	Tazza 150 ml	¼ +¼ uni.	27¾ 27¾	☹ 66½	2 4
Cioccoloata calda, bianca	Tazza 150 ml	¼ +¼ uni.	☺+ ×½ uni. ☺+ ×½ uni.	☺ ☺	2 4
Espresso con sciroppo	Tazza 150 ml	☺	☺ ☺	☺ ☺	☺ ☺
Irish Coffee con panna	Tazza 150 ml	3¾ +3 uni.	☺ ☺	☺ ☺	21 42
Latte di soia al cioccolato, zuccherato	Tazza 150 ml	☺	☺ ☺	☹ 4¼	¼ A ½
Nestlé® Choccino	Tazza 150 ml	¼ +¼ uni.	☺ ☺	☺ ☺	2 4
Nestlé® cioccolata calda al latte	Tazza 150 ml	¼ +¼ uni.	☺+ ×½ uni. ☺+ ×½ uni.	☹ ☺	2 4
Nestlé® Nesquik®	Bicchiere 200 ml	¼ +0,22 uni.	1½ 1½	☹ 5½	1½ 3
Panna da caffè	Porzione 22,64 g	¼ +0,21 uni.	☺ ☺	☺ ☺	1¼ 2¾
Sostituti del caffé senza caffeina	Tazza 150 ml	☺	☺ ☺	☺ ☺	☺ ☺
Starbucks® Bottled Vanilla Frappuccino®	Tazza 150 ml	½ +½ uni.	☺ ☺	☺ ☺	3½ 7
Starbucks® Caramel Hot Cho-colate	Tazza 150 ml	¼ +¼ uni.	33¼ 33¼	☹ 66½	2 4
Starbucks® Frappuccino®	Tazza 150 ml	½ +½ uni.	☺ ☺	☺ ☺	3¾ 7½

Bevande calde	Unità (uni.)	Lattosio + Unità/capsula	Fruttosio* Fruttosio	Sorbi- tolo	Fruttani e Galattani	🕮
Starbucks® Frappuccino® light	Tazza 150 ml	½ +½ uni.	☻ ☻	☻ ☻	4 8	
Starbucks® Premium Hot Chocolate	Tazza 150 ml	¼ +¼ uni.	37 37	☹ 66½	2 4	
Tazzina di caffé	Tazza 150 ml	☻	☻ ☻	☻ ☻	☻ ☻	
Tè alla menta	Bicchiere 200 ml	☻	☻ ☻	☻ ☻	☻ ☻	G
Tè blanco	Glas 200 ml	☻	☻ ☻	☻ ☻	☻ ☻	G
Tè camomilla	Bicchiere 200 ml	☻	☻ ☻	☻ ☻	¾ 1½	G
Tè chai	Bicchiere 200 ml	☻	☻ ☻	☻ ☻	1 2	G
Tè dente di leone	Bicchiere 200 ml	☻	☻ ☻	☻ ☻	1 2	G
Tè nero	Bicchiere 200 ml	☻	¾ ¾	☻ ☻	1¾ 3½	G
Tè oolong	Bicchiere 200 ml	☻	☻ ☻	☻ ☻	¾ 1½	G
Tè verde	Bicchiere 200 ml	☻	☻ ☻	☻ ☻	☻ ☻	G
Tisana	Bicchiere 200 ml	☻	☻ ☻	☻ ☻	¾ 1½	G
Tisana di finocchio	Bicchiere 200 ml	☻	☻ ☻	☻ ☻	¾ 1½	G

Livello 0: quantità lattosio ×½

Livello 1 quantità fruttosio×2

Livello 2: quantità di fruttosio/sorbitolo ×4, il resto ×2

Livello 3: quantità sorbitolo ×7, il resto ×3

🕮: fonte dei dati Fru/galattani

+ Unità/capsula: quantità tollerata aggiunta per capsula forte di lattasi. Fruttosio*: fruttosio, bilanciato con sorbitolo

☻ + ×[quantità] unità: Per unità consumata, è possibile tollerare in aggiunta fino a [quantità] × unità fruttosio(*) di un altro prodotto.

☹: evitarlo; ☹[1]: ¼ a LT 1; ☹[2]: ¼ a LT 2; ☹[3]: ¼ a LT 3; ☺: contiene solo tracce; ☻: non contiene

3.3.4 Succhi

Succhi	Unità (uni.)	Lattosio + Unità/	Fruttosio* / Fruttosio	Sorbitolo	Fruttani e Galattani	
Mix di lamponi e mirtilli	Bicchiere	☺	☹[1]	☹	☺	
	200 ml		☹[1]	☹[2]	☺	
Succo arancia-mango	Bicchiere	☺	☹[1]	☹	3	B
	200 ml		☹[1]	2	6¼	
Succo d'albicocca	Bicchiere	☺	☹[1]	☹	☺	
	200 ml		☹[1]	¼	☺	
Succo d'ananas	Bicchiere	☺	☺+ ×3¼ uni.	☹	1½	CB
	200 ml		☺+ ×3¼ uni.	1¾	3	
Succo d'ananas e arancia	Bicchiere	☺	¾	☺	1½	CB
	200 ml		¾	☺	3	
Succo d'arancia	Bicchiere	☺	1½	☹	☺	B
	200 ml		1½	¼	☺	
Succo di albicocca	Bicchiere	☺	☺+ ×4¾ uni.	☹	☺	
	200 ml		☺+ ×5 uni.	¼	☺	
Succo di arancia e kiwi	Bicchiere	☺	☺	☹	☺	B
	200 ml		☺	¾	☺	
Succo di banana	Bicchiere	☺	☹[1]	☹	½	FB
	200 ml		☹[1]	25	1	
Succo di carote	Bicchiere	☺	☺+ ×1 uni.	☹	☺	B
	200 ml		☺+ ×1 uni.	4	☺	
Succo di ciliegia	Bicchiere	☺	¼	☹	☺	
	200 ml		¼	2½	☺	
Succo di Cranberry	Bicchiere	☺	☺+ ×7¼ uni.	☹	☺	
	200 ml		☺+ ×7¼ uni.	25	☺	
Succo di Cranberry e lampone	Bicchiere	☺	☹[1]	☹	¾	B
	200 ml		☹[1]	☹[2]	1½	
Succo di fragola	Bicchiere	☺	☹[1]	☹	☺	C
	200 ml		☹[1]	¾	☺	
Succo di lampone	Bicchiere	☺	☹[2]	☹	¾	B
	200 ml		☹[2]	☹[2]	1½	
Succo di lime	Bicchiere	☺	☺+ ×¾ uni.	☺	2¼	B
	200 ml		☺+ ×¾ uni.	☺	4½	
Succo di limone	Bicchiere	☺	2¼	☹	2¼	B
	200 ml		2¼	1½	4½	
Succo di mando	Bicchiere	☺	1	☹	☺	B
	200 ml		1	1¼	☺	

Succhi	Unità (uni.)	Lattosio [1] + Unità/capsula	Fruttosio* [0] Fruttosio [0]	Sorbitolo [0] [1]	Fruttani e [0] Galattani [1]	📖
Succo di Maracuja	Bicchiere	☻	☻+ ×3¾ uni.	☻	☻	
	200 ml		☻+ ×3¾ uni.	☻	☻	
succo di mela	Bicchiere	☻	☹[2]	☹	1½	CB
	200 ml		☹[2]	☹[2]	3	
Succo di mela e lampone	Bicchiere	☻	☹[1]	☹	1½	CB
	200 ml		☹[1]	☹[2]	3	
Succo di mela e uva	Bicchiere	☻	☹[1]	☹	1½	CB
	200 ml		☹[1]	¼	3	
Succo di melograno	Bicchiere	☻	¾	☹	☻	
	200 ml		2¾	☹[2]	☻	
Succo di mirtillo	Bicchiere	☻	¼	☻	☻	
	200 ml		¼	☻	☻	
Succo di pera	Bicchiere	☻	☹[2]	☹	☻	B
	200 ml		☹[2]	☹[2]	☻	
Succo di pesca	Bicchiere	☻	¾	☹	½	B
	200 ml		¾	¾	1¼	
Succo di pomodoro	Bicchiere	☻	1¼	☹	2¾	B
	200 ml		1¼	¼	5½	
Succo di pompelmo	Bicchiere	☻	☻+ ×5 uni.	☹	1	CB
	200 ml		☻+ ×5 uni.	¼	2	
Succo di prugna	Bicchiere	☻	☹[2]	☹	1½	C
	200 ml		☹[2]	☹[3]	3	
Succo di ribes nero	Bicchiere	☻	☻+ ×1½ uni.	☹	☻	
	200 ml		☻+ ×1½ uni.	1½	☻	
Succo di verdure	Bicchiere	☻	¼	☹	2¾	B
	200 ml		¼	3	5½	
Succo d'uva	Bicchiere	☻	☹[1]	☹	1½	CB
	200 ml		☹[1]	¼	3	
succo mela-banana-fragola	Bicchiere	☻	☹[1]	☹	¾	FB
	200 ml		☹[1]	☹[2]	1¾	
Succo multivitaminico	Bicchiere	☻	☻+ ×1 uni.	☹	1½	C
	200 ml		☻+ ×1 uni.	2	3	

[0] *Livello 0:* quantità lattosio ×½
[1] *Livello 1* quantità fruttosio×2
[2] *Livello 2*: quantità di fruttosio/sorbitolo ×4, il resto ×2
[3] *Livello 3:* quantità sorbitolo ×7, il resto ×3
📖: fonte dei dati Fru/galattani

+ Unità/capsula: quantità tollerata aggiunta per capsula forte di lattasi. Fruttosio*: fruttosio, bilanciato con sorbitolo

☻ + ×[quantità] unità: Per unità consumata, è possibile tollerare in aggiunta fino a [quantità] × unità fruttosio(*) di un altro prodotto.

☹: evitarlo; ☹[1]: ¼ a LT 1; ☹[2]: ¼ a LT 2; ☹[3]: ¼ a LT 3; ☺: contiene solo tracce; ☻: non contiene

3.4 Catene di fast-food

3.4.1 Burger King®

Burger King®	Unità (uni.)	Lattosio + Unità/	Fruttosio* Fruttosio	Sorbi- tolo	Fruttani e Galattani	
Balsamico Vinaigrette Dressing	Porzione 30 g	☺	☻ ☻	☻ ☻	☺ ☺	
BBQ Sauce	Porzione 31 g	☻	☻+ ×1¼ uni. ☻+ ×1¼ uni.	☹ 2¼	☻ ☻	
BK Toastie Schinken, Käse	Pezzo 131 g	11½ +9½ uni.	☻+ ×1 uni. ☻+ ×1 uni.	☻ ☻	¼ ¾	A
Cheeseburger	Pezzo 121 g	11½ +9½ uni.	51½ 59	☹ 3¼	¼ ¾	A
Crispy Chicken	Pezzo 149 g	☻	1½ 1½	☹ 67	5¾ 11½	A
Crispy Chicken Wrap	Pezzo 137 g	5 +4¼ uni.	☻ ☻	☹ 36¼	¼ ½	A
Fish King®	Pezzo 228 g	☻	☻ ☻	☹ 21¾	☹ ¼	A
Hamburger	Pezzo 109 g	☻	57¼ 65½	☹ 3¼	½ 1	A
Insalata	Porzione 140 g	79¼ +66 uni.	5¾ 5¾	☹ 3	☺ ☺	
KING Shakes®, Chocolate	Porzione 231 g	☹² +0,15 uni.	☻+ ×7¼ uni. ☻+ ×7¼ uni.	☻ ☻	½ 1	
KING Shakes®, Strawberry	Porzione 229 g	☹² +0,15 uni.	☻+ ×5¼ uni. ☻+ ×5¼ uni.	☹ 3¼	1 2	
KING Shakes®, Vanilla	Porzione 238 g	☹² +0,13 uni.	☻+ ×5¾ uni. ☻+ ×5¾ uni.	☻ ☻	¾ 1¾	
Long Chicken®	Pezzo 264 g	☻	8 8½	☹ 2½	☹ ¼	A
Mini Pancakes	Pezzo 187 g	½ +½ uni.	☻+ ×6 uni. ☻+ ×6 uni.	☻ ☻	¼ ½	A
Onion Ring Sauce	Porzione 31 g	☺	☺ ☻	☹ 64½	☺ ☺	
Onion Rings	Porzione 70 g	☻	☻+ ×1½ uni. ☻+ ×1½ uni.	☹ ¾	¼ ½	AC
Patate KING®	Porzione 70 g	☻	☻ ☻	☹ 35½	☻ ☻	

Burger King®	Unità (uni.)	Lattosio + Unità/capsula	Fruttosio* Fruttosio	Sorbi- tolo	Fruttani e Galattani	📖
Patatine di mela	Porzione	☺	☹²	☹	☺	
	140 g		☹²	☹²	☺	
Salsa Extra Hot Sauce	Porzione	☺	☺+ ×1 uni.	☹	☺	
	31 g		☺+ ×1 uni.	2¾	☺	
Salsa Sauce	Porzione	☺	2½	☹	☺	
	35 g		2½	2¾	☺	
Sundaes, Caramel	Porzione	¼	☺+ ×8½ uni.	☺	2	
	141 g	+¼ uni.	☺+ ×8½ uni.	☺	4	
Sundaes, Chocolate Fudge	Porzione	¼	☺+ ×6¾ uni.	☺	1½	
	141 g	+¼ uni.	☺+ ×6¾ uni.	☺	3¼	
Sundaes, mini M & M®	Porzione	¼	☺+ ×6¾ uni.	☺	1¼	
	204 g	+0,23 uni.	☺+ ×6¾ uni.	☺	2¾	
Sundaes, Oreo®	Porzione	¼	☺+ ×7¼ uni.	☹	1¾	
	204 g	+¼ uni.	☺+ ×7¼ uni.	49	3½	
Sundaes, Strawberry	Porzione	¼	☺+ ×2½ uni.	☹	2¼	
	141 g	+¼ uni.	☺+ ×2½ uni.	2½	4¾	
Sweet&Sour Sauce	Porzione	☺	¼	☹	☺	
	30 g		¼	41½	☺	
Whopper® con formaggio	Pezzo	5¾	2¾	☹	☹	A
	315 g	+4¾ uni.	2¾	1	¼	

Livello 0: quantità lattosio ×½
Livello 1 quantità fruttosio×2
Livello 2: quantità di fruttosio/sorbitolo ×4, il resto ×2
Livello 3: quantità sorbitolo ×7, il resto ×3
📖: fonte dei dati Fru/galattani

+ Unità/capsula: quantità tollerata aggiunta per capsula forte di lattasi. Fruttosio*: fruttosio, bilanciato con sorbitolo

☺ + ×[quantità] unità: Per unità consumata, è possibile tollerare in aggiunta fino a [quantità] × unità fruttosio(*) di un altro prodotto.

☹: evitarlo; ☹¹: ¼ a LT 1; ☹²: ¼ a LT 2; ☹³: ¼ a LT 3; ☺: contiene solo tracce; ☺: non contiene

3.4.2 KFC®

KFC®	Unità (uni.)	Lattosio + Unità/💊	Fruttosio* Fruttosio	Sorbi-tolo	Fruttani e Galattani	📖
Cole Slaw	Porzione	☻	☻+ ×¼ uni.	☹	1	B
	100 g		☻+ ×¼ uni.	2¾	2	
Crispy Strips®	Pezzo	☻	☻	☻	3¼	A
	52 g		☻	☻	6½	
French dressing	Porzione	4¾	☻	☻	26½	
	30 g	+3¾ uni.	☻	☻	53	
Hot Filet Bites	Pezzo	☻	☻	☻	¾	A
	175 g		☻	☻	1¾	
Hot Wings®	Porzione	☻	☻	☻	☻	
	85 g		☻	☻	☻	
Insalata Grilled Chicken	Porzione	☺	2¼	☹	1	A
	140 g		2¼	17¾	2¼	
Insalata mista	Porzione	☻	2	☹	☻	
	100 g		2	4	☻	
Pannocchia	Pezzo	☻	☺	☹	1¼	G
	95 g		☻	2½	2½	
Purè di patate con salsa	Porzione	½	☻	☹	4	
	140 g	+½ uni.	☻	35½	8¼	
Smokey BBQ Sauce	Porzione	☻	☻+ ×1¼ uni.	☹	☻	
	31 g		☻+ ×1¼ uni.	2¼	☻	
Sweet Imperial Sauce	Porzione	☻	¼	☹	☻	
	30 g		¼	37	☻	
Twister®	Pezzo	☻	19	☹	☹	A
	218 g		20¾	2	¼	
Yummy Twister®	Pezzo	☻	17¼	☹	☹	A
	240 g		18¾	2	¼	

3.4.3 McDonald's®

McDonald's®	Unità (uni.)	Lattosio + Unità/💊	Fruttosio* / Fruttosio	Sorbi-tolo	Fruttani e Galattani	🕮
Barbecue Sauce	Porzione	☻	☻+ ×1½ uni.	☹	☻	
	31 g		☻+ ×1½ uni.	1¾	☻	
Big Mac®	Pezzo	9¾	5	☹	¼	A
	215 g	+8¼ uni.	5	6½	½	
Cheeseburger	Pezzo	9¾	3¾	☹	¼	A
	114 g	+8¼ uni.	3¾	5	¾	
Chicken McNuggets®	Pezzo	☻	☻	☻	10¾	A
	16,25 g		☻	☻	21½	
Chili Sauce	Porzione	☻	☻+ ×1¾ uni.	☹	☻	
	31 g		☻+ ×1¾ uni.	2¾	☻	
Dark Chocolate	Tazza	¼	☻+ ×2 uni.	☻	2	
	150 ml	+¼ uni.	☻+ ×2 uni.	☻	4	
Doppio-Cheeseburger	Pezzo	4¾	4½	☹	¼	A
	165 g	+4 uni.	4½	4¼	½	
Dressing balsamico	Porzione	☻	☻	☻	☻	
	30 g		☻	☻	☻	
Dressing della casa	Porzione	18¼	26¾	☹	☺	
	30 g	+15¼ uni.	79¼	7¼	☺	
fette di mela	Pezzo	☻	¼	☹	☻	
	34 g		½	¼	☻	
Hamburger	Pezzo	☻	3¾	☹	½	A
	100 g		4	5	1	
Hamburger Royal TS®	Pezzo	☻	48	☹	¼	A
	173 g		57¾	2½	½	
Iced Fruit Smoothie	Bicchiere	2¾	3¾	☹	15½	
	200 ml	+2¼ uni.	4¼	1¼	31	
McCafé® Choc Cookie	Pezzo	☻	☻+ ×½ uni.	☹	¾	A
	33 g		☻+ ×½ uni.	☺	1½	
McCafé® Frappé	Porzione	¼	☻+ ×¼ uni.	☹	1½	
	206 g	+¼ uni.	☻+ ×¼ uni.	12	3¼	

Livello 0: quantità lattosio ×½

Livello 1 quantità fruttosio×2

Livello 2: quantità di fruttosio/sorbitolo ×4, il resto ×2

Livello 3: quantità sorbitolo ×7, il resto ×3

🕮: fonte dei dati Fru/galattani

+ Unità/💊: quantità tollerata aggiunta per capsula forte di lattasi.

Fruttosio*: fruttosio, bilanciato con sorbitolo

☻ + ×[quantità] unità: Per unità consumata, è possibile tollerare in aggiunta fino a [quantità] × unità fruttosio(*) di un altro prodotto.

☹: evitarlo; ☹¹: ¼ a LT 1; ☹²: ¼ a LT 2; ☹³: ¼ a LT 3; ☺: contiene solo tracce; ☻: non contiene

McDonald's®	Unità (uni.)	Lattosio + Unità/	Fruttosio* Fruttosio	Sorbi- tolo	Fruttani e Galattani	
McCafé® Schoko Frappé	Porzione	¼	☺+ ×5¾ uni.	☹	1	
	210 g	+¼ uni.	☺+ ×5¾ uni.	15¾	2	
McChicken®	Pezzo	☺	1½	☹	¼	A
	143 g		1½	69¾	¾	
McDouble®	Pezzo	9¾	4¼	☹	¼	A
	151 g	+8¼ uni.	4¼	4¼	½	
McFish®	Pezzo	19¾	2	☹	¼	A
	142 g	+16½ uni.	2	70¼	¾	
McFlurry® Smarties®	Porzione	☹[2]	☺+ ×3½ uni.	☺	1	
	228 g	+0,18 uni.	☺+ ×3½ uni.	☺	2¼	
McMuffin® Sausage & Egg	Pezzo	9¾	☺+ ×1 uni.	☺	¼	A
	164 g	+8¼ uni.	☺+ ×1 uni.	☺	½	
McRib®	Pezzo	☺	☺+ ×¾ uni.	☹	¼	A
	208 g		☺+ ×¾ uni.	1¾	½	
McSundae® con salsa al caramello	Porzione	¼	☺+ ×6¾ uni.	☺	1¾	
	182 g	+¼ uni.	☺+ ×6¾ uni.	☺	3¾	
McSundae® con salsa al cioccolato	Porzione	¼	☺+ ×7½ uni.	☹	1¼	G
	179 g	+¼ uni.	☺+ ×7½ uni.	55¾	2½	
Patatine	Porzione	☺	☺	☹	☺	
	70 g		☺	35½	☺	
Salsa agrodolce	Porzione	☺	¼	☹	☺	
	30 g		¼	41½	☺	
Salsa alla senape	Porzione	☺	☺+ ×1¼ uni.	☺	☺	
	20 g		☺+ ×1¼ uni.	☺	☺	
Snack Salat Classic	Porzione	☺	3¾	☹	☺	
	100 g		3¾	2½	☺	
Snack Wrap® TS	Pezzo	62	☺	☹	¼	A
	118 g	+51½ uni.	☺	84½	½	
Succo d'arancia	Bicchiere	☺	1½	☹	☺	
	200 ml		1½	¼	☺	

3.4.4 Subway®

Subway®	Unità (uni.)	Lattosio + Unità/capsula	Fruttosio* Fruttosio	Sorbitolo	Fruttani e Galattani	🕮
BBQ Rip Sandwichcon pane bianco e verdure, 15 cm	Pezzo 233 g	12½ +10½ uni.	¾ ¾	☹ 1¼	☹ ¼	A
Chicken Teriyaki Sandwich con pane bianco e verdure, 15 cm	Pezzo 276 g	12½ +10½ uni.	22½ 25¾	☹ 1¼	☹ ¼	A
Cookie Chocolate Chip	Pezzo 45 g	☺	☻+ ×1 uni. ☻+ ×1 uni.	☹ ☺	½ 1	A
Cookie Chocolate Chip con Rainbow Candy	Pezzo 45 g	9 +7½ uni.	☻+ ×½ uni. ☻+ ×½ uni.	☹ ☺	½ 1	A
Cookie Double Chocolate Chip	Pezzo 45 g	☻	☻+ ×1 uni. ☻+ ×1 uni.	☹ ☺	½ 1	A
Cookie White Chip Macadamia Nut	Pezzo 45 g	6¾ +5½ uni.	☻ ☻	☻ ☻	½ 1	A
Extra bacon	Porzione 15 g	☻	☻ ☻	☻ ☻	☻ ☻	
Formaggio filante	Porzione 30 g	4½ +3¾ uni.	☻ ☻	☻ ☻	25¾ 51½	
Formaggio Monterey Cheddar	Porzione 30 g	43¼ +36 uni.	☻ ☻	☻ ☻	☺ ☺	
Honey Oat Brot, 15 cm	Pezzo 89 g	¾ +½ uni.	2½ 2½	☹ 6½	¼ ¾	A
Italian BMT® Sandwich con pane bianco e verdure, 15 cm	Pezzo 226 g	12½ +10½ uni.	¾ ¾	☹ 1¼	¼ ½	A
Olio e aceto	Porzione 14,94 g	☻	☺ ☻	☹ 20¼	☻ ☻	
Pane integrale di segale, 15cm	Pezzo 78 g	☻	1 1	☻ ☻	¼ ¾	A
Panino Cheese-Oregano , 15 cm	Pezzo 75 g	☺	☻+ ×½ uni. ☻+ ×½ uni.	☻ ☻	¾ 1½	A
Roasted Chicken Breast Sandwich con pane bianco e verdure, 15 cm	Pezzo 233 g	12½ +10½ uni.	1¾ 1¾	☹ 1¼	☹ ¼	A

Livello 0: quantità lattosio ×½

Livello 1 quantità fruttosio×2

Livello 2: quantità di fruttosio/sorbitolo ×4, il resto ×2

Livello 3: quantità sorbitolo ×7, il resto ×3

🕮: fonte dei dati Fru/galattani

+ Unità/capsula: quantità tollerata aggiunta per capsula forte di lattasi.

Fruttosio*: fruttosio, bilanciato con sorbitolo

☻ + ×[quantità] unità: Per unità consumata, è possibile tollerare in aggiunta fino a [quantità] × unità fruttosio(*) di un altro prodotto.

☹: evitarlo; ☹[1]: ¼ a LT 1; ☹[2]: ¼ a LT 2; ☹[3]: ¼ a LT 3; ☺: contiene solo tracce; ☻: non contiene

Subway®	Unità (uni.)	Lattosio + Unità/	Fruttosio* Fruttosio	Sorbi- tolo	Fruttani e Galattani	
Salsa Barbecue	Porzione 30 g	☺	☻ ☻	☹ ☺	☺ ☺	
Salsa Chipotle Southwest	Porzione 30 g	7¼ +6 uni.	☻ ☻	☻ ☻	40½ 81	
Salsa Honey Mustard	Porzione 30 g	☻	4½ 4½	☻ ☻	☻ ☻	
Sandwich al prosciutto con pane bianco e verdure, 15 cm	Pezzo 219 g	12½ +10½ uni.	¾ ¾	☹ 1¼	¼ ½	A
Senape	Porzione 5 g	☻	☻ ☻	☻ ☻	☻ ☻	
Spicy Italian Sandwich con pane bianco e verdure, 15 cm	Pezzo 222 g	12½ +10½ uni.	¾ ¾	☹ 1¼	¼ ½	A
Steak & Cheese Sandwich con pane bianco e verdure, 15 cm	Pezzo 245 g	☺	1 1	☹ 1¼	☹ ¼	A
Sweet Onion Dressing	Porzione 30 g	☻	☻+ ×1 uni. ☻+ ×1 uni.	☹ 55½	½ 1¼	
Tuna Sandwich con pane bianco e verdure, 15 cm	Pezzo 233 g	12½ +10½ uni.	¾ ¾	☹ 1¼	☹ ¼	A
Turkey & Ham Sandwich con pane bianco e verdure, 15 cm	Pezzo 219 g	12½ +10½ uni.	¾ ¾	☹ 1¼	¼ ½	A
Turkey Sandwich con pane bianco e verdure, 15 cm	Pezzo 219 g	12½ +10½ uni.	¾ ¾	☹ 1¼	¼ ½	A
VEGGIE DELITE® con pane bianco e verdure, 15 cm	Pezzo 162 g	12½ +10½ uni.	¾ ¾	☹ 1½	¼ ½	A
VEGGIE DELITE® Insalata senza dressing	Porzione 100 g	34¼ +28½ uni.	83¼ ☺	☹ 2¼	☺ ☺	
Wrap senza ripieno	Pezzo 103 g	☻	☻ ☻	☻ ☻	½ 1	A

3.5 Frutta e verdure

3.5.1 Frutta

Frutta	Unità (uni.)	Lattosio + Unità/capsula	Fruttosio* / Fruttosio	Sorbitolo	Fruttani e Galattani	📖
Albicocca	Pezzo 35 g	☻	☻+ ×¾ uni. ☻+ ×1 uni.	☹ ¾	☻ ☻	
Albicocca, non secca, non dolcificata	Pezzo 20 g	☻	☻+ ×7¾ uni. ☻+ ×8 uni.	☹ ¼	☻ ☻	
Albicocca, secca, cotta e dolcificata	Pezzo 20 g	☻	☻+ ×1¼ uni. ☻+ ×1½ uni.	☹ 1¼	☻ ☻	
Amarene	CC 15 g	☻	3¾ ☻+ ×¼ uni.	☹ ¼	☻ ☻	
Ananas	Porzione 140 g	☻	¾ ¾	☹ ¾	2¼ 4½	CB
Ananas, essiccato	Porzione 40 g	☻	½ ½	☹ ½	2 4	CB
Anguria	CC 15 g	☻	1¾ 1¾	☹ ☺	10¼ 20¾	B
Arancia	Porzione 140 g	☻	2¼ 2¼	☻ ☻	2¼ 4½	B
Bacche di sambuco	Porzione 140 g	☻	¼ ¼	☻ ☻	☻ ☻	
Banana	Pezzo 118 g	☻	☻+ ×¼ uni. ☻+ ×¼ uni.	☹ 9¼	¾ 1½	FB
Banana cotta	Pezzo 223 g	☻	¾ ¾	☻ ☻	¼ ¾	FB
Boysenberry	Porzione 8 g	☻	69¼ 69¼	☻ ☻	☻ ☻	
Chips di banana	Porzione 40 g	☻	3¾ 3¾	☹ 12½	½ 1¼	FB
Ciliegie	CC 15 g	☻	10 ☻	☹ ½	☻ ☻	

Livello 0: quantità lattosio ×½

Livello 1 quantità fruttosio×2

+ Unità/capsula: quantità tollerata aggiunta per capsula forte di lattasi.

Fruttosio*: fruttosio, bilanciato con sorbitolo

Livello 2: quantità di fruttosio/sorbitolo ×4, il resto ×2

Livello 3: quantità sorbitolo ×7, il resto ×3

📖: fonte dei dati Fru/galattani

☻ + ×[quantità] unità: Per unità consumata, è possibile tollerare in aggiunta fino a [quantità] × unità fruttosio(*) di un altro prodotto.

☹: evitarlo; ☹[1]: ¼ a LT 1; ☹[2]: ¼ a LT 2; ☹[3]: ¼ a LT 3; ☺: contiene solo tracce; ☻: non contiene

Frutta	Unità (uni.)	Lattosio + Unità/	Fruttosio* Fruttosio	Sorbi- tolo	Fruttani e Galattani	
Clementine	Porzione 140 g	☺	7 7	☺ ☺	2¼ 4½	B
Datteri	Porzione 40 g	☺	☺ ☺	☺ ☺	☺ ☺	
Fichi freschi	Pezzo 50 g	☺	☺+ ×2 uni. ☺+ ×2 uni.	☺ ☺	☺ ☺	
Fichi secchi, dolci	Pezzo 50 g	☺	☺+ ×¾ uni. ☺+ ×¾ uni.	☺ ☺	☺ ☺	
Fragole	Porzione 140 g	☺	½ ¾	☹ ¼	☺ ☺	C
Frutto a stella	Pezzo 91 g	☺	☺+ ×¼ uni. ☺+ ×¼ uni.	☹ 1¼	☺ ☺	
Frutto della passione (Maracu-ja)	Porzione 140 g	☺	☺+ ×2½ uni. ☺+ ×2½ uni.	☺ ☺	☺ ☺	
Giaca	CC 15 g	☺	☺ ☺	☹ ½	☺ ☺	
Goji	Porzione 140 g	☺	☺+ ×1 uni. ☺+ ×1 uni.	☺ ☺	☺ ☺	
Guanàbano	Porzione 140 g	☺	1¼ 1¼	☺ ☺	☺ ☺	
Guave	Pezzo 250 g	☺	2¼ 2¼	☹ ½	☺ ☺	
Kaki	Pezzo 140 g	☺	2¾ 2¾	☺ ☺	1 2	C
Kiwi giallo	Pezzo 86 g	☺	1 1	☺ ☺	☺ ☺	B
Kiwi verde	Pezzo 69 g	☺	3 3	☺ ☺	☺ ☺	B
Lamponi	Porzione 140 g	☺	½ ½	☹ 1½	1 2¼	B
Lamponi freschi	Porzione 55 g	☺	☺+ ×2¾ uni. ☺+ ×2¾ uni.	☹ 45¼	☺ ☺	
Lamponi secchi	Porzione 40 g	☺	☺+ ×3¼ uni. ☺+ ×3¼ uni.	☹ 41½	☺ ☺	
Lime	Pezzo 67 g	☺	☺ ☺	☺ ☺	6¾ 13½	B
Limone	Pezzo 58 g	☺	☺ ☺	☺ ☺	7¾ 15½	B

Frutta	Unità (uni.)	Lattosio 1 + Unità/💊	Fruttosio* 0 Fruttosio 0	Sorbi- 0 tolo 1	Fruttani e 0 Galattani 1	📖
Litchi	Porzione	☺	1	☺	☺	B
	140 g		1	☺	☺	
Loganberry	Porzione	☺	☺+ ×1½ uni.	☺	☺	
	140 g		☺+ ×1½ uni.	☺	☺	
Mandarino	Porzione	☺	1¼	☺	2¼	B
	140 g		1¼	☺	4½	
Mango	CC	☺	1	☹	☺	B
	15 g		1	4	☺	
Mangostano	Porzione	☺	35½	☺	☺	
	140 g		35½	☺	☺	
Mela con la buccia	Pezzo	☺	☹^{2}	☹	1¾	CB
	182 g		☹^{2}	☹^{2}	3½	
Mela cotogna	CC	☺	1¼	☺	☺	
	15 g		1¼	☺	☺	
Melograno	CC	☺	☺+ ×½ uni.	☹	☺	
	15 g		☺+ ×½ uni.	2	☺	
Melone	Porzione	☺	1	☹	2	B
	140 g		1	14¼	4¼	
Melone bianco	Porzione	☺	¾	☺	1½	B
	140 g		¾	☺	3¼	
Melone retato	Porzione	☺	1¼	☺	1½	B
	140 g		1¼	☺	3¼	
Mirtilli	Porzione	☺	3¾	☺	¾	B
	140 g		3¾	☺	1½	
Mirtillo rosso	Porzione	☺	☺+ ×9¼ uni.	☹	☺	
	140 g		☺+ ×9¼ uni.	35½	☺	
More	Porzione	☺	3¾	☺	2¼	B
	140 g		3¾	☺	4½	
Gelsi	Porzione	☺	½	☺	☺	
	140 g		½	☺	☺	
Mousse di mela, non dolcifica-ta	CC	☺	¾	☹	21½	CB
	15 g		¾	1	43	

0 *Livello 0:* quantità lattosio ×½

1 *Livello 1* quantità fruttosio×2

2 *Livello 2*: quantità di fruttosio/sorbitolo ×4, il resto ×2

3 *Livello 3:* quantità sorbitolo ×7, il resto ×3

📖: fonte dei dati Fru/galattani

+ Unità/💊: quantità tollerata aggiunta per capsula forte di lattasi.

Fruttosio*: fruttosio, bilanciato con sorbitolo

☺ + ×[quantità] unità: Per unità consumata, è possibile tollerare in aggiunta fino a [quantità] × unità fruttosio(*) di un altro prodotto.

☹: evitarlo; ☹^{1}: ¼ a LT 1; ☹^{2}: ¼ a LT 2; ☹^{3}: ¼ a LT 3; 🙂: contiene solo tracce; ☺: non contiene

Frutta	Unità (uni.)	Lattosio + Unità/	Fruttosio* Fruttosio	Sorbitolo	Fruttani e Galattani	
Mousse di mela, dolcificata	CC 15 g	☺	1½ 1¾	☹ ¾	21½ 43	CB
Nettarine	CC 15 g	☺	8¼ ☺	☹ 1	5½ 11¼	B
Papaya	Porzione 140 g	☺	☺+ ×1 uni. ☺+ ×1 uni.	☺ ☺	☺ ☺	
Pera	CC 15 g	☺	½ ¾	☹ ¼	☺ ☺	B
Pesca gialla e rossa	Porzione 140 g	☺	☺+ ×½ uni. ☺+ ×1 uni.	☹ ¼	2¼ 4½	B
Piel de Sapo	Porzione 140 g	☺	1¼ 1¼	☺ ☺	☺ ☺	
Pomplemo rosa	Porzione 140 g	☺	2 2	☺ ☺	1½ 3	CB
Prugna	CC 15 g	☺	☺+ ×¼ uni. ☺+ ×½ uni.	☹ ¾	21½ 43	C
Rabarbaro	Porzione 140 g	☺	☺ ☺	☺ ☺	☺ ☺	
Rambutan	Porzione 140 g	☺	1¼ 1¼	☺ ☺	¾ 1¾	CB
Ribes nero	Porzione 140 g	☺	1¼ 1¼	☺ ☺	☺ ☺	
Ribes rosso	Porzione 140 g	☺	1 1	☺ ☺	☺ ☺	
Rosa canina o cinorròdo	Porzione 140 g	☺	☺+ ×½ uni. ☺+ ×½ uni.	☺ ☺	☺ ☺	
Sapodilla	Porzione 140 g	☺	☺+ ×3½ uni. ☺+ ×3½ uni.	☺ ☺	☺ ☺	
Uva	Porzione 140 g	☺	¼ ¼	☹ ½	2¼ 4½	B
Uva spina	Porzione 140 g	☺	☺+ ×1 uni. ☺+ ×1 uni.	☺ ☺	☺ ☺	
Uvette	Porzione 40 g	☺	½ ½	☹ ½	2 4	B

3.5.2 Verdure

Verdure	Unità (uni.)	Lattosio + Unità/capsula	Fruttosio* Fruttosio	Sorbitolo	Fruttani e Galattani	
Aglio	Porzione 4 g	☻	☺ ☺	☻ ☻	¾ 1½	FB
Alga Kelp	Porzione 85 g	☻	☻ ☻	☻ ☻	☻ ☻	
Asparagi	Porzione 85 g	☻	1½ 1½	☹ 9¾	½ 1¼	FB
Avocado, verde	Porzione 30 g	☻	☻+ ×1 uni. ☻+ ×1 uni.	☻ ☻	☻ ☻	B
Bieta	Porzione 85 g	☻	☻+ ×¼ uni. ☻+ ×¼ uni.	☹ 23½	☻ ☻	B
Bieta rossa	Porzione 85 g	☻	☻+ ×½ uni. ☻+ ×½ uni.	☻ ☻	☻ ☻	
Bietola cruda	Porzione 85 g	☻	☻ ☻	☻ ☻	1¼ 2½	B
Broccoli	Porzione 85 g	16¾ +14 uni.	3 3	☻ ☻	½ 1¼	B
Carciofi	CC 15 g	☻	☻ ☻	☹ 23¾	1 2¼	FB
Carote bollite	Porzione 85 g	☻	☻ ☻	☹ ½	☻ ☻	B
Carote crude	Pezzo 61 g	☻	☻ ☻	☹ ¾	☻ ☻	B
Castagne	Porzione 30 g	☻	☺ ☻	☹ 6	☻ ☻	
Cavoletti di Bruxelles	Porzione 85 g	☻	☻ ☻	☻ ☻	1 2	B
Cavolfiore	Porzione 85 g	☻	☻ ☻	☹ 2½	☻ ☻	CB
Cavolfiore Romanesco	Porzione 85 g	☻	1 1	☻ ☻	☻ ☻	B

Livello 0: quantità lattosio ×½
Livello 1 quantità fruttosio×2
Livello 2: quantità di fruttosio/sorbitolo ×4, il resto ×2
Livello 3: quantità sorbitolo ×7, il resto ×3
📖: fonte dei dati Fru/galattani

+ Unità/capsula: quantità tollerata aggiunta per capsula forte di lattasi. Fruttosio*: fruttosio, bilanciato con sorbitolo

☻ + ×[quantità] unità: Per unità consumata, è possibile tollerare in aggiunta fino a [quantità] × unità fruttosio(*) di un altro prodotto.

☹: evitarlo; ☹[1]: ¼ a LT 1; ☹[2]: ¼ a LT 2; ☹[3]: ¼ a LT 3; ☺: contiene solo tracce; ☻: non contiene

Verdure	Unità (uni.)	Lattosio + Unità/	Fruttosio* Fruttosio	Sorbi- tolo	Fruttani e Galattani	
Cavolo bianco	Porzione 85 g	☺	☺+ ×¾ uni. ☺+ ×¾ uni.	☹ 58¾	1¼ 2½	B
Cavolo nero	Porzione 85 g	☺	☺+ ×¼ uni. ☺+ ×¼ uni.	☺ ☺	1¼ 2½	B
Cavolo rapa	Porzione 85 g	☺	☺+ ×¼ uni. ☺+ ×¼ uni.	☹ 13	☺ ☺	
Cavolo verde	Porzione 85 g	☺	☺ ☺	☹ ¾	☺ ☺	
Ceci	Porzione 90 g	☺	☺ ☺	☹ 1	1½ 3	A
Cetrioli	Porzione 85 g	☺	4¾ 4¾	☹ 1	☺ ☺	B
Cetrioli senza buccia	Porzione 85 g	☺	5¼ 5¼	☹ 1	☺ ☺	B
Cetriolini sottaceto	Porzione 30 g	☺	☺+ ×¼ uni. ☺+ ×¼ uni.	☹ 4¼	☺ ☺	G
Champignons	CC 15 g	☺	☺+ ×½ uni. ☺+ ×½ uni.	☹ ½	12¼ 24½	B
Chayote	Porzione 130 g	☺	6¼ 6¼	☺ ☺	☺ ☺	B
Cicoria (foglie)	Porzione 85 g	☺	5¼ 5¼	☹ 39	2¼ 4½	B
Cipolle	CC 15 g	☺	☺ ☺	☹ 6	1 2	CB
Cole slaw con ananas e maionese	Porzione 100 g	☺	☺+ ×¼ uni. ☺+ ×¼ uni.	☹ 3¾	☺ ☺	B
Cole slaw con mela e uvette	Porzione 100 g	☺	½ ½	☹ ½	1 2	B
Crauti	CC 15 g	☺	☺ ☺	☹ ¾	7 14¼	B
Enoki, fungo asiatico	CC 15 g	☺	☺ ☺	☹ ¾	☺ ☺	
fagioli cannellini, in barattolo, sgocciolati	Porzione 85 g	☺	☺ ☺	☺ ☺	¼ ¾	A
Fagioli di soia, bolliti	CC 15 g	☺	9 9	☹ 3	3 6	A
Fagioli lima	Porzione 90 g	☺	½ ½	☺ ☺	¼ ½	A

Verdure	Unità (uni.)	Lattosio (1) + Unità/💊	Fruttosio* (0) Fruttosio (0)	Sorbi- (0) tolo (1)	Fruttani e (0) Galattani (1)	📖
Fagioli mungo	Porzione 90 g	☺	½ ½	☺ ☺	¾ 1¾	A
Fagiolini	Porzione 85 g	☺	4½ 4½	☺ ☺	¼ ¾	A
Finocchio	Porzione 85 g	☺	☺+ ×¾ uni. ☺+ ×¾ uni.	☹ 2	1¼ 2¾	B
Funghi ripassati nel burro	Porzione 70 g	☺	☺ ☺	☹ ¼	2½ 5¼	B
Fungo di paglia	Porzione 85 g	☺	☺ ☺	☹ ¼	☺ ☺	
Fungo ostrica o orecchione	Porzione 85 g	☺	☺+ ×1¾ uni. ☺+ ×1¾ uni.	☹ ¼	☺ ☺	
Germogli di bambù	Porzione 85 g	☺	19½ 19½	☺ ☺	☺ ☺	
germogli di erba medica	Porzione 85 g	☺	14½ 14½	☺ ☺	☺ ☺	G
Germoglia di soia, bolliti	Porzione 85 g	☺	☺ ☺	☹ ½	3¾ 7½	CB
Indivia	Porzione 85 g	☺	☺ ☺	☹ 3	3¾ 7½	C
Insalata iceberg	Porzione 85 g	☺	6½ 6½	☹ 19½	☺ ☺	CB
Insalata lattuga	Porzione 85 g	☺	8¼ 8¼	☹ 16¾	☺ ☺	CB
Insalata verde	Porzione 85 g	☺	7¼ 7¼	☹ 19½	☺ ☺	B
Lattuga romana	Porzione 85 g	☺	1¼ 1¼	☹ 16¾	☺ ☺	CB
Lenticchie	Porzione 90 g	☺	☺ ☺	☺ ☺	¾ 1½	A
Lollo rosso	Porzione 85 g	☺	7¼ 7¼	☹ 19½	☺ ☺	B

(0) *Livello 0:* quantità lattosio ×½
(1) *Livello 1* quantità fruttosio×2
(2) *Livello 2*: quantità di fruttosio/sorbitolo ×4, il resto ×2
(3) *Livello 3:* quantità sorbitolo ×7, il resto ×3
📖: fonte dei dati Fru/galattani

+ Unità/💊: quantità tollerata aggiunta per capsula forte di lattasi. Fruttosio*: fruttosio, bilanciato con sorbitolo

☺ + ×[quantità] unità: Per unità consumata, è possibile tollerare in aggiunta fino a [quantità] × unità fruttosio(*) di un altro prodotto.

☹: evitarlo; ☹1: ¼ a LT 1; ☹2: ¼ a LT 2; ☹3: ¼ a LT 3; ☺: contiene solo tracce; ☺: non contiene

Verdure	Unità (uni.)	Lattosio + Unità/	Fruttosio* Fruttosio	Sorbi- tolo	Fruttani e Galattani	
Mais	Porzione 85 g	☻	☻+ ×¼ uni. ☻+ ×½ uni.	☹ 4	☻ ☻	B
Maitake, fungo asiatico	CC 15 g	60½ +50½ uni.	☻+ ×½ uni. ☻+ ×½ uni.	☹ ¾	☺ ☺	
Melanzana	Porzione 85 g	☻	3½ 3½	☹ 2½	☻ ☻	B
Melone d'inverno	Porzione 85 g	☻	☻ ☻	☻ ☻	☻ ☻	CB
Okra (gombo)	Porzione 85 g	☻	2¼ 2¼	☻ ☻	2 4¼	CB
Olive nere	Porzione 15 g	☻	☻ ☻	☹ 33¼	☻ ☻	
Olive verdi	Porzione 15 g	☻	☺ ☺	☹ 18	☻ ☻	
Pastinaca	Porzione 85 g	☻	☻+ ×¼ uni. ☻+ ×¼ uni.	☻ ☻	☻ ☻	C
Patate dolci	Porzione 110 g	☻	☻ ☻	☻ ☻	☻ ☻	B
Peperoncino rosso	Pezzo 43 g	☻	2¾ 2¾	☻ ☻	2½ 5¼	B
Peperoncino verde	Pezzo 43 g	☻	4½ 4½	☻ ☻	2½ 5¼	B
Peperoni verdi	Porzione 85 g	☻	☻ ☻	☻ ☻	☻ ☻	B
Peperoni, gialli	Porzione 85 g	☻	½ ½	☻ ☻	☻ ☻	CB
piselli gialli, bolliti	CC 15 g	☻	☻ ☻	☻ ☻	1¼ 2½	A
Piselli verdi, dolci	Porzione 85 g	☻	☻+ ×3½ uni. ☻+ ×3½ uni.	☻ ☻	¾ 1¾	B
Pomodori bolliti	Porzione 85 g	☻	4¼ 4½	☹ ¾	6½ 13	B
Pomodori essiccati sottolio	Porzione 30 g	☻	¼ ¼	☹ ¼	2½ 5¼	B
Pomodori, gialli	Porzione 85 g	☻	4½ 4¾	☹ 1	6½ 13	B
Pomodori, verdi	Porzione 85 g	☻	3 3¼	☹ ¾	6½ 13	B

Verdure	Unità (uni.)	Lattosio + Unità/capsula	Fruttosio* / Fruttosio	Sorbitolo	Fruttani e Galattani	📖
Porcellana (erba aromatica)	Porzione	☻	58¾	☻	☻	
	85 g		58¾	☻	☻	
Porro, foglie	Pezzo	☻	3	☹	¼	C
	89 g		3	¼	½	
Radicchio	Porzione	☻	2¼	☻	¾	
	85 g		2¼	☻	1½	
Radice di loto	Porzione	☻	☻	☻	☻	
	85 g		☻	☻	☻	
Radice di Zenzero	Porzione	☻	89¼	☻	☻	B
	4 g		89¼	☻	☻	
Radici di cicoria	Porzione	☻	☺	☹	½	E
	2 g		☺	8¾	1	
Rapa	Porzione	☻	☻+ ×½ uni.	☹	☻	CB
	85 g		☻+ ×½ uni.	2½	☻	
Rapa svedese	Porzione	☻	☻+ ×1 uni.	☻	☻	CB
	85 g		☻+ ×1 uni.	☻	☻	
Rape rosse	Porzione	☻	58¾	☹	1¼	B
	85 g		☻	3¼	2½	
Rape rosse sottaceto	Porzione	☻	☻	☹	3	CB
	30 g		☻	15	6	
Ravanelli	Porzione	☻	☻+ ×½ uni.	☹	☻	C
	85 g		☻+ ×½ uni.	1	☻	
Rucola	Porzione	☻	4¾	☻	☻	
	85 g		4¾	☻	☻	
Scalogno	CC	☻	☻	☻	¼	CB
	15 g		☻	☻	½	
Sedano	CC	☻	☻	☹	☻	C
	15 g		☻	1	☻	
Sedano rapa, bollito	CC	☻	13¼	☹	☻	
	15 g		13¼	¾	☻	
Semi di chia	Manciata	☻	☻	☻	1¼	G
	30 g		☻	☻	2¾	

Livello 0: quantità lattosio ×½

Livello 1 quantità fruttosio×2

+ Unità/capsula: quantità tollerata aggiunta per capsula forte di lattasi.

Fruttosio*: fruttosio, bilanciato con sorbitolo

Livello 2: quantità di fruttosio/sorbitolo ×4, il resto ×2

Livello 3: quantità sorbitolo ×7, il resto ×3

📖: fonte dei dati Fru/galattani

☻ + ×[quantità] unità: Per unità consumata, è possibile tollerare in aggiunta fino a [quantità] × unità fruttosio(*) di un altro prodotto.

☹: evitarlo; ☹¹: ¼ a LT 1; ☹²: ¼ a LT 2; ☹³: ¼ a LT 3; ☺: contiene solo tracce; ☻: non contiene

Verdure	Unità (uni.)	Lattosio + Unità/	Fruttosio* Fruttosio	Sorbi-tolo	Fruttani e Galattani	
Shiitake, fungo asiatico	CC 15 g	☺	☺+ ×1 uni. ☺+ ×1 uni.	☹ ½	☺ ☺	
Soinaci, bolliti	Porzione 85 g	☺	☺ ☺	☹ 13	4 8¼	CB
Spugnole (funghi)	CC 15 g	☺	☺ ☺	☹ ¾	☺ ☺	
Tempeh	Portion 85g	☺	3¼ 3¼	☹ ½	½ 1	A
Topinambur	Pizzico 1 g	☺	☺ ☺	☺ ☺	3¼ 6½	FB
Verza	Porzione 85 g	☺	☺ ☺	☹ 39	1½ 3	B
Zucca	Porzione 85 g	☺	☺ ☺	☺ ☺	☺ ☺	B
Zucca butternut	Porzione 130 g	☺	☺ ☺	☺ ☺	½ 1¼	G
Zucca invernale	Porzione 130 g	☺	1¾ 1¾	☺ ☺	☺ ☺	CB
Zuccha spaghetti	Porzione 85 g	☺	☺+ ×¼ uni. ☺+ ×¼ uni.	☺ ☺	☺ ☺	CB
Zucchina patisson	Porzione 85 g	☺	4 4	☺ ☺	☺ ☺	CB
Zucchine	Porzione 85 g	☺	2¼ 2¼	☺ ☺	2 4	CB

3.6 Gelato

Gelato	Unità (uni.)	Lattosio + Unità/	Fruttosio* Fruttosio	Sorbi-tolo	Fruttani e Galattani	
Ben & Jerry's® Ice Cream, Chocolate Fudge Brownie	Porzione 110 g	¼ +¼ uni.	☺+ ×3 uni. ☺+ ×3 uni.	☹ ☺	1¼ 2¾	
Ben & Jerry's® Ice Cream, Chunky Monkey®	Porzione 107 g	¼ +¼ uni.	☺+ ×2¾ uni. ☺+ ×2¾ uni.	☹ ☺	2½ 5¼	
Ben & Jerry's® Ice Cream, Clever Cookies	Porzione 107 g	½ +½ uni.	☺+ ×5 uni. ☺+ ×5 uni.	☺ ☺	3½ 7	
Ben & Jerry's® Ice Cream, Cookie Dough	Porzione 104 g	½ +¼ uni.	☺+ ×4¾ uni. ☺+ ×4¾ uni.	☺ ☺	3¼ 6½	

Gelato	Unità (uni.)	Lattosio [1] + Unità/💊	Fruttosio* [0] Fruttosio [1]	Sorbitolo [0] tolo [1]	Fruttani e [0] Galattani [1]	🕮
Ben & Jerry's® Ice Cream, Fairly Nuts®	Porzione 106 g	½ +¼ uni.	☻+ ×4¾ uni. ☻+ ×4¾ uni.	☻ ☻	3 6¼	
Ben & Jerry's® Ice Cream, Half Baked	Porzione 108 g	¼ +¼ uni.	☻+ ×2¼ uni. ☻+ ×2¼ uni.	☻ ☻	2¼ 4¾	
Ben & Jerry's® Ice Cream, Karamel Sutra	Porzione 106 g	½ +¼ uni.	☻+ ×4¾ uni. ☻+ ×4¾ uni.	☻ ☻	3 6¼	
Ben & Jerry's® Ice Cream, New York Super Fudge Chunk®	Porzione 106 g	½ +½ uni.	67¼ 67¼	☹ ☺	3½ 7¼	
Ben & Jerry's® Ice Cream, Peanut Butter Cup	Porzione 115 g	½ +¼ uni.	☻+ ×5¼ uni. ☻+ ×5¼ uni.	☻ ☻	3¼ 6½	
Ben & Jerry's® Ice Cream, Vaniglia	Porzione 103 g	½ +¼ uni.	☻+ ×4½ uni. ☻+ ×4½ uni.	☻ ☻	3¼ 6½	
Cono con gelato alla vaniglia	Pezzo 96 g	1 +¾ uni.	☻+ ×2¼ uni. ☻+ ×2¼ uni.	☹ ☺	6¼ 12¾	
Gelato al biscotto	Pezzo 72 g	1¼ +1 uni.	☻+ ×1½ uni. ☻+ ×1½ uni.	☻ ☻	6¼ 12½	
Gelato al ciocccolato senza zucchero	cc 5 g	11½ +9½ uni.	¾ ☻	☹ ☹2	32¾ 65½	G
Gelato al cioccolato	Porzione 65 g	1 +1 uni.	☻+ ×¾ uni. ☻+ ×¾ uni.	☹ ☺	2¾ 5¾	G
Gelato alla nocciola	Porzione 106 g	½ +½ uni.	☻+ ×4¾ uni. ☻+ ×4¾ uni.	☻ ☻	1½ 3	
Gelato alla vaniglia senza lattosio	Porzione 65 g	4 +3¼ uni.	☻+ ×4¾ uni. ☻+ ×4¾ uni.	☻ ☻	23¼ 46½	
Gelato light	cc 5 g	9¾ +8 uni.	2¼ ☻	☹ ¼	54¾ ☺	
Ghiacciolo	Pezzo 52 g	☻	☻+ ×1¼ uni. ☻+ ×1¼ uni.	☻ ☻	☻ ☻	
Ghiacciolo alla frutta	Pezzo 77 g	☻	☻+ ×1¼ uni. ☻+ ×1¼ uni.	☹ 4½	☻ ☻	
Ghiacciolo senza zucchero	Pezzo 55 g	☻	☻ ☻	☻ ☻	☻ ☻	

[0] *Livello 0:* quantità lattosio ×½
[1] *Livello 1* quantità fruttosio×2
[2] *Livello 2*: quantità di fruttosio/sorbitolo ×4, il resto ×2
[3] *Livello 3:* quantità sorbitolo ×7, il resto ×3
🕮: fonte dei dati Fru/galattani

+ Unità/💊: quantità tollerata aggiunta per capsula forte di lattasi. Fruttosio*: fruttosio, bilanciato con sorbitolo

☻ + ×[quantità] unità: Per unità consumata, è possibile tollerare in aggiunta fino a [quantità] × unità fruttosio(*) di un altro prodotto.

☹: evitarlo; ☹1: ¼ a LT 1; ☹2: ¼ a LT 2; ☹3: ¼ a LT 3; ☺: contiene solo tracce; ☻: non contiene

Gelato	Unità (uni.)	Lattosio + Unità/	Fruttosio* Fruttosio	Sorbi- tolo	Fruttani e Galattani	📖
Häagen-Dazs® BAILEYS	Porzione	½	☻+ ×2¾ uni.	☹	1½	
	102 g	+¼ uni.	☻+ ×2¾ uni.	☺	3	
Häagen-Dazs® Rocky Road	Porzione	¼	☻+ ×2¾ uni.	☹	2½	
	104 g	+¼ uni.	☻+ ×2¾ uni.	☺	5¼	
Häagen-Dazs® Caffè	Porzione	¼	☻+ ×2¾ uni.	☹	2½	
	106 g	+¼ uni.	☻+ ×2¾ uni.	☺	5¼	
Häagen-Dazs® Ciliegia	Porzione	½	☻+ ×4½ uni.	☻	3¼	
	101 g	+½ uni.	☻+ ×4½ uni.	☻	6½	
Häagen-Dazs® Cioccolato	Porzione	¼	☻+ ×2¾ uni.	☹	1¼	
	106 g	+¼ uni.	☻+ ×2¾ uni.	☺	2¾	
Häagen-Dazs® Cookies & Cream	Porzione	½	☻+ ×4½ uni.	☻	3¼	
	102 g	+¼ uni.	☻+ ×4½ uni.	☻	6½	
Häagen-Dazs® Fragola	Porzione	½	☻+ ×4¾ uni.	☻	3	
	106 g	+¼ uni.	☻+ ×4¾ uni.	☻	6¼	
Haagen-Dazs® Frozen Yogurt, Cioccolato	Porzione	½	☻+ ×¾ uni.	☹	1¾	
	106 g	+½ uni.	☻+ ×¾ uni.	☺	3½	
Haagen-Dazs® Frozen Yogurt, Vaniglia	Porzione	½	☻+ ×3 uni.	☻	3½	
	106 g	+½ uni.	☻+ ×3 uni.	☻	7	
Häagen-Dazs® Mango	Porzione	¼	☻+ ×2¼ uni.	☻	2¼	
	106 g	+¼ uni.	☻+ ×2¼ uni.	☻	4¾	
Häagen-Dazs® Noci Pecan	Porzione	½	☻+ ×4¾ uni.	☻	2¼	
	106 g	+½ uni.	☻+ ×4¾ uni.	☻	4¾	
Häagen-Dazs® Pistacchio	Porzione	½	☻+ ×4¾ uni.	☻	½	
	106 g	+½ uni.	☻+ ×4¾ uni.	☻	1¼	
Häagen-Dazs® Secret Sensations Crème Brûlée	Porzione	½	☻+ ×4¾ uni.	☻	3	
	107 g	+¼ uni.	☻+ ×4¾ uni.	☻	6¼	
Häagen-Dazs® Vaniglia	Porzione	½	☻+ ×4¾ uni.	☻	3½	
	106 g	+½ uni.	☻+ ×4¾ uni.	☻	7	
Sorbetto al ciocccolato	Porzione	☺	☻+ ×3¼ uni.	☻	3	G
	105 g		☻+ ×3¼ uni.	☻	6¼	
Sorbetto al cocco	Porzione	18¾	☻+ ×5 uni.	☻	3¼	
	106 g	+15½ uni.	☻+ ×5 uni.	☻	6½	
Sorbetto alla frutta	Porzione	☻	☻+ ×5½ uni.	☻	☻	
	106 g		☻+ ×5½ uni.	☻	☻	

3.7 Ingredienti

Ingredienti	Unità (uni.)	Lattosio [1] + Unità/capsula	Fruttosio* [0] / Fruttosio [0]	Sorbitolo [0] / [1]	Fruttani e Galattani [0] / [1]	📖
Crusca	CC	☻	☻	☻	½	G
	15 g		☻	☻	1	
Farina di farro	Porzione	☻	☻+ ×¼ uni.	☻	☺	A
	30 g		☻+ ×¼ uni.	☻	☺	
Farina di frumento	Porzione	☻	33¼	☻	1¼	AD
	30 g		33¼	☻	2¾	
Farina di frumento, integrale	Porzione	☻	☻	☻	1¼	A
	30 g		☻	☻	2¾	
Farina di segale	Porzione	☻	27¾	☻	1¼	A
	30 g		27¾	☻	2½	
Farina d'orzo	Porzione	☻	☻	☻	6¼	AD
	30 g		☻	☻	12¾	
Frolla	Porzione	68¼	☻	☻	2¾	A
	19,56 g	+57 uni.	☻	☻	5¾	
Lievito	Pacchetto	☻	☻	☻	☻	
	9 g		☻	☻	☻	
Scorza d'arancia	CC	☻	3¼	☻	☻	
	15 g		3¼	☻	☻	
Scorza di limone	CC	☻	☻	☻	☻	
	15 g		☻	☻	☻	
Semolino	Porzione	☻	☻	☻	1¼	AD
	30 g		☻	☻	2¾	

[0] *Livello 0:* quantità lattosio ×½
[1] *Livello 1* quantità fruttosio×2
[2] *Livello 2*: quantità di fruttosio/sorbitolo ×4, il resto ×2
[3] *Livello 3:* quantità sorbitolo ×7, il resto ×3
📖: fonte dei dati Fru/galattani

+ Unità/capsula: quantità tollerata aggiunta per capsula forte di lattasi. Fruttosio*: fruttosio, bilanciato con sorbitolo

☻ + ×[quantità] unità: Per unità consumata, è possibile tollerare in aggiunta fino a [quantità] × unità fruttosio(*) di un altro prodotto.

☹: evitarlo; ☹[1]: ¼ a LT 1; ☹[2]: ¼ a LT 2; ☹[3]: ¼ a LT 3; ☺: contiene solo tracce; ☻: non contiene

3.8 Piatti caldi

3.8.1 Carne e pesce

Carne e pesce	Unità (uni.)	Lattosio + Unità/	Fruttosio* Fruttosio	Sorbitolo	Fruttani e Galattani	
Aringa	Porzione 55 g	☻	☻ ☻	☻ ☻	6 12	
Bastoncini di pesce	Porzione 85 g	☻	☻ ☻	☻ ☻	2 4	A
Bierwurst	Porzione 55 g	☻	☻+ ×1 uni. ☻+ ×1 uni.	☻ ☻	☻ ☻	
Bistecca di Manzo	Porzione 85 g	☻	☻ ☻	☻ ☻	☻ ☻	
Bockwurst	Porzione 55 g	☻	☻+ ×¼ uni. ☻+ ×¼ uni.	☻ ☻	☻ ☻	
Calamari	Porzione 85 g	☺	☻ ☻	☻ ☻	2¼ 4½	A
carne salmistrata	Porzione 55 g	☻	☻ ☻	☻ ☻	☻ ☻	
Carne stufata in vino, aceto e spezie	Porzione 159 g	☻	34¾ 34¾	☻ ☻	☻ ☻	
Caviale	CC 15 g	☻	☻ ☻	☻ ☻	☻ ☻	
Cordon Bleu di pollo	Porzione 140 g	32¼ +27 uni.	2 2	☻ ☻	1 2¼	A
Costolette di maiale	Porzione 85 g	☻	☻ ☻	☻ ☻	☻ ☻	
Cotoletta	Porzione 85 g	☻	☻ ☻	☻ ☻	1¼ 2¾	A
Cozze	Porzione 85 g	☻	☻ ☻	☻ ☻	☻ ☻	
Cozze con ripieno di cipolle e funghi	Porzione 140 g	24½ +20½ uni.	☻ ☻	☹ ½	3¼ 6¾	CB
Crocchette di pesce	Porzione 85 g	2¼ +1¾ uni.	☻ ☻	☹ ☺	1¾ 3½	
Gamberi in salsa di parmigiano	Porzione 85 g	☺	☻ ☻	☻ ☻	☺ ☺	
Gamberi marinati alle spezie	Porzione 85 g	☻	☺ ☺	☻ ☻	☻ ☻	

Carne e pesce	Unità (uni.)	Lattosio ① + Unità/💊	Fruttosio* ⓪ Fruttosio ⓪	Sorbi- ⓪ tolo ①	Fruttani e ⓪ Galattani ①	📖
Gamberi panati	Porzione 85 g	☻	☻ ☻	☻ ☻	2 4	A
Goulasch di manzo	CC 15 g	☻	☺ ☺	☹ 4	☻ ☻	
Gunnello marinato con pepe e limone	Porzione 85 g	☻	☻ ☻	☻ ☻	☻ ☻	
Patè di fegato	Porzione 55 g	☻	☻ ☻	☻ ☻	☻ ☻	
Pesce affumicato, Salmone	Porzione 55 g	☻	☻ ☻	☻ ☻	☻ ☻	
Pesce e frutti di mare al naturale	Porzione 85 g	☻	☻ ☻	☻ ☻	☻ ☻	
Petto di tacchino	Porzione 85 g	☻	☻ ☻	☻ ☻	☻ ☻	
Pollo con la pelle	Porzione 85 g	☻	☻ ☻	☻ ☻	☻ ☻	
Pollo in fricassea	Porzione 244 g	☻	☻ ☻	☻ ☻	5¾ 11½	C
Prosciutto, Manzo	Porzione 15 g	☻	☻ ☻	☻ ☻	☻ ☻	
Ragù	Porzione 85 g	☻	☻ ☻	☻ ☻	☺ ☺	
Salamella	Porzione 55 g	☻	☻ ☻	☻ ☻	☻ ☻	
Salsiccia	Porzione 55 g	☻	☻+ ×¼ uni. ☻+ ×¼ uni.	☻ ☻	☻ ☻	
Salsiccia al formaggio con birra	Porzione 55 g	☺	☻+ ×½ uni. ☻+ ×½ uni.	☹ ☺	☺ ☺	
Salsiccia con birra	Porzione 55 g	☻	☻+ ×¼ uni. ☻+ ×¼ uni.	☹ ☺	☻ ☻	
Salsiccia di tacchino	Porzione 55 g	☻	☻+ ×1½ uni. ☻+ ×1½ uni.	☻ ☻	☻ ☻	

⓪ *Livello 0:* quantità lattosio ×½
① *Livello 1* quantità fruttosio×2
② *Livello 2*: quantità di fruttosio/sorbitolo ×4, il resto ×2
③ *Livello 3:* quantità sorbitolo ×7, il resto ×3
📖: fonte dei dati Fru/galattani

+ Unità/💊: quantità tollerata aggiunta per capsula forte di lattasi. Fruttosio*: fruttosio, bilanciato con sorbitolo

☻ + ×[quantità] unità: Per unità consumata, è possibile tollerare in aggiunta fino a [quantità] × unità fruttosio(*) di un altro prodotto.

☹: evitarlo; ☹^{1}: ¼ a LT 1; ☹^{2}: ¼ a LT 2; ☹^{3}: ¼ a LT 3; ☺: contiene solo tracce; ☻: non contiene

Carne e pesce	Unità (uni.)	Lattosio + Unità/💊	Fruttosio* Fruttosio	Sorbi- tolo	Fruttani e Galattani	📖
Salsiccia, da carne magra	Porzione 55 g	☻	☻+ ×2¾ uni. ☻+ ×2¾ uni.	☻ ☻	☻ ☻	
Salsiccia, manzo	Porzione 55 g	☻	☻+ ×1 uni. ☻+ ×1 uni.	☻ ☻	☻ ☻	
Tonno in scatola sott'olio	Porzione 55 g	☻	☻ ☻	☻ ☻	☻ ☻	
Gamberi marinati alle spezie	Porzione 85 g	☻	☺ ☺	☻ ☻	☻ ☻	

3.8.2 Contorni

Carne e pesce	Unità (uni.)	Lattosio + Unità/💊	Fruttosio* Fruttosio	Sorbi- tolo	Fruttani e Galattani	📖
Bulgur	Porzione 140 g	☻	☻ ☻	☻ ☻	☻ ☻	
Canederli	Porzione 55 g	1¾ +1½ uni.	☻ ☻	☻ ☻	½ 1	A
Couscous	Porzione 140 g	☻	☻ ☻	☻ ☻	¼ ¾	A
Fagiolini piatti	Porzione 90 g	☻	☻ ☻	☻ ☻	¼ ½	A
Falafel	Porzione 55 g	☻	☻ ☻	☹ 1¾	¾ 1½	G
Frittelle di patate	Porzione 70 g	☻	☻+ ×½ uni. ☻+ ×½ uni.	☹ 12¾	☻ ☻	B
Gnocchi (a base di patate)	Porzione 188 g	2½ +2 uni.	☻ ☻	☻ ☻	14 28¼	A
Gnocchi al formaggio	Porzione 70 g	28 +23¼ uni.	☻ ☻	☻ ☻	1 2¼	A
Gnocchi bavaresi (Spätzle)	Porzione 140 g	5¼ +4¼ uni.	☻+ ×¼ uni. ☻+ ×¼ uni.	☻ ☻	1 2	A
Gnocchi di patate	Porzione 140 g	45½ +37¾ uni.	☻+ ×¼ uni. ☻+ ×¼ uni.	☹ 35½	☺ ☺	C
Gratin di patate	Porzione 140 g	1 +¾ uni.	☻ ☻	☹ 7¾	6¼ 12½	B
Patate bollite con la buccia	Porzione 110 g	☻	☻ ☻	☹ 45¼	☻ ☻	B

Carne e pesce	Unità (uni.)	Lattosio (1) + Unità/(capsula)	Fruttosio* (0) Fruttosio (0)	Sorbi- (0) tolo (1)	Fruttani e (0) Galattani (1)	📖
Patate bollite senza buccia	Porzione 110 g	☻	☻ ☻	☹ 45¼	☻ ☻	B
Piselli	CC 15 g	☻	9½ 12¼	☹ 3½	1¼ 2½	A
Polenta	Porzione 240 g	½ +½ uni.	☻+ ×¼ uni. ☻+ ×¼ uni.	☹ 20¾	3¼ 6¾	B
Quinoa	Porzione 140 g	☻	☻+ ×1¾ uni. ☻+ ×1¾ uni.	☻ ☻	2½ 5	A
Riso	Porzione 140 g	☻	☻ ☻	☻ ☻	☻ ☻	A
Spaghetti di riso	Porzione 25 g	☻	☻ ☻	☻ ☻	☻ ☻	A
Tagliatelle	Porzione 140 g	☻	☻+ ×¼ uni. ☻+ ×¼ uni.	☻ ☻	1 2	A

(0) *Livello 0:* quantità lattosio ×½

(1) *Livello 1* quantità fruttosio×2

(2) *Livello 2*: quantità di fruttosio/sorbitolo ×4, il resto ×2

(3) *Livello 3:* quantità sorbitolo ×7, il resto ×3

📖: fonte dei dati Fru/galattani

+ Unità/(capsula): quantità tollerata aggiunta per capsula forte di lattasi.

Fruttosio*: fruttosio, bilanciato con sorbitolo

☻ + ×[quantità] unità: Per unità consumata, è possibile tollerare in aggiunta fino a [quantità] × unità fruttosio(*) di un altro prodotto.

☹: evitarlo; ☹[1]: ¼ a LT 1; ☹[2]: ¼ a LT 2; ☹[3]: ¼ a LT 3; ☺: contiene solo tracce; ☻: non contiene

3.8.3 I rifugi del lattosio

Carne e pesce	Unità (uni.)	Lattosio + Unità/	Fruttosio* Fruttosio	Sorbi- tolo	Fruttani e Galattani	
Casseruola	Porzione 238 g	½ +½ uni.	☺ ☺	☻ ☻	☻ ☻	
Mortadella Bologna	Porzione 85 g	2¼ +2 uni.	☻+ ×¼ uni. ☻+ ×¼ uni.	☹ 3½	☻ ☻	
Pesce con panna o besciamella	Porzione 181 g	1½ +1¼ uni.	☻ ☻	☻ ☻	☻ ☻	
Pollo con crema	Porzione 241 g	½ +¼ uni.	☻ ☻	☹ 13¾	☻ ☻	
Pollo con salsa di formaggio	Porzione 216 g	1 +¾ uni.	5 23	☹ ½	☻ ☻	
Polpetta	Porzione 85 g	2¼ +1¾ uni.	☻ ☻	☹ ☺	☻ ☻	
Soufflé	Porzione 110 g	1¼ +1 uni.	☻+ ×½ uni. ☻+ ×½ uni.	☹ ☺	1¾ 3¾	B
Tonno diffusione	Porzione 85 g	5½ +4½ uni.	☻ ☻	☹ 14½	☻ ☻	
Torta di pollo	Porzione 85 g	1½ +1¼ uni.	14 14	☹ 58¾	3¼ 6½	B
Casseruola	Porzione 238 g	½ +½ uni.	☺ ☺	☻ ☻	☻ ☻	

3.8.4 Pasti

Pasti	Unità (uni.)	Lattosio + Unità/	Fruttosio* Fruttosio	Sorbi- tolo	Fruttani e Galattani	
Base per zuppa	CC 15 g	☻	64 64	☹ 74	☻ ☻	
Burrito	Porzione 140 g	25½ +21¼ uni.	☻ ☻	☹ 5¾	¼ ¾	A
Calzone	Pezzo 168 g	12¼ +10¼ uni.	☻ ☻	☹ 2¾	¼ ½	A
Chili con carne	CC 15 g	☻	☺ ☺	☹ 55½	3 6	AC
Chop Suey con pollo	Porzione 166 g	☻	☻ ☻	☹ ¼	¼ ¾	AB

Pasti	Unità (uni.)	Lattosio ⁽¹⁾ + Unità/💊	Fruttosio* ⁽⁰⁾ Fruttosio ⁽⁰⁾	Sorbi- ⁽⁰⁾ tolo ⁽¹⁾	Fruttani e ⁽⁰⁾ Galattani ⁽¹⁾	📖
Chop Suey con tofu	Porzione 166 g	☻	☻ ☻	☹ ¼	☻ ☻	
Chutney di pomodori	Porzione 15 g	☻	☻ ☻	☹ 5¼	33 66¼	
Hamburger e uova strapazzate	Pezzo 158 g	12 +10 uni.	☻+ ×9¼ uni. ☻+ ×9¼ uni.	☻ ☻	¼ ½	A
Hot dog	Pezzo 199 g	☻	☻+ ×1¾ uni. ☻+ ×1¾ uni.	☹ 8¼	¼ ½	A
Insalata di pasta con uovo, carne e maionese	Porzione 140 g	☻	☻+ ×¼ uni. ☻+ ×½ uni.	☹ 1¼	1½ 3	A
Insalata di pasta con verdure e salsa alle erbe	Porzione 140 g	☺	3¾ 3¾	☹ 1½	1½ 3¼	A
Insalata di patate con olio, aceto e prosciutto cotto	Porzione 140 g	☻	☻+ ×¼ uni. ☻+ ×¼ uni.	☹ 4¾	1 2	CB
Insalata di patate con uova e maionese	Porzione 140 g	☻	☻+ ×½ uni. ☻+ ×½ uni.	☹ 2	1 2	CB
Involtini primavera	Porzione 140 g	☻	21 21	☹ 2¾	1 2¼	
Lasagne agli spinaci	Porzione 140 g	8½ +7 uni.	9¾ 11	☹ ½	¾ 1½	A
Lasagne al formaggio	Porzione 140 g	25¾ +21½ uni.	11 12¼	☹ ¾	¾ 1½	A
Lasagne con ragù di manzo	Porzione 140 g	23¼ +19¼ uni.	☻+ ×¼ uni. ☻+ ×¼ uni.	☹ 1	¾ 1½	A
Lasagne di verdure	CC 15 g	66¾ +55½ uni.	☻ ☻	☹ 2¾	81½ ☺	A
Maccheroni al formaggio	Porzione 217 g	21½ +18 uni.	☻ ☻	☻ ☻	½ 1¼	A
Milkshake alla fragola	Bicchiere 200 ml	¼ +¼ uni.	☻+ ×4¼ uni. ☻+ ×4¼ uni.	☹ 3¼	1¾ 3¾	
Minestrone	Porzione 126 g	☻	☻ ☻	☹ ¾	½ 1	

⁽⁰⁾ *Livello 0:* quantità lattosio ×½
⁽¹⁾ *Livello 1* quantità fruttosio×2

+ Unità/💊: quantità tollerata aggiunta per capsula forte di lattasi. Fruttosio*: fruttosio, bilanciato con sorbitolo

⁽²⁾ *Livello 2:* quantità di fruttosio/sorbitolo ×4, il resto ×2
⁽³⁾ *Livello 3:* quantità sorbitolo ×7, il resto ×3
📖: fonte dei dati Fru/galattani

☻ + ×[quantità] unità: Per unità consumata, è possibile tollerare in aggiunta fino a [quantità] × unità fruttosio(*) di un altro prodotto.

☹: evitarlo; ☹1: ¼ a LT 1; ☹2: ¼ a LT 2; ☹3: ¼ a LT 3; ☺: contiene solo tracce; ☻: non contiene

Pasti	Unità (uni.)	Lattosio + Unità/💊	Fruttosio* / Fruttosio	Sorbi-tolo	Fruttani e Galattani	📖
Minestrone fatto in casa	Porzione 245 g	☻	☻ ☻	☹ 1	¼ ½	
Nachos con salsa al formaggio	Porzione 140 g	6¼ +5¼ uni.	☻ ☻	☹ 7¾	35¾ 71½	B
Omelette con prosciutto	Porzione 110 g	34¾ +29 uni.	☻+ ×1¾ uni. ☻+ ×1¾ uni.	☻ ☻	☺ ☺	
Omelette con salsiccia, patate e cipolle	Porzione 110 g	52¼ +43½ uni.	☻+ ×1 uni. ☻+ ×1 uni.	☹ 6¾	¼ ½	CB
Paella	Porzione 240 g	☻	2¼ 2¼	☹ 2¼	1 2	
Pane/pizza	Pezzo 56 g	61½ +51¼ uni.	☻+ ×¼ uni. ☻+ ×¼ uni.	☻ ☻	1¼ 2½	A
Pasta al forno con besciamella, formaggio e verdure	Porzione 228 g	3¾ +3 uni.	☻ ☻	☹ 1¼	½ 1	A
Pasta alla carbonara	Porzione 201 g	13½ +11¼ uni.	☻+ ×¾ uni. ☻+ ×¾ uni.	☹ 6	½ 1	A
Patate arrosto alla lionese	Porzione 70 g	☻	☻ ☻	☹ 15¾	☺ ☺	
Phat Thai	Porzione 140 g	☻	☻ ☻	☹ 3¾	☻ ☻	A
Pizza al formaggio	Pezzo 209 g	12¼ +10¼ uni.	☻+ ×¾ uni. ☻+ ×¾ uni.	☹ ¾	½ 1	A
Pizza Hut® Pepperoni Lover's pizza, stuffed crust	Porzione 140 g	30 +25 uni.	☺ ☻	☹ 1	¾ 1½	A
Pizza Hut® Personal Pan, supreme	Pezzo 256 g	16¾ +14 uni.	☻ ☻	☹ ¼	4¾ 9½	A
Pizza messicana	Pezzo 213 g	13¾ +11½ uni.	23¼ 29¼	☹ 1	¼ ¾	A
Pollo al sesamo	Porzione 252 g	☻	☻ ☻	☹ 3¾	☻ ☻	
Pollo in agrodolce	CC 15 g	☻	2½ 2½	☹ ☺	☻ ☻	
Polpette con salsa senza pasta	Porzione 140 g	1½ +1¼ uni.	☻ ☻	☹ 71¼	☻ ☻	
Ratatouille	Porzione 110 g	☺	☻ ☻	☹ 1¼	4 8	B
Ravioli alla zucca	Porzione 250 g	½ +½ uni.	☻+ ×¼ uni. ☻+ ×¼ uni.	☹ 40	½ 1	A

Pasti	Unità (uni.)	Lattosio + Unità/capsula	Fruttosio* / Fruttosio	Sorbitolo	Fruttani e Galattani	📖
Ravioli con carne	Porzione 250 g	☺	☻+ ×½ uni. ☻+ ×½ uni.	☹ ½	¼ ¾	A
Ravioli con formaggio	Portion 170 g	88	☻ ☻	☻ ☻	¾ 1½	A
Ravoli agli spinaci	Porzione 250 g	5½ +4½ uni.	☻+ ×¼ uni. ☻+ ×¼ uni.	☹ ½	½ 1	A
Spaghetti alle melanzane	Porzione 200 g	5 +4 uni.	☻ ☻	☻ ☻	27¾ 55½	
Spaghetti di riso con verdura asiatica	Porzione 200 g	☻	☻+ ×1 uni. ☻+ ×1 uni.	☹ 10	3¼ 6½	A
Spaghetti in zuppa di manzo, in barattolo	Porzione 126 g	☻	☻ ☻	☹ 4¼	4 8¼	A
Stufato di fagioli	CC 15 g	☻	☻ ☻	☹ ☺	3 6	AC
Stufato di piselli	CC 15 g	☻	☻ ☻	☹ 5½	1¼ 2½	AB
Sushi	Porzione 140 g	☻	☻ ☻	☹ 1½	☻ ☻	
Sushi con pesce	Porzione 140 g	☻	10½ 32¼	☹ 2½	☻ ☻	
Sushi con pesce e verdure con alga esterna	Porzione 140 g	☻	☻ ☻	☹ 2	☻ ☻	
Taco con formaggio e fagioli	Porzione 140 g	☺ +77½ uni.	12¾ 13	☹ 4¼	¼ ½	A
Timballo di riso con salsa di pomodoro, formaggio e verdure	Porzione 244 g	9¾ +8¼ uni.	☻+ ×1 uni. ☻+ ×1 uni.	☹ ¼	¼ ¾	A
Uova strapazzate con bacon	Porzione 110 g	2¼ +1¾ uni.	☻+ ×1¾ uni. ☻+ ×1¾ uni.	☻ ☻	12½ 25¼	
Vellutata alla zucca	Porzione 245 g	13½ +11¼ uni.	☻ ☻	☹ 2½	½ 1	G
Vellutata di asparagi	Porzione 245 g	¼ +¼ uni.	40¾ 40¾	☹ 40¾	2¼ 4½	

Livello 0: quantità lattosio ×½

Livello 1 quantità fruttosio×2

Livello 2: quantità di fruttosio/sorbitolo ×4, il resto ×2

Livello 3: quantità sorbitolo ×7, il resto ×3

📖: fonte dei dati Fru/galattani

+ Unità/capsula: quantità tollerata aggiunta per capsula forte di lattasi. Fruttosio*: fruttosio, bilanciato con sorbitolo

☻ + ×[quantità] unità: Per unità consumata, è possibile tollerare in aggiunta fino a [quantità] × unità fruttosio(*) di un altro prodotto.

☹: evitarlo; ☹[1]: ¼ a LT 1; ☹[2]: ¼ a LT 2; ☹[3]: ¼ a LT 3; ☺: contiene solo tracce; ☻: non contiene

Pasti	Unità (uni.)	Lattosio + Unità/💊	Fruttosio* Fruttosio	Sorbi- tolo	Fruttani e Galattani	📖
Vellutata di broccoli	Porzione 126 g	5 +4¼ uni.	☻ ☻	☹ 19¾	1 2¼	C
Vellutata di funghi	Porzione 245 g	8½ +7 uni.	☺ ☺	☹ ¼	½ 1	
Vellutata di patate	Porzione 23 g	3¼ +2¾ uni.	☻ ☻	☹ 3	5 10	
Vellutata di pollo	Porzione 126 g	6½ +5½ uni.	☺ ☺	☹ 26¼	37¼ 74¾	CB
Vellutata di sedano	Porzione 245 g	½ +½ uni.	☻ ☻	☹ ¼	¼ ½	
Vellutata di spinaci	Porzione 17 g	☻	☻+ ×¼ uni. ☻+ ×¼ uni.	☹ 18¼	3¼ 6¾	
Wrap	Pezzo 245 g	4¼ +3½ uni.	☻ ☻	☹ 5	☹ ¼	A
Zuppa con pasta	Porzione 16 g	☻	☻+ ×¼ uni. ☻+ ×¼ uni.	☻ ☻	6¼ 12½	CB
Zuppa di lenticchie	Porzione 126 g	☺	☻ ☻	☹ 1	5½ 11¼	AC
Zuppa di patate con broccoli e formaggio	Porzione 245 g	29¾ +24¾ uni.	☻ ☻	☹ 13½	½ 1	AC
Zuppa di piselli	CC 15 g	☻	☻ ☻	☹ 20	3¼ 6¾	AC
Zuppa di pollo classica	Porzione 245 g	☻	☻ ☻	☹ 1	1¼ 2½	
Zuppa di pollo e gnocchi cinesi	Porzione 126 g	7¼ +6 uni.	☻ ☻	☹ 2¼	2¼ 4½	
Zuppa di pomodori	Porzione 34,66 g	¼ +0,24 uni.	13 13¾	☹ 2	1¼ 2¾	B
Zuppa di porri	Porzione 245 g	¾ +½ uni.	☻+ ×¼ uni. ☻+ ×¼ uni.	☹ 1¼	4¼ 8½	AB
Zuppa di riso e fagioli rossi	Porzione 51,03 g	☻	¼ ¼	☹ ¼	1¼ 2¾	AC
Zuppa di spaghetti vietnamita	Porzione 245 g	☻	☻ ☻	☹ 6¾	¾ 1¾	
Zuppa vegetariana	Porzione 126 g	☻	☻+ ×¼ uni. ☻+ ×¼ uni.	☹ 1	19¾ 39½	
Zuppa Wan-tan	Porzione 245 g	☻	☻ ☻	☹ 40¾	☻ ☻	

3.8.5 Salse e spezie

Salse e spezi	Unità (uni.)	Lattosio + Unità/[capsula]	Fruttosio* Fruttosio	Sorbi- tolo	Fruttani e Galattani	[fonte]
Aceto balsamico	Porzione 15,94 g	☻	☻ ☻	☹ 23	☻ ☻	
Aceto di acquavite	Porzione 14 g	☻	☻ ☻	☻ ☻	☻ ☻	
Aceto di mele	Porzione 14,94 g	☻	6¼ 16½	☹ 1¾	☻ ☻	
Aceto di vino rosso	CC 15 g	☻	☺ ☻	☹ 20	☻ ☻	
Aglio in polvere	Pizzico 1 g	☻	☺ ☺	☻ ☻	3¼ 6½	FB
Balsamico Dressing Kraft®	Porzione 30 g	☻	☺ ☺	☹ 22	☻ ☻	
Basilico	Pizzico 1 g	☻	☻ ☻	☻ ☻	☻ ☻	
Capperi	Pizzico 1 g	☻	☻ ☻	☹ 70¼	☻ ☻	
Caramello	Porzione 41 g	6 +5 uni.	☻+ ×6 uni. ☻+ ×6 uni.	☻ ☻	33¾ 67¾	
Cipollotti selvatici	Pezzo 15,7 g	☻	☻+ ×¼ uni. ☻+ ×¼ uni.	☹ 6	¼ ¾	G
Coriandolo fresco in foglie	Pizzico 1 g	☻	☻ ☻	☻ ☻	☻ ☻	
Crème fraîche Dressing Kraft®	Porzione 30 g	☻	4½ 4½	☻ ☻	☻ ☻	
Crescione	Pizzico 1 g	☻	☻ ☻	☻ ☻	☻ ☻	
Erba cipollina	Pizzico 1 g	☻	☻ ☻	☻ ☻	☻ ☻	B
French Dressing Kraft®	Porzione 30 g	☻	64 64	☹ ☺	☻ ☻	

Livello 0: quantità lattosio ×½

Livello 1 quantità fruttosio×2

Livello 2: quantità di fruttosio/sorbitolo ×4, il resto ×2

Livello 3: quantità sorbitolo ×7, il resto ×3

[fonte]: fonte dei dati Fru/galattani

+ Unità/[capsula]: quantità tollerata aggiunta per capsula forte di lattasi.

Fruttosio*: fruttosio, bilanciato con sorbitolo

☻ + ×[quantità] unità: Per unità consumata, è possibile tollerare in aggiunta fino a [quantità] × unità fruttosio(*) di un altro prodotto.

☹: evitarlo; ☹[1]: ¼ a LT 1; ☹[2]: ¼ a LT 2; ☹[3]: ¼ a LT 3; ☺: contiene solo tracce; ☻: non contiene

Salse e spezi	Unità (uni.)	Lattosio + Unità/	Fruttosio* Fruttosio	Sorbi-tolo	Fruttani e Galattani
Heinz® 57 Soße	Porzione 15,63 g	☺	☺+ ×¼ uni. ☺+ ×½ uni.	☹ 3¾	☺ ☺
Italian Dressing Kraft®	Porzione 30 g	☺	☺+ ×¾ uni. ☺+ ×¾ uni.	☺ ☺	☺ ☺
Joghurt-Kräuter Dressing Kraft®	Porzione 30 g	☺	☺+ ×½ uni. ☺+ ×½ uni.	☹ 12¼	☺ ☺
Ketchup	Porzione 15 g	☺	☺+ ×¼ uni. ☺+ ×¼ uni.	☹ 3¾	☺ ☺
Ketchup iposodico	Porzione 15 g	☺	☺+ ×¼ uni. ☺+ ×¼ uni.	☹ 4¼	☺ ☺
Mayonnaise Kraft®	Porzione 15 g	☺	☺ ☺	☺ ☺	☺ ☺
Mayonnaise senza grassi Kraft®	Porzione 15 g	☺	☺ ☺	☺ ☺	☺ ☺
Menta fresca	Pizzico 1 g	☺	☺ ☺	☺ ☺	☺ ☺
Miracle Whip so leicht Kraft®	CC 15 g	80 +66½ uni.	☺ ☺	☺ ☺	☺ ☺
Miracle Whip® Balance Kraft®	CC 15 g	☺	☺ ☺	☺ ☺	☺ ☺
Miracle Whip® Kraft®	CC 15 g	☺	☺ ☺	☺ ☺	☺ ☺
olio di cartamo	Porzione 13,63 g	☺	☺ ☺	☺ ☺	☺ ☺
Olio di cocco	Pizzico 1 g	☺	☺ ☺	☺ ☺	☺ ☺
Olio di noci	CC 15 g	☺	☺ ☺	☺ ☺	☺ ☺
Olio di semi di girasole	CC 15 g	☺	☺ ☺	☺ ☺	☺ ☺
Olio di semi di lino	Porzione 13,63 g	☺	☺ ☺	☺ ☺	☺ ☺
Olio di semi di palma	CC 15 g	☺	☺ ☺	☺ ☺	☺ ☺
Olio di semi di zucca	Porzione 13,63 g	☺	☺ ☺	☺ ☺	☺ ☺
Olio di soia	CC 15 g	☺	☺ ☺	☺ ☺	☺ ☺

Salse e spezi	Unità (uni.)	Lattosio [L1] + Unità/[capsula]	Fruttosio* [L0] Fruttosio [L0]	Sorbi-tolo [L0] [L1]	Fruttani e Galattani [L0] [L1]	📖
Olio d'oliva Bertolli®	Porzione 13 g	☻	☻ ☻	☻ ☻	☻ ☻	
Origano	Pizzico 1 g	☻	☻ ☻	☻ ☻	☻ ☻	
Passata di pomodoro confezionata	CC 15 g	☻	6¼ 6¼	☹ 6¾	5½ 11¼	
Pepe di Cayenna	Pizzico 1 g	☻	51 51	☻ ☻	☻ ☻	
Pepe nero	Pizzico 1 g	☻	☻ ☻	☻ ☻	☻ ☻	
Pesto	Porzione 62 g	☺	☺ ☺	☻ ☻	1¾ 3¾	A
Pesto di pomodori secchi	Porzione 85 g	☺	1¼ 1¼	☹ 1	7¾ 15¾	B
Prezzemolo	Pizzico 1 g	☻	☺ ☺	☹ ☺	☻ ☻	
Rafano	Pizzico 1 g	☻	☻ ☻	☻ ☻	☻ ☻	
Remoulade	CC 15 g	☺	☻ ☻	☹ ☺	☺ ☺	
Rosmarino	Pizzico 1 g	☻	☻ ☻	☻ ☻	☻ ☻	
Salsa agrodolce	CC 15 g	☻	½ ½	☹ 83¼	☻ ☻	
Salsa ai funghi	CC 15 g	75¼ +62¾ uni.	☻ ☻	☹ 2¼	☺ ☺	
Salsa al cioccolato	CC 15 g	☻	☻+ ×1½ uni. ☻+ ×1½ uni.	☹ ☺	3 6	G
Salsa alla vaniglia	CC 15 g	☺	☻ ☻	☻ ☻	☺ ☺	
Salsa all'aglio	CC 15 g	☺	☻ ☻	☻ ☻	☹ ☹	FB

[L0] *Livello 0:* quantità lattosio ×½

[L1] *Livello 1* quantità fruttosio×2

[L2] *Livello 2*: quantità di fruttosio/sorbitolo ×4, il resto ×2

[L3] *Livello 3:* quantità sorbitolo ×7, il resto ×3

📖: fonte dei dati Fru/galattani

+ Unità/[capsula]: quantità tollerata aggiunta per capsula forte di lattasi.

Fruttosio*: fruttosio, bilanciato con sorbitolo

☻ + ×[quantità] unità: Per unità consumata, è possibile tollerare in aggiunta fino a [quantità] × unità fruttosio(*) di un altro prodotto.

☹: evitarlo; ☹¹: ¼ a LT 1; ☹²: ¼ a LT 2; ☹³: ¼ a LT 3; ☺: contiene solo tracce; ☻: non contiene

Salse e spezi	Unità (uni.)	Lattosio + Unità/💊	Fruttosio* Fruttosio	Sorbi- tolo	Fruttani e Galattani	📖
Salsa alle noccioline	Porzione 35 g	☻	☻ ☻	☹ 8¼	☻ ☻	G
Salsa barbecue	Pizzico 1 g	☻	☻ ☻	☹ 76¾	☻ ☻	
Salsa bianca, confezionata	CC 15 g	4 +3¼ uni.	☻ ☻	☻ ☻	22¼ 44½	
Salsa bouillon	Porzione 8 g	☻	☻ ☻	☹ ☺	☻ ☻	
Salsa burro e limone	CC 15 g	☺	☺ ☺	☹ 60½	☺ ☺	
Salsa chili	Porzione 68 g	☻	2¾ 2¾	☹ ¼	☻ ☻	
Salsa cocktail	Porzione 68 g	☻	☻+ ×2 uni. ☻+ ×2 uni.	☹ ¾	☻ ☻	
Salsa curry	Porzione 59 g	2 +1½ uni.	☻ ☻	☹ 4	11¼ 22½	
Salsa di ostriche cinese	Porzione 32 g	☻	☻ ☻	☻ ☻	☻ ☻	
Salsa di pomodori	Porzione 60 g	☻	☻+ ×¾ uni. ☻+ ×¾ uni.	☹ ¾	9¼ 18½	B
Salsa di soia	CC 15 g	☻	☻ ☻	☹ 4½	3 6	A
Salsa di zenzero	Porzione 32 g	☻	☻ ☻	☹ 9¼	☻ ☻	B
Salsa dip	Porzione 32,38 g	☻	2¾ 2¾	☹ 3	11 22	
Salsa Hollandaise	CC 15 g	5 +4¼ uni.	☻ ☻	☻ ☻	28½ 57	
Salsa miele e senape	Porzione 28 g	☻	4¾ 4¾	☻ ☻	☻ ☻	
Salsa per hamburger	Porzione 203 g	☻	☻ ☻	☹ 12¼	☻ ☻	
Salsa Ranch	CC 15 g	☺	☻ ☻	☹ 18½	☺ ☺	
Salsa sandwich	CC 15 g	☺	☻ ☻	☹ ☺	☺ ☺	
Senape di digione	CC 15 g	☻	☻ ☻	☹ ☺	☻ ☻	

Salse e spezi	Unità (uni.)	Lattosio 1 + Unità/capsula	Fruttosio* 0 Fruttosio 0	Sorbi- 0 tolo 1	Fruttani e 0 Galattani 1	📖
Tabasco®	CC	☻	☻	☻	☻	
	15 g		☻	☻	☻	
Tahina	Bicchiere	☻	☻	☻	1	G
	30 ml		☻	☻	2¼	
Timo	Pizzico	☻	☻	☻	☻	
	1 g		☻	☻	☻	
Zaziki	Porzione	4½	38¾	☹	11½	FB
	30 g	+3¾ uni.	38¾	9¼	23¼	
Zenzero	Pizzico	☻	89¼	☻	☻	B
	1 g		89¼	☻	☻	
Zenzero e Wasabi	Pizzico	☻	☺	☹	☻	B
	1 g		☺	☺	☻	
Zuppa francese di cipolle	Porzione	☺	☻+ ×1½ uni.	☹	¼	CB
	126 g		☻+ ×1½ uni.	2	¾	

0 *Livello 0*: quantità lattosio ×½

1 *Livello 1* quantità fruttosio×2

2 *Livello 2*: quantità di fruttosio/sorbitolo ×4, il resto ×2

3 *Livello 3*: quantità sorbitolo ×7, il resto ×3

📖: fonte dei dati Fru/galattani

+ Unità/capsula: quantità tollerata aggiunta per capsula forte di lattasi.

Fruttosio*: fruttosio, bilanciato con sorbitolo

☻ + ×[quantità] unità: Per unità consumata, è possibile tollerare in aggiunta fino a [quantità] × unità fruttosio(*) di un altro prodotto.

☹: evitarlo; ☹[1]: ¼ a LT 1; ☹[2]: ¼ a LT 2; ☹[3]: ¼ a LT 3; ☺: contiene solo tracce; ☻: non contiene

3.9 Piatti freddi

3.9.1 Caramelle

Caramelle	Unità (uni.)	Lattosio + Unità/	Fruttosio* Fruttosio	Sorbi-tolo	Fruttani e Galattani	
After Eight®	Pezzo 8 g	10¼ +8½ uni.	☻ ☻	☻ ☻	57¾ ☺	
Barretta di cioccolato al cocco	Pezzo 42 g	45¼ +37¾ uni.	☻ ☻	☻ ☻	☺ ☺	
Caramelle	Pezzo 6 g	☻	☻+ ×¾ uni. ☻+ ×¾ uni.	☻ ☻	☻ ☻	
Caramelle al burro	Pezzo 3,75 g	☻	☻ ☻	☹ ☹	☻ ☻	
Caramelle alla panna	Pezzo 7 g	40¾ +34 uni.	☻ ☻	☻ ☻	☺ ☺	
Caramelle gommose al selz	Manciata 30 g	☻	☻+ ×2¼ uni. ☻+ ×2¼ uni.	☻ ☻	☻ ☻	
Caramelle gommose al selz, senza zucchero	cc 5 g	☻	☻ ☻	☹ ☹	☻ ☻	
Caramelle morbide	Manciata 30 g	☻	☻+ ×12¼ uni. ☻+ ×12¼ uni.	☻ ☻	☻ ☻	
Caramelle mou	Pezzo 6,9 g	8 +6½ uni.	☻+ ×½ uni. ☻+ ×½ uni.	☻ ☻	44¾ 89¾	
Caramelle senza zucchero	Pezzo 3 g	☻	☹[1] ☻	☹ ☹	☻ ☻	
Caramelle taffy	Pezzo 8,6 g	☻	☻+ ×4¼ uni. ☻+ ×4¼ uni.	☻ ☻	☻ ☻	
Cioccolata al latte	Tavoletta 125 g	¼ +¼ uni.	☻ ☻	☻ ☻	¼ [G] ¾	
Cioccolata al latte, senza zucchero	Pezzo 12 g	32½ +27 uni.	80 80	☹ ☹	4½ 9	
Cioccolata bianca	Pezzo 12 g	2½ +2 uni.	☻ ☻	☻ ☻	14 28¼	
Cioccolata fondente 52%	Tavoletta g	☻	☻ ☻	☻ ☻	☻ ☻	
Cioccolata fondente 65%	Tavoletta 125 g	7½ +6¼ uni.	☻ ☻	☹ 6½	¼ ¾	
Cioccolata fondente 80%	Tavoletta 125 g	☻	☻ ☻	☹ 5	¼ ¾	

Caramelle	Unità (uni.)	Lattosio + Unità/(capsula)	Fruttosio* / Fruttosio	Sorbitolo	Fruttani e Galattani	📖
Cioccolata fondente senza zucchero	Pezzo 12 g	26¾ +22¼ uni.	34 34	☹ ☹	4¼ 8¾	
Cioccolato al latte con cereali	Tavoletta 125 g	½ +½ uni.	☻ ☻	☹ 40	¼ ¾	A
Cioccolato al latte con cereali, senza zucchero	Pezzo 12 g	26½ +22 uni.	80 80	☹ ☹	4½ 9	A
Collana di caramelle	Pezzo 21 g	☻	☻+ ×3¼ uni. ☻+ ×3¼ uni.	☻ ☻	☻ ☻	
Dinosauri gommosi	Manciata 30 g	☻	☻+ ×3½ uni. ☻+ ×3½ uni.	☹ ☺	☻ ☻	
Dinosauri gommosi senza zucchero	cc 5 g	☻	10 ☻	☹ ☹[3]	☻ ☻	
Dolcificante (Splenda®)	Porzione 0 g	☻	☻ ☻	☻ ☻	☻ ☻	
Dolcificante (Zsweet®)	Porzione 5 g	☻	☻ ☻	☹ ☹	☻ ☻	
Gelatina	Pezzo 1,75 g	☻	☻ ☻	☻ ☻	☻ ☻	
Gelatina senza zucchero	Pezzo 5 g	☻	☻ ☻	☻ ☻	☻ ☻	
Gomma americana	Pezzo 3 g	☻	☻ ☻	☻ ☻	☻ ☻	
Gomma americana senza zucchero	Pezzo 2 g	☻	¼ ☻	☹ ☹[2]	☻ ☻	
Jelly Beans®	Manciata 30 g	☻	☻+ ×9¾ uni. ☻+ ×9¾ uni.	☻ ☻	☻ ☻	
Jelly Beans® senza zucchero	cc 5 g	☻	12¼ ☻	☹ ☹	☻ ☻	
Kit Kat®	Pezzo 43 g	2 +1¾ uni.	☻ ☻	☹ ☺	2 4¼	A
Kit Kat® bianco	Pezzo 42 g	¾ +½ uni.	☻ ☻	☻ ☻	1½ 3¼	A

Livello 0: quantità lattosio ×½
Livello 1 quantità fruttosio×2
Livello 2: quantità di fruttosio/sorbitolo ×4, il resto ×2
Livello 3: quantità sorbitolo ×7, il resto ×3
📖: fonte dei dati Fru/galattani

+ Unità/(capsula): quantità tollerata aggiunta per capsula forte di lattasi. Fruttosio*: fruttosio, bilanciato con sorbitolo

☻ + ×[quantità] unità: Per unità consumata, è possibile tollerare in aggiunta fino a [quantità] × unità fruttosio(*) di un altro prodotto.

☹: evitarlo; ☹[1]: ¼ a LT 1; ☹[2]: ¼ a LT 2; ☹[3]: ¼ a LT 3; ☺: contiene solo tracce; ☻: non contiene

Caramelle	Unità (uni.)	Lattosio + Unità/💊	Fruttosio* Fruttosio	Sorbi- tolo	Fruttani e Galattani	📖
Lecca lecca	Pezzo 17 g	☻	☻+ ×2½ uni. ☻+ ×2½ uni.	☻ ☻	☻ ☻	
Lecca lecca senza zucchero	Pezzo 14 g	☻	☹ ☻	☹ ☹	☻ ☻	
Liquerizia	Pezzo 11 g	☻	☻+ ×1½ uni. ☻+ ×1½ uni.	☻ ☻	☻ ☻	
M & M's®	Porzione 40 g	2½ +2 uni.	☻ ☻	☻ ☻	8¾ 17¾	
Mamba®,	Porzione 40 g	☻	☻ ☻+ ×22¼ uni.	☹ ☹	☻ ☻	
Mamba®, amaro	Porzione 40 g	☻	☹² ☻+ ×17½ uni.	☹ ☹	☻ ☻	
Mandorle tostate	Manciata 30 g	☻	2 2	☹ 5½	½ 1¼	G
Marshmallow	Porzione 30 g	☻	☻+ ×4½ uni. ☻+ ×4½ uni.	☻ ☻	☻ ☻	
Marzapane	Porzione 28,38 g	☻	☺ ☺	☹ 20½	½ 1¼	G
Melassa	CC 15 g	☻	3¾ 3¾	☻ ☻	☻ ☻	
Mentine	Porzione 2 g	☻	☻+ ×¼ uni. ☻+ ×¼ uni.	☻ ☻	☻ ☻	
Mentine senza zucchero	Porzione 2 g	☻	¼ ☻	☹ ☹³	☻ ☻	
Mentos®	Pezzo 3 g	☻	☻ ☻	☻ ☻	☻ ☻	
Milky Way®	Pezzo 60,4 g	1¾ +1½ uni.	☻+ ×3¾ uni. ☻+ ×3¾ uni.	☻ ☻	6¼ 12½	
Nocciolato	Tavoletta 125 g	☻	☻+ ×18 uni. ☻+ ×18 uni.	☻ ☻	¼ ¾	
Noccioline in crosta di zucchero	Manciata 30 g	☻	☻+ ×1¾ uni. ☻+ ×1¾ uni.	☻ ☻	☻ ☻	G
Orsetti gommosi	Manciata 30 g	☻	☻+ ×3½ uni. ☻+ ×3½ uni.	☹ ☺	☻ ☻	
Orsetti gommosi con succo di frutta	Manciata 30 g	☻	☻+ ×3½ uni. ☻+ ×3½ uni.	☹ ☺	☻ ☻	
Orsetti gommosi, senza zucchero	cc 5 g	☻	10 ☻	☹ ☹³	☻ ☻	

Caramelle	Unità (uni.)	Lattosio + Unità/capsula	Fruttosio* Fruttosio	Sorbitolo	Fruttani e Galattani	🕮
Praline al caramello senza zucchero	Pezzo 8,6 g	74½ +62 uni.	21¾ ☻	☹ ☹	☺ ☺	
Praline al cioccolato fondente e frutta	Pezzo 15 g	56½ +47 uni.	☻+ ×¼ uni. ☻+ ×¼ uni.	☹ 31½	5½ 11¼	G
Praline al cioccolato fondente e frutta senza zucchero	Pezzo 17 g	37¾ +31¼ uni.	☹² ☻	☹ ☹	4¾ 9¾	G
Praline al tartufo	Pezzo 16,2 g	2½ +2 uni.	☻ ☻	☻ ☻	2¾ 5½	
Praline alle noci	Pezzo 55 g	3½ +2¾ uni.	☻+ ×1¼ uni. ☻+ ×1¼ uni.	☻ ☻	1¼ 2¾	G
Praline di cioccolata e frutta	Pezzo 15 g	56½ +47 uni.	☻+ ×¼ uni. ☻+ ×¼ uni.	☹ 31½	5½ 11¼	G
Riesen®	Pezzo 9 g	12¾ +10½ uni.	½ ☻+ ×2¾ uni.	☹ ☹³	71 ☺	
Smarties®	Manciata 30 g	☻	☻+ ×55 uni. ☻+ ×55 uni.	☻ ☻	☻ ☻	
Snickers®	Pezzo 58,7 g	1½ +1¼ uni.	☻+ ×7 uni. ☻+ ×7 uni.	☻ ☻	5¾ 11½	
Snickers® alla mandorla	Pezzo 49,9 g	1¾ +1½ uni.	☻+ ×8¾ uni. ☻+ ×8¾ uni.	☻ ☻	6½ 13¼	G
Starburst®	Pezzo 5 g	☻	☻+ ×½ uni. ☻+ ×½ uni.	☹ 30¼	☻ ☻	
Tic Tacs®	2 Pezzi 1,15 g	☻	☻ ☻	☻ ☻	☻ ☻	
Toblerone® Fondente	Pezzo 25 g	7¼ +6 uni.	☻ ☻	☹ 40	1½ 3¼	
Toblerone® al Latte	Pezzo 25 g	1½ +1¼ uni.	☻ ☻	☻ ☻	1½ 3	
Toblerone® Bianco	Pezzo 25 g	1 +1 uni.	☻ ☻	☻ ☻	6¾ 13½	
Toffifee®	Pezzo 8,2 g	7½ +6¼ uni.	½ ☻+ ×¼ uni.	☹ ☹²	42¾ 85½	

Livello 0: quantità lattosio ×½

Livello 1 quantità fruttosio×2

Livello 2: quantità di fruttosio/sorbitolo ×4, il resto ×2

Livello 3: quantità sorbitolo ×7, il resto ×3

🕮: fonte dei dati Fru/galattani

+ Unità/capsula: quantità tollerata aggiunta per capsula forte di lattasi. Fruttosio*: fruttosio, bilanciato con sorbitolo

☻ + ×[quantità] unità: Per unità consumata, è possibile tollerare in aggiunta fino a [quantità] × unità fruttosio(*) di un altro prodotto.

☹: evitarlo; ☹¹: ¼ a LT 1; ☹²: ¼ a LT 2; ☹³: ¼ a LT 3; ☺: contiene solo tracce; ☻: non contiene

Caramelle	Unità (uni.)	Lattosio + Unità/	Fruttosio* Fruttosio	Sorbitolo	Fruttani e Galattani	
Uvette al cioccolato	Manciata 30 g	2¾ +2¼ uni.	☻+ ×¼ uni. ☻+ ×¼ uni.	☹ 3¼	3¼ 6½	G
Vermi gommosi	Manciata 30 g	☻	☻+ ×3½ uni. ☻+ ×3½ uni.	☹ ☺	☻ ☻	
Vermi gommosi, senza zucchero	cc 5 g	☻	10 ☻	☹ ☹[3]	☻ ☻	
Wafer	Pezzo 28,5 g	☻	☻+ ×13¾ uni. ☻+ ×13¾ uni.	☹ ☺	4¼ 8½	A
Werther's Original®	Pezzo 4 g	17¾ +14¾ uni.	☻+ ×½ uni. ☻+ ×½ uni.	☻ ☻	☺ ☺	
Zucchero di canna	CC 15 g	☻	☻ ☻	☻ ☻	☻ ☻	
Zucchero raffinato	CC 15 g	☻	☻ ☻	☻ ☻	☻ ☻	

3.9.2 Cereali

Cereali	Unità (uni.)	Lattosio + Unità/	Fruttosio* Fruttosio	Sorbitolo	Fruttani e Galattani	
All-Bran®	Porzione 30 g	☻	☻+ ×¼ uni. ☻+ ×¼ uni.	☻ ☻	¼ ¾	A
Barretta di cereali con lamponi e cioccolato fondente	Pezzo 35 g	☻	☻+ ×4¼ uni. ☻+ ×4¼ uni.	☹ 71¼	½ 1	A
Barretta muesli al cioccolato	Pezzo 29 g	29½ +24¾ uni.	☻+ ×1 uni. ☻+ ×1 uni.	☹ ☺	½ 1¼	A
Barretta muesli al cioccolato fondente e ciliegie	Pezzo 35 g	☺	☻+ ×1 uni. ☻+ ×1 uni.	☹ 1	½ 1	A
Barretta muesli banana	Pezzo 25 g	49 +40¾ uni.	☻+ ×½ uni. ☻+ ×¾ uni.	☹ ¾	¾ 1½	A
Barretta muesli cocco	Pezzo 29 g	17¼ +14½ uni.	¾ ☻+ ×1¾ uni.	☹ ☹[2]	½ 1¼	A
Barretta muesli mandorle	Pezzo 28 g	4 +3¼ uni.	1½ ☻+ ×¾ uni.	☹ ☹[2]	½ 1¼	A
Barretta muesli miele	Pezzo 27 g	17½ +14¾ uni.	5¾ ☻+ ×¾ uni.	☹ ☹[2]	½ 1¼	A
Barretta muesli mirtillo	Pezzo 25 g	49 +40¾ uni.	☻+ ×½ uni. ☻+ ×¾ uni.	☹ ¾	¾ 1½	A

Cereali	Unità (uni.)	Lattosio ¹ + Unità/capsula	Fruttosio* ⁰ Fruttosio ⁰	Sorbitolo ¹	Fruttani e ⁰ Galattani ¹	📖
Barretta muesli uvette	Pezzo 30 g	11¾ +9¾ uni.	½ ☻	☹ ☹²	½ 1¼	A
Choco Krave® (Kellogg's®)	Porzione 55 g	☻	☻+ ×¼ uni. ☻+ ×¼ uni.	☻ ☻	¼ ¾	A
Coco Pops® (Kellogg's®)	Porzione 30 g	☻	☻ ☻	☹ ☺	1½ 3	A
Corn Flakes (Kellogg's®)	Porzione 30 g	☻	☻+ ×1½ uni. ☻+ ×1½ uni.	☹ ☺	1½ 3	A
Crunchy Nut® (Kellogg's®)	Porzione 30 g	☺	23¾ 24	☹ 15	1½ 3	A
Dolce alla cannella	Porzione 30 g	☻	2 2	☻ ☻	1½ 3	A
Fiocchi d'avena	Porzione 55 g	☻	☻ ☻	☻ ☻	1¼ 2¾	A
fiocchi di amaranto	Porzione 30 g	☻	3 3¾	☹ 2½	¾ 1½	G
Frosties® (Kellogg's®)	Porzione 30 g	☻	☻ ☻	☹ ☺	1½ 3	A
Miel Pops® (Kellogg's®)	Porzione 30 g	☻	☻+ ×12 uni. ☻+ ×12 uni.	☹ 83¼	½ 1¼	A
Miele	Porzione 21,19 g	☺	¼ ¼	☹ 1¼	☺ ☺	
Miglio	Porzione 30 g	☻	☻ ☻	☻ ☻	☻ ☻	
Muesli	Porzione 55 g	☻	1 1	☹ 1	¼ ¾	A
Muesli croccante con frutti	Porzione 55 g	☻	☻+ ×1¼ uni. ☻+ ×1¼ uni.	☹ 25¾	¼ ¾	A
Muesli croccante con noci e miele	Porzione 55 g	☻	☻+ ×1 uni. ☻+ ×1 uni.	☹ 18	¼ ¾	A
Nestlé® Clusters	Porzione 55 g	☻	☻ ☻	☻ ☻	¼ ¾	A

⁰ *Livello 0:* quantità lattosio ×½
¹ *Livello 1* quantità fruttosio×2
² *Livello 2:* quantità di fruttosio/sorbitolo ×4, il resto ×2
³ *Livello 3:* quantità sorbitolo ×7, il resto ×3
📖: fonte dei dati Fru/galattani

+ Unità/capsula: quantità tollerata aggiunta per capsula forte di lattasi. Fruttosio*: fruttosio, bilanciato con sorbitolo

☻ + ×[quantità] unità: Per unità consumata, è possibile tollerare in aggiunta fino a [quantità] × unità fruttosio(*) di un altro prodotto.

☹: evitarlo; ☹¹: ¼ a LT 1; ☹²: ¼ a LT 2; ☹³: ¼ a LT 3; ☺: contiene solo tracce; ☻: non contiene

Cereali	Unità (uni.)	Lattosio + Unità/	Fruttosio* / Fruttosio	Sorbi-tolo	Fruttani e Galattani	📖
Nestlé® Cookie Crisp	Porzione 30 g	☺	☺+ ×¼ uni. ☺+ ×¼ uni.	☹ 🙂	¾ 1¾	A
Nestlé® Fitness	Porzione 30 g	☺	41½ 41½	☺ ☺	½ 1¼	A
Nestlé® NESQUIK® cereali	Porzione 30 g	☺	☺+ ×2 uni. ☺+ ×2 uni.	☹ 🙂	½ 1¼	A
Rice Krispies® (Kellog's®)	Porzione 30 g	☺	☺ ☺	☺ ☺	1½ 3	A
Sciroppo d'acero	CC 15 g	☺	☺+ ×¼ uni. ☺+ ×¼ uni.	☺ ☺	☺ ☺	
Special K® Classic cereal (Kellogg's®)	Porzione 30 g	13 +10¾ uni.	☺ ☺	☺ ☺	½ 1¼	A
Special K® Frutti Rossi (Kellogg's®)	Porzione 30 g	☺	☺ ☺	☹ 41½	½ 1¼	A
Weetabix®	Porzione 55 g	☺	☺+ ×¾ uni. ☺+ ×¾ uni.	☺ ☺	¼ ¾	A

3.9.3 Noci e snacks

Noci e snacks	Unità (uni.)	Lattosio + Unità/	Fruttosio* / Fruttosio	Sorbi-tolo	Fruttani e Galattani	📖
Anelli di cipolla	Porzione 30 g	☺	☺ ☺	☹ 🙂	10¼ 20¾	AC
Burro di noccioline non salato	Porzione 32 g	☺	☺+ ×¼ uni. ☺+ ×¼ uni.	☺ ☺	☺ ☺	G
Caldarroste	Porzione 30 g	☺	🙂 🙂	☹ 3	☺ ☺	
Cashew	Manciata 30 g	☺	☺ ☺	☺ ☺	¼ ¾	G
Chips di soia	Manciata 21 g	5¼ +4¼ uni.	15 15	☹ 1	2 4	A
Cracker tipo TUC	Porzione 30 g	☺	☺ ☺	☺ ☺	¼ ½	A
Crocchette di patate	Manciata 21 g	☺	☺ ☺	☹ 79¼	10¾ 21½	A
Crostini	Porzione 15 g	☺	☺+ ×¼ uni. ☺+ ×¼ uni.	☹ 🙂	½ 1¼	A

Noci e snacks	Unità (uni.)	Lattosio + Unità/capsula	Fruttosio* Fruttosio	Sorbi-tolo	Fruttani e Galattani	📖
Farina di cocco dolce	Manciata 30 g	☻	20¾ 20¾	☻ ☻	☻ ☻	
Farina di cocco naturale	Manciata 30 g	☻	☻+ ×¾ uni. ☻+ ×¾ uni.	☻ ☻	12¼ 24½	
Fette biscottate	Porzione 7 g	☻	☻ ☻	☻ ☻	1½ 3	A
Flips al formaggio	Manciata 21 g	4 +3¼ uni.	☻ ☻	☹ ☺	7¼ 14½	A
Latte di cocco	Bicchiere 200 ml	☻	☻+ ×1 uni. ☻+ ×1 uni.	☻ ☻	1¾ 3½	G
Mandorle	Manciata 30 g	☻	☻ ☻	☻ ☻	½ 1¼	G
Nachos	Manciata 21 g	28 +23¼ uni.	☻ ☻	☹ ☺	10 20	A
Nachos al formaggio	Manciata 21 g	☺	☻ ☻	☹ ☺	10¾ 21½	A
Nocciole	Manciata 30 g	☻	☻ ☻	☹ 8¼	2¾ 5¾	G
Noccioline tostate e salate	Manciata 30 g	☻	☻ ☻	☻ ☻	☻ ☻	G
Noce di cocco	Porzione 15 g	☻	☻+ ×¼ uni. ☻+ ×¼ uni.	☻ ☻	24½ 49	G
Noci	Manciata 30 g	☻	☺ ☺	☻ ☻	2¾ 5¾	G
Noci brasiliane	Manciata 30 g	☻	☻ ☻	☻ ☻	☻ ☻	
Noci di Macadamia	Manciata 30 g	☻	☻ ☻	☻ ☻	☻ ☻	
noci Ginko, secche	Manciata 30 g	☻	☺ ☺	☻ ☻	☻ ☻	
Patatine chips al formaggio	Manciata 21 g	☻	41¾ 41¾	☹ 79¼	10¾ 21½	A

Livello 0: quantità lattosio ×½

Livello 1 quantità fruttosio×2

Livello 2: quantità di fruttosio/sorbitolo ×4, il resto ×2

Livello 3: quantità sorbitolo ×7, il resto ×3

📖: fonte dei dati Fru/galattani

+ Unità/capsula: quantità tollerata aggiunta per capsula forte di lattasi.

Fruttosio*: fruttosio, bilanciato con sorbitolo

☻ + ×[quantità] unità: Per unità consumata, è possibile tollerare in aggiunta fino a [quantità] × unità fruttosio(*) di un altro prodotto.

☹: evitarlo; ☹¹: ¼ a LT 1; ☹²: ¼ a LT 2; ☹³: ¼ a LT 3; ☺: contiene solo tracce; ☻: non contiene

Noci e snacks	Unità (uni.)	Lattosio + Unità/	Fruttosio* Fruttosio	Sorbi-tolo	Fruttani e Galattani	
Patatine chips Barbecue	Manciata 21 g	☻	54 54	☹ ☺	10¾ 21½	A
Patatine chips classiche	Manciata 21 g	☻	41¾ 41¾	☹ 79¼	10¾ 21½	A
Patatine chips con sale e pepe	Manciata 21 g	☻	54 54	☹ ☺	10¾ 21½	A
Patatine chips salate	Manciata 21 g	☻	41¾ 41¾	☹ 79¼	10¾ 21½	A
Patatine chips sale e aceto	Manciata 21 g	☻	41¾ 41¾	☹ 79¼	10¾ 21½	A
Patatine chips Sour Cream e cipolla	Manciata 21 g	☻	41¾ 41¾	☹ 79¼	10¾ 21½	A
Pecannuss	Manciata 30 g	☻	☻ ☻	☻ ☻	2¾ 5¾	G
Pinoli	Manciata 30 g	☻	☻ ☻	☻ ☻	2¾ 5¾	G
Pistacchi	Manciata 21 g	☻	☻ ☻	☻ ☻	¼ ¾	G
Popcorn dolce	Manciata 21 g	☺	☻+ ×1 uni. ☻+ ×1 uni.	☻ ☻	☺ ☺	C
Pringles® Original	Manciata 21 g	☻	76¾ 76¾	☹ ☺	10¾ 21½	A
Pringles® Salt & Vinegar	Manciata 21 g	☻	41¾ 41¾	☹ 79¼	10¾ 21½	A
Pringles® Sour Cream & Onion	Manciata 21 g	☻	41¾ 41¾	☹ 79¼	10¾ 21½	A
Pringles® Texas BBQ Sauce	Manciata 21 g	☻	37 37	☹ 79¼	10¾ 21½	A
Salatini	Manciata 21 g	☻	☻ ☻	☻ ☻	1½ 3¼	A
Semi di girasole	Manciata 30 g	☻	☻ ☻	☻ ☻	2 4	G
Semi di lino	CC 15 g	☻	☻ ☻	☻ ☻	2 4¼	G
Semi di zucca	Manciata 30 g	☻	☻ ☻	☻ ☻	2¾ 5¾	G
Stick di sesamo	Manciata 21 g	☻	☻ ☻	☹ ☺	1½ 3¼	A

Noci e snacks	Unità (uni.)	Lattosio + Unità/(capsula)	Fruttosio* Fruttosio	Sorbitolo	Fruttani e Galattani	🕮
Tortilla di frumento, fritta	Pezzo 58 g	☻	☻ ☻	☻ ☻	¾ 1¾	A

3.9.4 Pane

Noci e snacks	Unità (uni.)	Lattosio + Unità/(capsula)	Fruttosio* Fruttosio	Sorbitolo	Fruttani e Galattani	🕮
Baguette, farina bianca	Fetta 42 g	☻	☻ ☻	☻ ☻	1¾ 3½	A
Focaccia	Fetta 42 g	☻	☻ ☻	☻ ☻	1¼ 2½	A
Pane alle uvette	Fetta 42 g	☻	1¼ 1½	☹ 4¼	1¾ 3½	A
Pane azzimo o fette tipo Wasa®	Fetta 42 g	☻	☺ ☺	☻ ☻	¼ ½	A
Pane bianco	Fetta 42 g	☺	1¼ 1¼	☻ ☻	1¼ 2½	A
Pane bianco, confezionato	Fetta 42 g	☻	1¼ 1¼	☻ ☻	1 2¼	A
Pane da lievito naturale	Fetta 42 g	☻	☻ ☻	☻ ☻	¾ 1½	A
Pane di patate	Fetta 42 g	☺	☻ ☻	☻ ☻	1½ 3¼	A
Pane di riso	Fetta 42 g	☻	☻ ☻	☻ ☻	☻ ☻	A
Pane di segale	Fetta 42 g	☻	☻ ☻	☻ ☻	¾ 1¾	A
Pane di soia	Fetta 42 g	3½ +3 uni.	11 11	☹ 2	1 2	A
Pane integrale	Fetta 42 g	☻	2½ 2½	☻ ☻	1 2	A

Livello 0: quantità lattosio ×½
Livello 1 quantità fruttosio×2
Livello 2: quantità di fruttosio/sorbitolo ×4, il resto ×2
Livello 3: quantità sorbitolo ×7, il resto ×3
🕮: fonte dei dati Fru/galattani

+ Unità/(capsula): quantità tollerata aggiunta per capsula forte di lattasi.
Fruttosio*: fruttosio, bilanciato con sorbitolo

☻ + ×[quantità] unità: Per unità consumata, è possibile tollerare in aggiunta fino a [quantità] × unità fruttosio(*) di un altro prodotto.

⓪: evitarlo; ☹[1]: ¼ a LT 1; ☹[2]: ¼ a LT 2; ☹[3]: ¼ a LT 3; ☺: contiene solo tracce; ☻: non contiene

Noci e snacks	Unità (uni.)	Lattosio + Unità/	Fruttosio* Fruttosio	Sorbi-tolo	Fruttani e Galattani	📖
pane integrale di frumento	Fetta 42 g	☻	¾ ¾	☹ 26¼	¾ 1¾	A
Pane nero di segale	Fetta 42 g	☻	☻ ☻	☻ ☻	½ 1¼	A
Pane senza glutine	Fetta 42 g	☻	☻ ☻	☻ ☻	3½ 7	A
Pane tostato con burro	Fetta 42 g	62½ +52 uni.	1¾ 1¾	☻ ☻	1¼ 2½	A
Panini di pane bianco	Fetta 42 g	☻	☻ ☻	☻ ☻	1¼ 2½	A
Panini di segale	Fetta 42 g	☻	☻ ☻	☻ ☻	¾ 1¾	A
Prezel	Fetta 42 g	☻	☻+ ×½ uni. ☻+ ×½ uni.	☻ ☻	¾ 1½	A
Toast con cannella e zucchero, pane bianco	Fetta 42 g	49½ +41¼ uni.	1½ 1½	☻ ☻	¾ 1¾	A

3.9.5 Pasticcini

Pasticcini	Unità (uni.)	Lattosio + Unità/	Fruttosio* Fruttosio	Sorbi-tolo	Fruttani e Galattani	📖
Biscotti al burro	Pezzo 4 g	☻	☻ ☻	☻ ☻	10 20	A
Biscotti al cioccolato, con glassa	Pezzo 10 g	☻	☻ ☻	☹ ☺	5 10¼	A
Biscotti al limone	Pezzo 15,5 g	☻	☻ ☻	☻ ☻	4 8¼	A
Biscotti alla crema di noccioline	Pezzo 12,5 g	☻	☻ ☻	☹ ☺	4 8¼	A
Biscotti alla menta	Pezzo 8 g	32½ +27 uni.	☺ ☺	☹ ☺	6¼ 12½	A
Biscotti all'arancia	Pezzo 3,75 g	32½ +27 uni.	☻ ☻	☻ ☻	12¼ 24¾	A
Biscotti alle mandorle	Pezzo 12,4 g	☺	☻ ☻	☻ ☻	3 6	A
Biscotti allo zenzero	Pezzo 7,5 g	☻	☺ ☺	☻ ☻	8½ 17¼	A

Pasticcini	Unità (uni.)	Lattosio + Unità/	Fruttosio* Fruttosio	Sorbitolo	Fruttani e Galattani	
Biscotti allo zucchero con glassa senza zucchero	Pezzo 15 g	☺	☻ ☻	☻ ☻	3¼ 6½	A
Biscotti allo zucchero, cotti morbidi	Pezzo 13,5 g	☺	☹1 ☹1	☻ ☻	4¾ 9½	A
Biscotti con nocciole e cioccolato	Pezzo 20,5 g	☺	☻ ☻	☹ ☺	2½ 5	A
Biscotti con sciroppo	Pezzo 15 g	☻	☺ ☺	☻ ☻	3¼ 6¾	A
Biscotti con toffee al cioccolato	Pezzo 14,5 g	52¼ +43½ uni.	10¼ ☻	☹ ¾	3½ 7	A
Biscotti danesi, ripieni o con glassa	Pezzo 125 g	3 +2½ uni.	☻ ☻	☻ ☻	¼ ½	D
Biscotti di frumento	Pezzo 13 g	45¾ +38 uni.	☻ ☻	☻ ☻	3¾ 7½	A
Biscotti di frumento, senza zucchero	Pezzo 11 g	☻	½ ☻	☹ ☹2	4½ 9	A
Biscotti doppi con ripieno alla vaniglia	Pezzo 15 g	9 +7½ uni.	☻ ☻	☻ ☻	3 6¼	A
Biscotti doppi ripieni	Pezzo 14,5 g	☻	☻ ☻	☹ ☺	3½ 7	A
Biscotti doppi ripieni senza zucchero	Pezzo 12 g	☺	13¾ ☻	☹ ☹	4¼ 8½	A
Biscotto con burro di arachidi	Pezzo 34 g	23¾ +19¾ uni.	2 2	☹ 10¾	1½ 3	A
Biscotto con gocce di cioccolato	Pezzo 10 g	☻	☻ ☻	☹ ☺	2½ 5¼	A
Biscotto con noce macadamia	Pezzo 38 g	6¾ +5½ uni.	☺ ☺	☻ ☻	½ 1¼	A
Brioche al cioccolato	Pezzo 69 g	3½ +3 uni.	☻+ ×1 uni. ☻+ ×1 uni.	☹ ☺	¾ 1½	A
Brioche alla frutta	Pezzo 74 g	3½ +3 uni.	☻+ ×2½ uni. ☻+ ×2½ uni.	☹ 2	½ 1¼	A

Livello 0: quantità lattosio ×½
Livello 1 quantità fruttosio×2
Livello 2: quantità di fruttosio/sorbitolo ×4, il resto ×2
Livello 3: quantità sorbitolo ×7, il resto ×3
: fonte dei dati Fru/galattani

+ Unità/: quantità tollerata aggiunta per capsula forte di lattasi. Fruttosio*: fruttosio, bilanciato con sorbitolo

☻ + ×[quantità] unità: Per unità consumata, è possibile tollerare in aggiunta fino a [quantità] × unità fruttosio(*) di un altro prodotto.

☹: evitarlo; ☹1: ¼ a LT 1; ☹2: ¼ a LT 2; ☹3: ¼ a LT 3; ☺: contiene solo tracce; ☻: non contiene

Pasticcini	Unità (uni.)	Lattosio + Unità/	Fruttosio* Fruttosio	Sorbitolo	Fruttani e Galattani	📖
Brownie al cioccolato magri	Pezzo	3	71	☹	1	A
	44 g	+2½ uni.	71	☺	2¼	
Cheesecake, fatta in casa	Pezzo	½	☺+ ×½ uni.	☺	☹	A
	220 g	+½ uni.	☺+ ×½ uni.	☺	¼	
Creme caramel	Porzione	½	☺+ ×2¼ uni.	☹	½	A
	87,5 g	+¼ uni.	☺+ ×2¼ uni.	☺	1	
Crêpe	Pezzo	1¼	☺	☺	¾	A
	55 g	+1 uni.	☺	☺	1¾	
Dolci fritti	Pezzo	4¼	☺	☺	1	A
	59 g	+3½ uni.	☺	☺	2	
Donat con zucchero	Pezzo	4¾	☺	☺	¾	A
	72,5 g	+4 uni.	☺	☺	1½	
Donut al cocco	Pezzo	4¾	☺	☺	½	A
	79 g	+4 uni.	☺	☺	1¼	
Donut glassato	Pezzo	4¾	☺	☺	½	A
	77 g	+4 uni.	☺	☺	1¼	
Donut ripieno	Pezzo	2¼	☺	☺	½	A
	105 g	+2 uni.	☺	☺	1	
Halva	Porzione	☺	☺+ ×1½ uni.	☺	1¼	A
	40 g		☺+ ×1½ uni.	☺	2¾	
Lebkuchen	Pezzo	☺	6¼	☹	2	A
	32,4 g		6¼	6½	4	
Mix pronto per pancakes con grano saraceno	Pezzo	☺	☺	☹	1¼	A
	44 g		☺	3¾	2½	
Muffin al mirtillo	Pezzo	1½	☺	☺	¼	A
	113 g	+1¼ uni.	☺	☺	¾	
Muffin alla banana	Pezzo	2½	☺+ ×¼ uni.	☹	¼	A
	113 g	+2 uni.	☺+ ×¼ uni.	29¼	¾	
Muffin alla zucca	Pezzo	1¾	☺+ ×¼ uni.	☹	¼	A
	113 g	+1¼ uni.	☺+ ×¼ uni.	14½	¾	
Muffin alle carote	Pezzo	1½	☺	☹	¼	A
	113 g	+1¼ uni.	☺	3¼	¾	
Muffin all'uvetta	Pezzo	1¼	2	☹	¾	A
	66 g	+1 uni.	2½	2¼	1½	
Muffin di farina d'avena	Pezzo	1¼	☺+ ×¼ uni.	☺	½	A
	113 g	+1 uni.	☺+ ×¼ uni.	☺	1	
Oreo®	Pezzo	☺	☺	☹	4¼	A
	12 g		☺	☺	8½	

Pasticcini	Unità (uni.)	Lattosio + Unità/capsula	Fruttosio* Fruttosio	Sorbi-tolo	Fruttani e Galattani	📖
Oreo®, senza zucchero	Pezzo	☺	13¾	☹	4¼	A
	12 g		☻	☹	8½	
Pancakes fatti in casa	Pezzo	2½	☻	☻	1	A
	44 g	+2 uni.	☻	☻	2¼	
Pane di patate	Fetta	6¼	☻	☹	1½	A
	34 g	+5¼ uni.	☻	☺	3	
Popcorn al burro	Porzione	36¾	☻	☻	☺	CB
	30 g	+30¾ uni.	☻	☻	☺	
Shortbread	Pezzo	18½	☻	☻	3¼	A
	11,34 g	+15½ uni.	☻	☻	6¾	
Shortbread senza zucchero	Pezzo	☻	1½	☹	10½	A
	3,75 g		☻	☹[2]	21¼	
Speculoos	Pezzo	☻	☺	☻	6¼	A
	10 g		☺	☻	12¾	
strudel di mele	Pezzo	☺	¼	☹	¾	A
	64 g		¼	¼	1¾	
Tiramisu	Porzione	2½	☻	☻	12	A
	55 g	+2 uni.	☻	☻	24	
Torta alle ciliegie	Pezzo	☻	1	☹	¼	A
	122 g		☻+ ×1½ uni.	☹[2]	¾	
Torta alle uova	Pezzo	5¼	☻	☻	1½	A
	35 g	+4¼ uni.	☻	☻	3	
Torta con prugna	Fetta	☻	38¼	☻	1¾	A
	42 g		38¼	☻	3½	
Torta di carote	Pezzo	☻	☻+ ×¼ uni.	☹	2	A
	27,72 g		☻+ ×¼ uni.	8	4	
Torta di fragole	Pezzo	☻	1¾	☹	¼	A
	122 g		2	¾	¾	
Torta di frolla di mele	Pezzo	☻	☻+ ×5¼ uni.	☻	1	A
	52 g		☻+ ×5¼ uni.	☻	2	
Torta di mele	Pezzo	☻	¾	☹	1¼	A
	45 g		1	½	2½	

Livello 0: quantità lattosio ×½

Livello 1 quantità fruttosio×2

Livello 2: quantità di fruttosio/sorbitolo ×4, il resto ×2

Livello 3: quantità sorbitolo ×7, il resto ×3

📖: fonte dei dati Fru/galattani

+ Unità/capsula: quantità tollerata aggiunta per capsula forte di lattasi. Fruttosio*: fruttosio, bilanciato con sorbitolo

☻ + ×[quantità] unità: Per unità consumata, è possibile tollerare in aggiunta fino a [quantità] × unità fruttosio(*) di un altro prodotto.

☹: evitarlo; ☹[1]: ¼ a LT 1; ☹[2]: ¼ a LT 2; ☹[3]: ¼ a LT 3; ☺: contiene solo tracce; ☻: non contiene

Pasticcini	Unità (uni.)	Lattosio + Unità/	Fruttosio* Fruttosio	Sorbi-tolo	Fruttani e Galattani	
Twix®	Pezzo 51 g	2 +1¾ uni.	☻+ ×1½ uni. ☻+ ×1½ uni.	☻ ☻	1¾ 3½	A
Waffles di crusca	Pezzo 95 g	¾ +¾ uni.	☻+ ×¼ uni. ☻+ ×¼ uni.	☻ ☻	¼ ¾	A
Waffles di frumento con latte, uova e burro	Pezzo 95 g	1 +¾ uni.	☻+ ×¼ uni. ☻+ ×¼ uni.	☻ ☻	½ 1	A

3.9.6 Prodotti caseari

Prodotti caseari	Unità (uni.)	Lattosio + Unità/	Fruttosio* Fruttosio	Sorbi-tolo	Fruttani e Galattani	
Babybel®, Cheddar	Pezzo 21 g	☺	☻ ☻	☻ ☻	☺ ☺	
Babybel®, Original	Pezzo 21 g	12¾ +10½ uni.	☻ ☻	☻ ☻	70¾ ☺	
Budino al cioccolato	Pezzo 200 g	¾ +½ uni.	☻ ☻	☹ 25	1 2¼	G
Budino al cioccolato senza zucchero	CC 15 g	89¼ +74¼ uni.	¾ ☺	☹ ☹[2]	21¼ 42½	G
Budino di riso al naturale	Pezzo 200 g	½ +¼ uni.	☻+ ×½ uni. ☻+ ×½ uni.	☻ ☻	2¾ 5¾	
Budino di riso con uvette	Pezzo 200 g	½ +¼ uni.	3¾ 8	☹ 1¼	3 6	
Budino, altri tipi	Porzione 24,75 g	☻	☻ ☻	☻ ☻	☻ ☻	
Danone® Activia® Yoghurt	Pezzo 115 g	½ +¼ uni.	☻ ☻	☻ ☻	2¾ 5½	
Danone® Aktivia®, light alla vaniglia	Pezzo 115 g	¼ +¼ uni.	¼ ¼	☻ ☻	2 4	
Danone® yogurt al cioccolato	Pezzo 150 g	½ +¼ uni.	☻ ☻	☻ ☻	1¼ 2½	
Danone® yogurt al miele	Pezzo 150 g	½ +¼ uni.	¼ ¼	☹ 3¼	2¾ 5¾	
Danone® yogurt alla frutta	Pezzo 115 g	¼ +¼ uni.	¼ ¼	☹ 10¾	2 4	
Feta	Porzione 30 g	2¼ +2 uni.	☻ ☻	☻ ☻	13½ 27	

Prodotti caseari	Unità (uni.)	Lattosio + Unità/capsula	Fruttosio* Fruttosio	Sorbitolo	Fruttani e Galattani	📖
Feta magra	Porzione 30 g	¾ +¾ uni.	☻ ☻	☻ ☻	5 10¼	
Formaggio da fondue	Porzione 53 g	☺	☻+ ×¼ uni. ☻+ ×¼ uni.	☹ 5	☺ ☺	
Formaggiop al riso, tutti i gusti	Porzione 30 g	12 +10 uni.	☻ ☻	☻ ☻	67¼ ☺	A
Gelato alla vaniglia senza zucchero	CC 15 g	3¼ +2½ uni.	¾ ☻	☹ ☹²	18¼ 36½	
Kefir	Porzione 220 g	¼ +¼ uni.	☻ ☻	☻ ☻	1¾ 3¾	
Latte 2% grassi	Bicchiere 200 ml	¼ +0,22 uni.	☻ ☻	☻ ☻	1½ 3	
Latte alla fragola	Bicchiere 200 ml	¼ +¼ uni.	☻ ☻	☻ ☻	1¾ 3½	
Latte condensato dolcificato	Porzione 38 g	½ +½ uni.	☻ ☻	☻ ☻	3¾ 7½	
Latte condensato light dolcificato	Porzione 39 g	½ +½ uni.	☻ ☻	☻ ☻	3½ 7¼	
Latte d'avena	Bicchiere 200 ml	☻	☺ ☺	☻ ☻	¼ ¾	A
Latte di mandorla, non dolcificato	Bicchiere 200 ml	☻	☻ ☻	☻ ☻	☹ ☹²	A
Latte di mango	Bicchiere 200 ml	¼ +¼ uni.	¼ ¼	☹ 1	2½ 5	
Latte di riso non dolcificato	Bicchiere 200 ml	☻	☻+ ×¼ uni. ☻+ ×¼ uni.	☻ ☻	☻ ☻	A
Latte di soia alla vaniglia, zuccherato	Bicchiere 200 ml	☻	☻+ ×¾ uni. ☻+ ×¾ uni.	☹ 7	☹ ¼	A
Latte di soia dolcificato artificialmente	Bicchiere 200 ml	☻	4¾ 4¾	☹ 1½	☹ ¼	A
Latte intero	Bicchiere 200 ml	¼ +0,24 uni.	☻ ☻	☻ ☻	1½ 3	

Livello 0: quantità lattosio ×½

Livello 1 quantità fruttosio×2

+ Unità/capsula: quantità tollerata aggiunta per capsula forte di lattasi. Fruttosio*: fruttosio, bilanciato con sorbitolo

Livello 2: quantità di fruttosio/sorbitolo ×4, il resto ×2

Livello 3: quantità sorbitolo ×7, il resto ×3

📖: fonte dei dati Fru/galattani

☻ + ×[quantità] unità: Per unità consumata, è possibile tollerare in aggiunta fino a [quantità] × unità fruttosio(*) di un altro prodotto.

☹: evitarlo; ☹¹: ¼ a LT 1; ☹²: ¼ a LT 2; ☹³: ¼ a LT 3; ☺: contiene solo tracce; ☻: non contiene

Prodotti caseari	Unità (uni.)	Lattosio + Unità/💊	Fruttosio* Fruttosio	Sorbitolo	Fruttani e Galattani	📖
Latte magro senza lattosio	Bicchiere 200 ml	☺	☺+ ×10 uni. ☺+ ×10 uni.	☺ ☺	☺ ☺	
Latte magro senza lattosio con aggiunta di calcio	Bicchiere 200 ml	☺	☺+ ×10 uni. ☺+ ×10 uni.	☺ ☺	☺ ☺	
Latte scremato	Bicchiere 200 ml	¼ +0,22 uni.	☺ ☺	☺ ☺	1½ 3	
Latte senza lattosio	Tazza 150 ml	☺	☺+ ×7½ uni. ☺+ ×7½ uni.	☺ ☺	☺ ☺	
Milkshake alla vaniglia Slim-Fast®	Bicchiere 200 ml	2½ +2 uni.	☺ ☺	☺ ☺	14¼ 28¾	
Mozzarella	Porzione 30 g	9¾ +8¼ uni.	☺ ☺	☺ ☺	55 ☺	
Mozzarella light	Porzione 30 g	½ +½ uni.	☺ ☺	☺ ☺	3½ 7¼	
Panna 20% di grasso	Porzione 15 g	5¼ +4½ uni.	☺ ☺	☺ ☺	30¼ 60½	
Panna acida	Porzione 30 g	3¼ +2¾ uni.	☺ ☺	☺ ☺	19¼ 38½	
Panna montata	Porzione 7 g	☺	☺ ☺	☺ ☺	☺ ☺	
Panna montata con cioccolato	Porzione 5 g	9¾ +8 uni.	☺ ☺	☹ ☺	54½ ☺	
Panna montata light	Porzione 5 g	18¾ +15¾ uni.	☺+ ×¼ uni. ☺+ ×¼ uni.	☺ ☺	☺ ☺	
Panna, 11% di grassi	Porzione 30 g	2¼ +1¾ uni.	☺ ☺	☺ ☺	12¾ 25¾	
Parmigiano	Porzione 5 g	☺	☺ ☺	☺ ☺	☺ ☺	
Parmigiano light	Porzione 5 g	☺ +75¾ uni.	☺ ☺	☺ ☺	☺ ☺	
Ricotta	Porzione 55 g	17½ +14½ uni.	☺ ☺	☺ ☺	☺ ☺	
Risolatte	Pezzo 200 g	½ +¼ uni.	27¾ ☺	☹ 1¼	3¼ 6½	
Tofu	Porzione 85 g	☺	2¼ 2¼	☹ ¾	½ 1	A
Yogurt al caramello	Pezzo 100 g	½ +½ uni.	☺+ ×½ uni. ☺+ ×½ uni.	☺ ☺	4 8	

Prodotti caseari	Unità (uni.)	Lattosio + Unità/💊	Fruttosio* Fruttosio	Sorbitolo	Fruttani e Galattani 📖
Yogurt al cioccolato	Pezzo 150 g	½ +¼ uni.	66½ 66½	☺ ☺	3 6¼
Yogurt al mirtillo	Pezzo 250 g	¼ +¼ uni.	☺+ ×1 uni. ☺+ ×1 uni.	☺ ☺	1¾ 3½
Yogurt alla fragola	Pezzo 250 g	¼ +¼ uni.	4 4¼	☹ 2	1¾ 3½
Yogurt alla frutta	CC 15 g	2¾ +2¼ uni.	¾ ¾	☹ 60½	16 32¼
Yogurt bianco magro	Pezzo 150 g	¼ +0,22 uni.	☺ ☺	☺ ☺	1¼ 2¾
Yogurt con cereali	Pezzo 250 g	¼ +0,24 uni.	☺ ☺	☹ 6½	1½ 3
Yogurt con probiotici, tutti i gusti	Pezzo 115 g	½ +¼ uni.	28¾ 31	☹ 14¼	3 6
Yogurt dolcificato con aspartame	CC 15 g	4 +3¼ uni.	☺ ☺	☺ ☺	22½ 45
Yogurt dolcificato con sucralose	Pezzo 250 g	¼ +¼ uni.	40 40	☺ ☺	1½ 3¼
Yogurt greco naturale magro	Pezzo 250 g	¼ +¼ uni.	☺ ☺	☺ ☺	2½ 5
Yogurt magro al lampone	Pezzo 250 g	¼ +¼ uni.	☺+ ×¾ uni. ☺+ ×¾ uni.	☹ 20	1¾ 3½
Yogurt magro al limone	Pezzo 150 g	½ +¼ uni.	☺+ ×½ uni. ☺+ ×½ uni.	☺ ☺	3 6
Yogurt magro alla fragola	Pezzo 250 g	¼ +¼ uni.	☺+ ×¾ uni. ☺+ ×¾ uni.	☹ 3½	1¾ 3½
Yogurt magro alla vaniglia	Pezzo 150 g	¼ +¼ uni.	30¼ 33¼	☹ 13¼	2¼ 4½
Yougurt magro alla pesca	Pezzo 250 g	¼ +¼ uni.	☺+ ×1 uni. ☺+ ×1 uni.	☹ 4¼	1¾ 3½
Yougurt magro all'amarena	CC 15 g	5¼ +4½ uni.	☺ ☺	☹ 3¾	30¼ 60¾

Livello 0: quantità lattosio ×½
Livello 1 quantità fruttosio×2
+ Unità/💊: quantità tollerata aggiunta per capsula forte di lattasi.
Fruttosio*: fruttosio, bilanciato con sorbitolo
Livello 2: quantità di fruttosio/sorbitolo ×4, il resto ×2
Livello 3: quantità sorbitolo ×7, il resto ×3
📖: fonte dei dati Fru/galattani
☺ + ×[quantità] unità: Per unità consumata, è possibile tollerare in aggiunta fino a [quantità] × unità fruttosio(*) di un altro prodotto.

☹: evitarlo; ☹[1]: ¼ a LT 1; ☹[2]: ¼ a LT 2; ☹[3]: ¼ a LT 3; ☺: contiene solo tracce; ☺: non contiene

3.9.7 Salumi

Salumi	**Unità (uni.)**	**Lattosio + Unità/**	**Fruttosio* Fruttosio**	**Sorbi-tolo**	**Fruttani e Galattani**	
Blue cheese, liquido	Porzione 30 g	1¾ +1¼ uni.	☺ ☺	☺ ☺	9¾ 19½	
Brie	Porzione 30 g	22 +18½ uni.	☺ ☺	☺ ☺	☺ ☺	
Burro dolce	Porzione 14 g	☺	☺ ☺	☺ ☺	☺ ☺	
Burro leggermente salato	Porzione 14 g	☺	☺ ☺	☺ ☺	☺ ☺	
Camembert	Porzione 30 g	21½ +18 uni.	☺ ☺	☺ ☺	☺ ☺	
Cheddar	Porzione 30 g	43¼ +36 uni.	☺ ☺	☺ ☺	☺ ☺	
Edamer	Porzione 30 g	6¾ +5¾ uni.	☺ ☺	☺ ☺	38¾ 77½	
Formaggio con panna	Porzione 30 g	3 +2½ uni.	☺ ☺	☺ ☺	17¼ 34½	
Formaggio da sandwich	Porzione 30 g	4½ +3¾ uni.	☺ ☺	☺ ☺	25¾ 51½	
Formaggio di capra	Porzione 30 g	4½ +3¾ uni.	☺ ☺	☺ ☺	25½ 51	
Formaggio di malga con meno lattosio, 1% di grassi	Porzione 110 g	3¼ +2¾ uni.	☺+ ×1¾ uni. ☺+ ×1¾ uni.	☺ ☺	18¾ 37¾	
Formaggio di soia, diversi gusti	Porzione 30 g	9 +7½ uni.	55½ 55½	☹ 18½	1¼ 2¾	A
Formaggio fresco	Porzione 30 g	2¾ +2¼ uni.	☺ ☺	☺ ☺	15¾ 31½	
Formaggio fresco alle erbe	Porzione 30 g	2½ +2 uni.	☺ ☺	☺ ☺	14 28	
Formaggio Limburger	Porzione 30 g	20¼ +17 uni.	☺ ☺	☺ ☺	☺ ☺	
Formaggio munster	Porzione 30 g	8¾ +7¼ uni.	☺ ☺	☺ ☺	49½ ☺	
Formaggio spalmabile fresco alle erbe	Porzione 55 g	3½ +2¾ uni.	☺ ☺	☺ ☺	19¾ 39½	
Formaggio stagionato, 25% grassi	Porzione 30 g	37¼ +31 uni.	☺ ☺	☺ ☺	☺ ☺	

Salumi	Unità (uni.)	Lattosio + Unità/capsula	Fruttosio* Fruttosio	Sorbitolo	Fruttani e Galattani	🕮
Formaggio svizzero	Porzione 30 g	☺	☻+ ×¼ uni. ☻+ ×¼ uni.	☻ ☻	☺ ☺	
Formaggio svizzero iposodico	Porzione 30 g	☺	☻+ ×¼ uni. ☻+ ×¼ uni.	☻ ☻	☺ ☺	
Gorgonzola	Porzione 30 g	20 +16½ uni.	☻ ☻	☻ ☻	☺ ☺	
Gorgonzola e formaggi simili	Porzione 30 g	20 +16½ uni.	☻ ☻	☻ ☻	☺ ☺	
Gouda	Porzione 30 g	4½ +3¾ uni.	☻ ☻	☻ ☻	25 50	
Margarina al 50% di grassi in meno	Porzione 9 g	21¾ +18 uni.	☻ ☻	☻ ☻	☺ ☺	
Margarina magra	Porzione 14 g	15½ +13 uni.	☻ ☻	☻ ☻	86¾ ☺	
Margarine da olio di semi di girasole	Porzione 14,19 g	30 +25 uni.	☻ ☻	☻ ☻	☺ ☺	
Marmellata	Porzione 20 g	☻	☻+ ×2¾ uni. ☻+ ×2¾ uni.	☹ 1¾	☻ ☻	
Marmellata con pochi zuccheri	Porzione 20 g	☻	7 7	☹ 41½	☻ ☻	
Marmellata d'arancia senza zucchero con aspartame	Porzione 17 g	☻	15¾ 17½	☹ 5¼	☻ ☻	
Marmellata d'arancia senza zucchero con saccarina	Porzione 16 g	☻	2 2	☹ 16¾	☻ ☻	
Marmellata d'arancia senza zucchero con sucralose	Porzione 17 g	☻	☻ ☻	☹ 65¼	☻ ☻	
Marmellata senza zuccheri aggiunti	CC 15 g	☻	¼ ¼	☹ ☹[2]	☻ ☻	
Marmellata senza zucchero con aspartame	Porzione 17 g	☻	15¾ 17½	☹ 5¼	☻ ☻	
Marmellata senza zucchero con saccarina	Porzione 14 g	☻	2¼ 2¼	☹ 19¼	☻ ☻	

Livello 0: quantità lattosio ×½
Livello 1 quantità fruttosio×2
Livello 2: quantità di fruttosio/sorbitolo ×4, il resto ×2
Livello 3: quantità sorbitolo ×7, il resto ×3
🕮: fonte dei dati Fru/galattani

+ Unità/capsula: quantità tollerata aggiunta per capsula forte di lattasi. Fruttosio*: fruttosio, bilanciato con sorbitolo

☻ + ×[quantità] unità: Per unità consumata, è possibile tollerare in aggiunta fino a [quantità] × unità fruttosio(*) di un altro prodotto.

☹: evitarlo; ☹[1]: ¼ a LT 1; ☹[2]: ¼ a LT 2; ☹[3]: ¼ a LT 3; ☺: contiene solo tracce; ☻: non contiene

Salumi	Unità (uni.)	Lattosio + Unità/	Fruttosio* Fruttosio	Sorbitolo	Fruttani e Galattani
Mascarpone	Porzione 30 g	2½ +2 uni.	☺ ☺	☺ ☺	13¾ 27¾
Mortadella	Porzione 55 g	☺	☺+ ×¼ uni. ☺+ ×¼ uni.	☺ ☺	☺ ☺
Nutella®	Porzione 37 g	32¼ +27 uni.	67½ 67½	☹ 20¾	1¼ G 2¾
Roquefort	Porzione 30 g	5 +4 uni.	☺ ☺	☺ ☺	27¾ 55½
Salame	Porzione 55 g	☺	☺+ ×3 uni. ☺+ ×3 uni.	☺ ☺	☺ ☺
Salsa al formaggio	Porzione 66 g	¼ +¼ uni.	☺ ☺	☺ ☺	1¾ 3¾
Smart BaLance® Light with Flax Oil Margarine	Porzione 14 g	32¼ +27 uni.	☺ ☺	☺ ☺	☺ ☺
Smart BaLance® Margarine	Porzione 14 g	31 +25¾ uni.	☺ ☺	☺ ☺	☺ ☺
Tilsit	Porzione 30 g	5¼ +4¼ uni.	☺ ☺	☺ ☺	29½ 59
wurstel, mortadella o salsiccia di carne magra	Porzione 55 g	☺	☺+ ×½ uni. ☺+ ×½ uni.	☺ ☺	☺ ☺
Wurstel, mortadella o salsiccia di manzo	Porzione 55 g	☺	☺+ ×5¾ uni. ☺+ ×5¾ uni.	☺ ☺	☺ ☺

SUGGERIMENTI

Spero che la dieta sia stata efficace e abbia migliorato il benessere della sua digestione. Questa è la prima edizione e altre ne seguiranno. Qualsiasi suggerimento è utile per rendere il libro ancor più utile per chi soffre di un'intolleranza oppure della sindrome dell'intestino irritabile. I suoi suggerimenti e consigli, pertanto, sono davvero apprezzati.

Mi racconti le sue esperienze e le sue necessità. Ci sono ancora aree grigie nella ricerca e ci sono sempre nuovi cibi in arrivo sul mercato. Per tenere incatenati i draghi del mattone, è importante creare le conoscenze di base per gestire queste condizioni. Può aiutare altre persone come lei se condivide i suoi LT, così che possiamo migliorare i Limiti di Tolleranza Minimi nelle versioni future. Visiti www.Laxiba.it/tct per farlo.

Vuole assumere un *coach* da cui imparare, che la aiuti a seguire la dieta? Magari vuole partecipare a un workshop sull'alimentazione sana e la gestione dello stress per lei stesso e/o per i suoi dipendenti? Visiti www.Laxiba.it. Non vediamo l'ora di conoscerla.

Infine, le auguro grande felicità e, soprattutto, salute!
Cordialmente,

L'autore

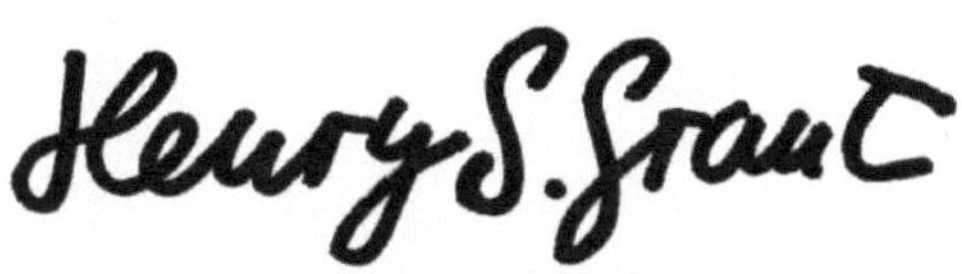

Henry S. Grant

Indice per parole chiave

Nell'indice seguente troverà ancora una volta i cibi in ordine alfabetico. Le abbreviazioni rimangono le stesse ma il valore di base è LT 1 per tutti i cibi.

Indice per parole chiav	Unità	Lattosio + Unità/	Fruttosio* Fruttosio	Sorbi- tolo	Fruttani e Galattani	
7UP®	Bicchiere 200 ml	☻	☹ ☹²	☻ ☻	☻ ☻	
7UP® light	Bicchiere 200 ml	☻	☻ ☻	☻ ☻	☻ ☻	
Aceto balsamico	Porzione 15,94 g	☻	☻ ☻	☹ 23	☻ ☻	
Aceto di acquavite	Porzione 14 g	☻	☻ ☻	☻ ☻	☻ ☻	
Aceto di mele	Porzione 14,94 g	☻	6¼ 12½	☹ 1¾	☻ ☻	
Aceto di vino rosso	CC 15 g	☻	☺ ☺	☹ 20	☻ ☻	
Acqua frizzante	Bicchiere 200 ml	☻	☻ ☻	☻ ☻	☻ ☻	
Acqua naturale	Bicchiere 200 ml	☻	☻ ☻	☻ ☻	☻ ☻	
Acqua tonica	Bicchiere 200 ml	☻	☹ ☹²	☻ ☻	☻ ☻	
Acqua tonica, senza zucchero	Bicchiere 200 ml	☻	☻ ☻	☻ ☻	☻ ☻	
Acquavite	Bicchiere 200 ml	☻	☻ ☻	☻ ☻	☻ ☻	
After Eight®	Pezzo 8 g	10¼ +8½ uni.	☻ ☻	☻ ☻	57¾ ☺	
Aglio	Porzione 4 g	☻	☺ ☺	☻ ☻	¾ 1½	FB
Aglio in polvere	Pizzico 1 g	☻	☺ ☺	☻ ☻	3¼ 6½	FB
Albicocca	Pezzo 35 g	☻	☻+ ×¾ uni. ☻+ ×¼ uni.	☹ ¾	☻ ☻	
Albicocca, non secca, non dolcificata	Pezzo 20 g	☻	☻+ ×7¾ uni. ☻+ ×3¾uni.	☹ ¼	☻ ☻	

Indice per parole chiav	Unità	Lattosio (1) + Unità/capsula	Fruttosio* (0) / Fruttosio (0)	Sorbi-tolo (0) / (1)	Fruttani e Galattani (0) / (1)	📖
Albicocca, secca, cotta e dolcificata	Pezzo 20 g	☻	☻+ ×1¼ uni. ☻+ ×½ uni.	☹ 1¼	☻ ☻	
Alga Kelp	Porzione 85 g	☻	☻ ☻	☻ ☻	☻ ☻	
All-Bran®	Porzione 30 g	☻	☻+ ×¼ uni. ☻	☻ ☻	¼ ¾	A
Amarene	CC 15 g	☻	3¾ 7½	☹ ¼	☻ ☻	
Amaretto	Bicchiere 200 ml	☻	☻+ ×4½ uni. ☻+ ×2¼ uni.	☹ ¼	☻ ☻	
Ananas	Porzione 140 g	☻	¾ 1¾	☹ ¾	2¼ 4½	CB
Ananas, essiccato	Porzione 40 g	☻	½ 1¼	☹ ½	2 4	CB
Anelli di cipolla	Porzione 30 g	☻	☻ ☻	☹ ☺	10¼ 20¾	AC
Anguria	CC 15 g	☻	1¾ 3½	☹ ☺	10¼ 20¾	B
Arancia	Porzione 140 g	☻	2¼ 4¾	☻ ☻	2¼ 4½	B
Aringa	Porzione 55 g	☻	☻ ☻	☻ ☻	☻ ☻	
Asparagi	Porzione 85 g	☻	1½ 3¼	☹ 9¾	½ 1¼	FB
Avocado, verde	Porzione 30 g	☻	☻+ ×1 uni. ☻+ ×½ uni.	☻ ☻	☻ ☻	B
Babybel®, Cheddar	Pezzo 21 g	☺	☻ ☻	☻ ☻	☺ ☺	
Babybel®, Original	Pezzo 21 g	12¾ +10½ uni.	☻ ☻	☻ ☻	70¾ ☺	
Bacche di sambuco	Porzione 140 g	☻	¼ ½	☻ ☻	☻ ☻	

(0) *Livello 0:* quantità lattosio ×½
(1) *Livello 1* quantità fruttosio×2
(2) *Livello 2*: quantità di fruttosio/sorbitolo ×4, il resto ×2
(3) *Livello 3:* quantità sorbitolo ×7, il resto ×3
📖: fonte dei dati Fru/galattani

+ Unità/capsula: quantità tollerata aggiunta per capsula forte di lattasi. Fruttosio*: fruttosio, bilanciato con sorbitolo

☻ + ×[quantità] unità: Per unità consumata, è possibile tollerare in aggiunta fino a [quantità] × unità fruttosio(*) di un altro prodotto.

☹: evitarlo; ☹[1]: ¼ a LT 1; ☹[2]: ¼ a LT 2; ☹[3]: ¼ a LT 3; ☺: contiene solo tracce; ☻: non contiene

INDICE PER PAROLE CHIAV	Unità	Lattosio + Unità/	Fruttosio* Fruttosio	Sorbi- tolo	Fruttani e Galattani	
Baguette, farina bianca	Fetta 42 g	☻	☻ ☻	☻ ☻	1¾ 3½	A
Balsamico Dressing Kraft®	Porzione 30 g	☻	☺ ☺	☹ 22	☻ ☻	
Banana	Pezzo 118 g	☻	☻+ ×¼ uni. ☻	☹ 9¼	¾ 1½	FB
Banana cotta	Pezzo 223 g	☻	¾ 1¾	☻ ☻	¼ ¾	FB
Barretta di cereali con lamponi e cioccolato fondente	Pezzo 35 g	☻	☻+ ×4¼ uni. ☻+ ×2 uni.	☹ 71¼	½ 1	A
Barretta di cioccolato al cocco	Pezzo 42 g	45¼ +37¾ uni.	☻ ☻	☻ ☻	☺ ☺	
Barretta muesli al cioccolato	Pezzo 29 g	29½ +24¾ uni.	☻+ ×1 uni. ☻+ ×½ uni.	☹ ☺	½ 1¼	A
Barretta muesli al cioccolato fondente e ciliegie	Pezzo 35 g	☺	☻+ ×1 uni. ☻+ ×½ uni.	☹ 1	½ 1	A
Barretta muesli banana	Pezzo 25 g	49 +40¾ uni.	☻+ ×½ uni. ☻+ ×¼ uni.	☹ ¾	¾ 1½	A
Barretta muesli cocco	Pezzo 29 g	17¼ +14½ uni.	¾ 1½	☹ ☹[2]	½ 1¼	A
Barretta muesli mandorle	Pezzo 28 g	4 +3¼ uni.	1½ 3¼	☹ ☹[2]	½ 1¼	A
Barretta muesli miele	Pezzo 27 g	17½ +14¾ uni.	5¾ 11¾	☹ ☹[2]	½ 1¼	A
Barretta muesli mirtillo	Pezzo 25 g	49 +40¾ uni.	☻+ ×½ uni. ☻+ ×¼ uni.	☹ ¾	¾ 1½	A
Barretta muesli uvette	Pezzo 30 g	11¾ +9¾ uni.	½ 1	☹ ☹[2]	½ 1¼	A
Barretta proteica	Pezzo 65 g	39¼ +32¾ uni.	¾ 1¾	☹ 76¾	☺ ☺	
Base per zuppa	CC 15 g	☻	64 ☺	☹ 74	☻ ☻	
Basilico	Pizzico 1 g	☻	☻ ☻	☻ ☻	☻ ☻	
Bastoncini di pesce	Porzione 85 g	☻	☻ ☻	☻ ☻	2 4	A
Ben & Jerry's® Ice Cream, Chocolate Fudge Brownie	Porzione 110 g	¼ +¼ uni.	☻+ ×3 uni. ☻+ ×1½ uni.	☹ ☺	1¼ 2¾	

INDICE PER PAROLE CHIAV	Unità	Lattosio 1 + Unità/capsula	Fruttosio* 0 Fruttosio 0	Sorbi- 0 tolo 1	Fruttani e 0 Galattani 1	📖
Ben & Jerry's® Ice Cream, Chunky Monkey®	Porzione 107 g	¼ +¼ uni.	☻+ ×2¾ uni. ☻+ ×1¼ uni.	☹ ☺	2½ 5¼	
Ben & Jerry's® Ice Cream, Clever Cookies	Porzione 107 g	½ +½ uni.	☻+ ×5 uni. ☻+ ×2½ uni.	☻ ☻	3½ 7	
Ben & Jerry's® Ice Cream, Cookie Dough	Porzione 104 g	½ +¼ uni.	☻+ ×4¾ uni. ☻+ ×2¼ uni.	☻ ☻	3¼ 6½	
Ben & Jerry's® Ice Cream, Fairly Nuts®	Porzione 106 g	½ +¼ uni.	☻+ ×4¾ uni. ☻+ ×2¼ uni.	☻ ☻	3 6¼	
Ben & Jerry's® Ice Cream, Half Baked	Porzione 108 g	¼ +¼ uni.	☻+ ×2¼ uni. ☻+ ×1 uni.	☻ ☻	2¼ 4¾	
Ben & Jerry's® Ice Cream, Karamel Sutra	Porzione 106 g	½ +¼ uni.	☻+ ×4¾ uni. ☻+ ×2¼ uni.	☻ ☻	3 6¼	
Ben & Jerry's® Ice Cream, New York Super Fudge Chunk®	Porzione 106 g	½ +½ uni.	67¼ ☺	☹ ☺	3½ 7¼	
Ben & Jerry's® Ice Cream, Peanut Butter Cup	Porzione 115 g	½ +¼ uni.	☻+ ×5¼ uni. ☻+ ×2½ uni.	☻ ☻	3¼ 6½	
Ben & Jerry's® Ice Cream, Vaniglia	Porzione 103 g	½ +¼ uni.	☻+ ×4½ uni. ☻+ ×2¼ uni.	☻ ☻	3¼ 6½	
Bevanda isotonica	Bicchiere 200 ml	☻	☻+ ×9¾ uni. ☻+ ×4¾uni.	☻ ☻	☻ ☻	
Bierwurst	Porzione 55 g	☻	☻+ ×1 uni. ☻+ ×½ uni.	☻ ☻	☻ ☻	
Bieta	Porzione 85 g	☻	☻+ ×¼ uni. ☻	☹ 23½	☻ ☻	B
Bieta rossa	Porzione 85 g	☻	☻+ ×½ uni. ☻+ ×¼ uni.	☻ ☻	☻ ☻	
Bietola cruda	Porzione 85 g	☻	☻ ☻	☻ ☻	1¼ 2½	B
Birra	Bicchiere 200 ml	☻	50 ☺	☹ 10	☻ ☻	
Birra, analcolica	Bicchiere 200 ml	☻	☻+ ×2¼ uni. ☻+ ×1 uni.	☻ ☻	☻ ☻	

0 *Livello 0:* quantità lattosio ×½
1 *Livello 1* quantità fruttosio×2
2 *Livello 2*: quantità di fruttosio/sorbitolo ×4, il resto ×2
3 *Livello 3:* quantità sorbitolo ×7, il resto ×3
📖: fonte dei dati Fru/galattani

+ Unità/capsula: quantità tollerata aggiunta per capsula forte di lattasi. Fruttosio*: fruttosio, bilanciato con sorbitolo

☻ + ×[quantità] unità: Per unità consumata, è possibile tollerare in aggiunta fino a [quantità] × unità fruttosio(*) di un altro prodotto.

☹: evitarlo; ☹1: ¼ a LT 1; ☹2: ¼ a LT 2; ☹3: ¼ a LT 3; ☺: contiene solo tracce; ☻: non contiene

Indice per parole chiav	Unità	Lattosio + Unità/	Fruttosio* Fruttosio	Sorbi- tolo	Fruttani e Galattani	
Birra, forte	Bicchiere 200 ml	☻	50 ☺	☹ 10	☻ ☻	
Birra, scura	Bicchiere 200 ml	☻	50 ☺	☹ 10	☻ ☻	
Biscotti al burro	Pezzo 4 g	☻	☻ ☻	☻ ☻	10 20	A
Biscotti al cioccolato, con glassa	Pezzo 10 g	☻	☻ ☻	☹ ☺	5 10¼	A
Biscotti al limone	Pezzo 15,5 g	☻	☻ ☻	☻ ☻	4 8¼	A
Biscotti alla crema di noccioline	Pezzo 12,5 g	☻	☻ ☻	☹ ☺	4 8¼	A
Biscotti alla menta	Pezzo 8 g	32½ +27 uni.	☺ ☺	☹ ☺	6¼ 12½	A
Biscotti all'arancia	Pezzo 3,75 g	32½ +27 uni.	☻ ☻	☻ ☻	12¼ 24¾	A
Biscotti alle mandorle	Pezzo 12,4 g	☺	☻ ☻	☻ ☻	3 6	A
Biscotti allo zenzero	Pezzo 7,5 g	☻	☺ ☺	☻ ☻	8½ 17¼	A
Biscotti allo zucchero con glassa senza zucchero	Pezzo 15 g	☺	☻ ☻	☻ ☻	3¼ 6½	A
Biscotti allo zucchero, cotti morbidi	Pezzo 13,5 g	☺	☹ ¼	☻ ☻	4¾ 9½	A
Biscotti con nocciole e cioccolato	Pezzo 20,5 g	☺	☻ ☻	☹ ☺	2½ 5	A
Biscotti con sciroppo	Pezzo 15 g	☻	☺ ☺	☻ ☻	3¼ 6¾	A
Biscotti con toffee al cioccolato	Pezzo 14,5 g	52¼ +43½ uni.	10¼ 20½	☹ ¾	3½ 7	A
Biscotti danesi, ripieni o con glassa	Pezzo 125 g	3 +2½ uni.	☻ ☻	☻ ☻	¼ ½	D
Biscotti di frumento	Pezzo 13 g	45¾ +38 uni.	☻ ☻	☻ ☻	3¾ 7½	A
Biscotti di frumento, senza zucchero	Pezzo 11 g	☻	½ 1¼	☹ ☹[2]	4½ 9	A
Biscotti doppi con ripieno alla vaniglia	Pezzo 15 g	9 +7½ uni.	☻ ☻	☻ ☻	3 6¼	A

INDICE PER PAROLE CHIAV	Unità	Lattosio + Unità/	Fruttosio* Fruttosio	Sorbi- tolo	Fruttani e Galattani	📖
Biscotti doppi ripieni	Pezzo 14,5 g	☻	☻ ☻	☹ ☺	3½ 7	A
Biscotti doppi ripieni senza zucchero	Pezzo 12 g	☺	13¾ 27¾	☹ ☹	4¼ 8½	A
Biscotto con burro di arachidi	Pezzo 34 g	23¾ +19¾ uni.	2 4	☹ 10¾	1½ 3	A
Biscotto con gocce di cioccolato	Pezzo 10 g	☻	☻ ☻	☹ ☺	2½ 5¼	A
biscotto con noce macadamia	Pezzo 38 g	6¾ +5½ uni.	☺ ☺	☻ ☻	½ 1¼	A
Bistecca di Manzo	Porzione 85 g	☻	☻ ☻	☻ ☻	☻ ☻	
Black Russian	Bicchiere 200 ml	☻	☺ ☺	☹ 8¼	☻ ☻	
Bloody Mary	Bicchiere 200 ml	☻	1¾ 3½	☹ ½	☻ ☻	
Blue cheese, liquido	Porzione 30 g	1¾ +1¼ uni.	☻ ☻	☻ ☻	9¾ 19½	
Bockwurst	Porzione 55 g	☻	☻+ ×¼ uni. ☻	☻ ☻	☻ ☻	
Bourbon	Bicchiere 200 ml	☻	☻ ☻	☻ ☻	☻ ☻	
boysenberry	Porzione 8 g	☻	69¼ ☺	☻ ☻	☻ ☻	
Brandy	Bicchiere 200 ml	☻	☻ ☻	☻ ☻	☻ ☻	
Brandy, Frutta	Bicchiere 200 ml	☻	☻+ ×4½ uni. ☻+ ×2¼ uni.	☹ ¼	☻ ☻	
Brie	Porzione 30 g	22 +18½ uni.	☻ ☻	☻ ☻	☺ ☺	
Brioche al cioccolato	Pezzo 69 g	3½ +3 uni.	☻+ ×1 uni. ☻+ ×½ uni.	☹ ☺	¾ 1½	A

Livello 0: quantità lattosio ×½
Livello 1 quantità fruttosio×2

+ Unità/: quantità tollerata aggiunta per capsula forte di lattasi. Fruttosio*: fruttosio, bilanciato con sorbitolo

Livello 2: quantità di fruttosio/sorbitolo ×4, il resto ×2
Livello 3: quantità sorbitolo ×7, il resto ×3
📖: fonte dei dati Fru/galattani

☻ + ×[quantità] unità: Per unità consumata, è possibile tollerare in aggiunta fino a [quantità] × unità fruttosio(*) di un altro prodotto.

☹: evitarlo; ☹¹: ¼ a LT 1; ☹²: ¼ a LT 2; ☹³: ¼ a LT 3; ☺: contiene solo tracce; ☻: non contiene

Indice per parole chiav	Unità	Lattosio + Unità/	Fruttosio* Fruttosio	Sorbi- tolo	Fruttani e Galattani	
Brioche alla frutta	Pezzo 74 g	3½ +3 uni.	☻+ ×2½ uni. ☻+ ×1¼ uni.	☹ 2	½ 1¼	A
Broccoli	Porzione 85 g	16¾ +14 uni.	3 6	☻ ☻	½ 1¼	B
Brownie al cioccolato magri	Pezzo 44 g	3 +2½ uni.	71 ☺	☹ ☺	1 2¼	A
Budino al cioccolato	Pezzo 200 g	¾ +½ uni.	☻ ☻	☹ 25	1 2¼	G
Budino al cioccolato senza zucchero	CC 15 g	89¼ +74¼ uni.	¾ 1½	☹ ☹²	21¼ 42½	G
Budino di riso al naturale	Pezzo 200 g	½ +¼ uni.	☻+ ×½ uni. ☻+ ×¼ uni.	☻ ☻	2¾ 5¾	
Budino di riso con uvette	Pezzo 200 g	½ +¼ uni.	3¾ 7½	☹ 1¼	3 6	
Budino, altri tipi	Porzione 24,75 g	☻	☻ ☻	☻ ☻	☻ ☻	
Bulgur	Porzione 140 g	☻	☻ ☻	☻ ☻	☻ ☻	
Burger King® Balsamico Vinaigrette Dressing	Porzione 30 g	☺	☻ ☻	☻ ☻	☺ ☺	
Burger King® BBQ Sauce	Porzione 31 g	☻	☻+ ×1¼ uni. ☻+ ×½ uni.	☹ 2¼	☻ ☻	
Burger King® BK Toastie Schinken, Käse	Pezzo 131 g	11½ +9½ uni.	☻+ ×1 uni. ☻+ ×½ uni.	☻ ☻	¼ ¾	A
Burger King® Cheeseburger	Pezzo 121 g	11½ +9½ uni.	51½ ☺	☹ 3¼	¼ ¾	A
Burger King® Crispy Chicken	Pezzo 149 g	☻	1½ 3¼	☹ 67	5¾ 11½	A
Burger King® Crispy Chicken Wrap	Pezzo 137 g	5 +4¼ uni.	☻ ☻	☹ 36¼	¼ ½	A
Burger King® Fish King®	Pezzo 228 g	☻	☻ ☻	☹ 21¾	☹ ¼	A
Burger King® Hamburger	Pezzo 109 g	☻	57¼ ☺	☹ 3¼	½ 1	A
Burger King® Insalata	Porzione 140 g	79¼ +66 uni.	5¾ 11½	☹ 3	☺ ☺	
Burger King® KING Shakes®, Chocolate	Porzione 231 g	☹² +0,15 uni.	☻+ ×7¼ uni. ☻+ ×3½ uni.	☻ ☻	½ 1	

INDICE PER PAROLE CHIAV	Unità	Lattosio + Unità/capsula	Fruttosio* Fruttosio	Sorbi- tolo	Fruttani e Galattani	🕮
Burger King® KING Shakes®, Strawberry	Porzione 229 g	☹² +0,15 uni.	☻+ ×5¼ uni. ☻+ ×2½ uni.	☹ 3¼	1 2	
Burger King® KING Shakes®, Vanilla	Porzione 238 g	☹² +0,13 uni.	☻+ ×5¾ uni. ☻+ ×2¾uni.	☻ ☻	¾ 1¾	
Burger King® Long Chicken®	Pezzo 264 g	☻	8 16¼	☹ 2½	☹ ¼	A
Burger King® Mini Pancakes	Pezzo 187 g	½ +½ uni.	☻+ ×6 uni. ☻+ ×3 uni.	☻ ☻	¼ ½	A
Burger King® Onion Ring Sauce	Porzione 31 g	☺	☺ ☺	☹ 64½	☺ ☺	
Burger King® Onion Rings	Porzione 70 g	☻	☻+ ×1½ uni. ☻+ ×¾ uni.	☹ ¾	¼ ½	AC
Burger King® Patate KING®	Porzione 70 g	☻	☻ ☻	☹ 35½	☻ ☻	
Burger King® Patatine di mela	Porzione 140 g	☻	☹ ☹²	☹ ☹²	☻ ☻	
Burger King® Salsa Extra Hot Sauce	Porzione 31 g	☻	☻+ ×1 uni. ☻+ ×½ uni.	☹ 2¾	☻ ☻	
Burger King® Salsa Sauce	Porzione 35 g	☻	2½ 5¼	☹ 2¾	☻ ☻	
Burger King® Sundaes, Caramel	Porzione 141 g	¼ +¼ uni.	☻+ ×8½ uni. ☻+ ×4¼ uni.	☻ ☻	2 4	
Burger King® Sundaes, Choco-late Fudge	Porzione 141 g	¼ +¼ uni.	☻+ ×6¾ uni. ☻+ ×3¼ uni.	☻ ☻	1½ 3¼	
Burger King® Sundaes, mini M & M®	Porzione 204 g	¼ +0,23 uni.	☻+ ×6¾ uni. ☻+ ×3¼ uni.	☻ ☻	1¼ 2¾	
Burger King® Sundaes, Oreo®	Porzione 204 g	¼ +¼ uni.	☻+ ×7¼ uni. ☻+ ×3½ uni.	☹ 49	1¾ 3½	
Burger King® Sundaes, Straw-berry	Porzione 141 g	¼ +¼ uni.	☻+ ×2½ uni. ☻+ ×1¼ uni.	☹ 2½	2¼ 4¾	
Burger King® Sweet&Sour Sauce	Porzione 30 g	☻	¼ ½	☹ 41½	☻ ☻	

Livello 0: quantità lattosio ×½
Livello 1 quantità fruttosio×2

+ Unità/capsula: quantità tollerata aggiunta per capsula forte di lattasi. Fruttosio*: fruttosio, bilanciato con sorbitolo

Livello 2: quantità di fruttosio/sorbitolo ×4, il resto ×2
Livello 3: quantità sorbitolo ×7, il resto ×3
🕮: fonte dei dati Fru/galattani

☻ + ×[quantità] unità: Per unità consumata, è possibile tollerare in aggiunta fino a [quantità] × unità fruttosio(*) di un altro prodotto.

⊖: evitarlo; ☹¹: ¼ a LT 1; ☹²: ¼ a LT 2; ☹³: ¼ a LT 3; ☺: contiene solo tracce; ☻: non contiene

INDICE PER PAROLE CHIAV	Unità	Lattosio + Unità/	Fruttosio* Fruttosio	Sorbi- tolo	Fruttani e Galattani	
Burger King® Whopper® con formaggio	Pezzo 315 g	5¾ +4¾ uni.	2¾ 5¾	☹ 1	☹ ¼	A
Burgunder, bianco	Bicchiere 200 ml	☻	31¼ 62½	☹ ¾	☻ ☻	
Burgunder, rosso	Bicchiere 200 ml	☻	17¾ 35½	☹ ½	☻ ☻	
Burrito	Porzione 140 g	25½ +21¼ uni.	☻ ☻	☹ 5¾	¼ ¾	A
Burro di noccioline non salato	Porzione 32 g	☻	☻+ ×¼ uni. ☻	☻ ☻	☻ ☻	G
Burro dolce	Porzione 14 g	☺	☻ ☻	☻ ☻	☺ ☺	
Burro leggermente salato	Porzione 14 g	☺	☻ ☻	☻ ☻	☺ ☺	
Caffè americano	Tazza 150 ml	☻	☻ ☻	☻ ☻	☻ ☻	
Caffè americano con sciroppo	Tazza 150 ml	☻	☻ ☻	☻ ☻	☻ ☻	
caffè decaffeinato	Tazza 150 ml	☻	☻ ☻	☻ ☻	☻ ☻	
Caffè di cicoria	Tazza 150 ml	☻	☺ ☺	☹ 11	☹ ☹	E
Caffé istantaneo	Tazza 150 ml	☺	☻ ☻	☹ 66½	☺ ☺	
Caffè istantaneo	Tazza 150 ml	☻	8¼ 16½	☹ ☹[2]	☻ ☻	
Caffè senza sciroppo	Tazza 150 ml	½ +¼ uni.	☻+ ×1¾ uni. ☻+ ×¾ uni.	☻ ☻	3 6	
Caffelatte	Tazza 150 ml	1 +¾ uni.	☻ ☻	☻ ☻	6½ 13	
Caffelatte con sciroppo	Tazza 150 ml	½ +¼ uni.	☻ ☻	☻ ☻	3 6	
Caffelatte senza sciroppo	Tazza 150 ml	¼ +¼ uni.	☻ ☻	☻ ☻	2¾ 5½	
Calamari	Porzione 85 g	☺	☻ ☻	☻ ☻	2¼ 4½	A
Caldarroste	Porzione 30 g	☻	☺ ☺	☹ 3	☻ ☻	

INDICE PER PAROLE CHIAV	Unità	Lattosio (1) + Unità/(capsula)	Fruttosio* (0) Fruttosio (0)	Sorbi- (0) tolo (1)	Fruttani e (0) Galattani (1)	(fonte)
Calzone	Pezzo 168 g	12¼ +10¼ uni.	☻ ☻	☹ 2¾	¼ ½	A
Camembert	Porzione 30 g	21½ +18 uni.	☻ ☻	☻ ☻	☺ ☺	
Campari	Bicchiere 200 ml	☻	☻+ ×4½ uni. ☻+ ×2¼ uni.	☹ ¼	☻ ☻	
Canederli	Porzione 55 g	1¾ +1½ uni.	☻ ☻	☻ ☻	½ 1	A
Cape cod	Bicchiere 200 ml	☻	☻+ ×5 uni. ☻+ ×2½ uni.	☹ 25	☻ ☻	
Capperi	Pizzico 1 g	☻	☻ ☻	☹ 70¼	☻ ☻	
Cappoccuino decaffeinato con sciroppo	Tazza 150 ml	½ +¼ uni.	☻ ☻	☻ ☻	3 6¼	
Cappuccino decaffeinato	Tazza 150 ml	½ +¼ uni.	☻ ☻	☻ ☻	2¾ 5¾	
Cappuccino in bottiglia	Tazza 150 ml	½ +½ uni.	☻ ☻	☻ ☻	4 8	
Caramelle	Pezzo 6 g	☻	☻+ ×¾ uni. ☻+ ×¼ uni.	☻ ☻	☻ ☻	
Caramelle al burro	Pezzo 3,75 g	☻	☻ ☻	☹ ☹	☻ ☻	
Caramelle alla panna	Pezzo 7 g	40¾ +34 uni.	☻ ☻	☻ ☻	☺ ☺	
Caramelle gommose al selz	Manciata 30 g	☻	☻+ ×2¼ uni. ☻+ ×1 uni.	☻ ☻	☻ ☻	
Caramelle gommose al selz, senza zucchero	cc 5 g	☻	☻ ☻	☹ ☹	☻ ☻	
Caramelle morbide	Manciata 30 g	☻	☻+ ×12¼ uni. ☻+ ×6 uni.	☻ ☻	☻ ☻	
Caramelle mou	Pezzo 6,9 g	8 +6½ uni.	☻+ ×½ uni. ☻+ ×¼ uni.	☻ ☻	44¾ 89¾	

(0) *Livello 0:* quantità lattosio ×½
(1) *Livello 1* quantità fruttosio×2
(2) *Livello 2*: quantità di fruttosio/sorbitolo ×4, il resto ×2
(3) *Livello 3:* quantità sorbitolo ×7, il resto ×3
(fonte): fonte dei dati Fru/galattani

+ Unità/(capsula): quantità tollerata aggiunta per capsula forte di lattasi. Fruttosio*: fruttosio, bilanciato con sorbitolo

☻ + ×[quantità] unità: Per unità consumata, è possibile tollerare in aggiunta fino a [quantità] × unità fruttosio(*) di un altro prodotto.

☹: evitarlo; ☹1: ¼ a LT 1; ☹2: ¼ a LT 2; ☹3: ¼ a LT 3; ☺: contiene solo tracce; ☻: non contiene

INDICE PER PAROLE CHIAV	Unità	Lattosio + Unità/	Fruttosio* Fruttosio	Sorbi- tolo	Fruttani e Galattani	📖
Caramelle senza zucchero	Pezzo 3 g	☻	☹ ¼	☹ ☹	☻ ☻	
Caramelle taffy	Pezzo 8,6 g	☻	☻+ ×4¼ uni. ☻+ ×2 uni.	☻ ☻	☻ ☻	
Caramello	Porzione 41 g	6 +5 uni.	☻+ ×6 uni. ☻+ ×3 uni.	☻ ☻	33¾ 67¾	
Carciofi	CC 15 g	☻	☻ ☻	☹ 23¾	1 2¼	FB
Carne salmistrata	Porzione 55 g	☻	☻ ☻	☻ ☻	☻ ☻	
Carne stufata in vino, aceto e spezie	Porzione 159 g	☻	34¾ 69¾	☻ ☻	☻ ☻	
Carote bollite	Porzione 85 g	☻	☻ ☻	☹ ½	☻ ☻	B
Carote crude	Pezzo 61 g	☻	☻ ☻	☹ ¾	☻ ☻	B
Cashew	Manciata 30 g	☻	☻ ☻	☻ ☻	¼ ¾	G
Casseruola	Porzione 238 g	½ +½ uni.	☺ ☺	☻ ☻	☻ ☻	
Castagne	Porzione 30 g	☻	☺ ☺	☹ 6	☻ ☻	
Caviale	CC 15 g	☻	☻ ☻	☻ ☻	☻ ☻	
Cavoletti di Bruxelles	Porzione 85 g	☻	☻ ☻	☻ ☻	1 2	B
Cavolfiore	Porzione 85 g	☻	☻ ☻	☹ 2½	☻ ☻	CB
Cavolfiore Romanesco	Porzione 85 g	☻	1 2	☻ ☻	☻ ☻	B
Cavolo bianco	Porzione 85 g	☻	☻+ ×¾ uni. ☻+ ×¼ uni.	☹ 58¾	1¼ 2½	B
Cavolo nero	Porzione 85 g	☻	☻+ ×¼ uni. ☻	☻ ☻	1¼ 2½	B
Cavolo rapa	Porzione 85 g	☻	☻+ ×¼ uni. ☻	☹ 13	☻ ☻	
Cavolo verde	Porzione 85 g	☻	☻ ☻	☹ ¾	☻ ☻	

INDICE PER PAROLE CHIAV	Unità	Lattosio + Unità/capsula	Fruttosio* Fruttosio	Sorbi- tolo	Fruttani e Galattani	📖
Ceci	Porzione	☻	☻	☹	1½	A
	90 g		☻	1	3	
Cetrioli	Porzione	☻	4¾	☹	☻	B
	85 g		9¾	1	☻	
Cetrioli senza buccia	Porzione	☻	5¼	☹	☻	B
	85 g		10½	1	☻	
Cetriolini sottaceto	Porzione	☻	☻+ ×¼ uni.	☹	1	G
	30 g		☻	4¼	2¼	
Champagne	Bicchiere	☻	31¼	☹	☻	
	200 ml		62½	¾	☻	
Champignons	CC	☻	☻+ ×½ uni.	☹	12¼	B
	15 g		☻+ ×¼ uni.	½	24½	
Chardonnay	Bicchiere	☻	31¼	☹	☻	
	200 ml		62½	¾	☻	
Chayote	Porzione	☻	6¼	☻	☻	B
	130 g		12¾	☻	☻	
Cheddar	Porzione	43¼	☻	☻	☺	
	30 g	+36 uni.	☻	☻	☺	
Cheesecake, fatta in casa	Pezzo	½	☻+ ×½ uni.	☻	☹	A
	220 g	+½ uni.	☻+ ×¼ uni.	☻	¼	
Chili con carne	CC	☻	☺	☹	3	AC
	15 g		☺	55½	6	
Chips di banana	Porzione	☻	3¾	☹	½	FB
	40 g		7¾	12½	1¼	
Chips di soia	Manciata	5¼	15	☹	2	A
	21 g	+4¼ uni.	30	1	4	
Choco Krave® (Kellogg's®)	Porzione	☻	☻+ ×¼ uni.	☻	¼	A
	55 g		☻	☻	¾	
Chop Suey con pollo	Porzione	☻	☻	☹	¼	AB
	166 g		☻	¼	¾	
Chop Suey con tofu	Porzione	☻	☻	☹	☻	
	166 g		☻	¼	☻	

Livello 0: quantità lattosio ×½
Livello 1 quantità fruttosio×2

+ Unità/capsula: quantità tollerata aggiunta per capsula forte di lattasi. Fruttosio*: fruttosio, bilanciato con sorbitolo

Livello 2: quantità di fruttosio/sorbitolo ×4, il resto ×2
Livello 3: quantità sorbitolo ×7, il resto ×3
📖: fonte dei dati Fru/galattani

☻ + ×[quantità] unità: Per unità consumata, è possibile tollerare in aggiunta fino a [quantità] × unità fruttosio(*) di un altro prodotto.

☹: evitarlo; ☹[1]: ¼ a LT 1; ☹[2]: ¼ a LT 2; ☹[3]: ¼ a LT 3; ☺: contiene solo tracce; ☻: non contiene

Indice per parole chiav	Unità	Lattosio + Unità/	Fruttosio* Fruttosio	Sorbi- tolo	Fruttani e Galattani	
Chutney di pomodori	Porzione 15 g	☺	☺ ☺	☹ 5¼	33 66¼	
Cicoria (foglie)	Porzione 85 g	☺	5¼ 10½	☹ 39	2¼ 4½	B
Ciliegie	CC 15 g	☺	10 20	☹ ½	☺ ☺	
Cioccolata al latte	Tavoletta 125 g	¼ +¼ uni.	☺ ☺	☺ ☺	¼ ¾	G
Cioccolata al latte, senza zucchero	Pezzo 12 g	32½ +27 uni.	80 ☺	☹ ☹	4½ 9	
Cioccolata bianca	Pezzo 12 g	2½ +2 uni.	☺ ☺	☺ ☺	14 28¼	
Cioccolata fondente 52%	Tavoletta 125 g	1¼ +1 uni.	☺ ☺	☹ 8	¼ ¾	
Cioccolata fondente 65%	Tavoletta 125 g	7½ +6¼ uni.	☺ ☺	☹ 6½	¼ ¾	
Cioccolata fondente 80%	Tavoletta 125 g	☺	☺ ☺	☹ 5	¼ ¾	
Cioccolata fondente senza zucchero	Pezzo 12 g	26¾ +22¼ uni.	34 68¼	☹ ☹	4¼ 8¾	
Cioccolato al latte con cereali	Tavoletta 125 g	½ +½ uni.	☺ ☺	☹ 40	¼ ¾	A
Cioccolato al latte con cereali, senza zucchero	Pezzo 12 g	26½ +22 uni.	80 ☺	☹ ☹	4½ 9	A
Cioccolato fatto in casa	Tazza 150 ml	¼ +¼ uni.	27¾ 55½	☹ 66½	2 4	
Cioccoloata calda, bianca	Tazza 150 ml	¼ +¼ uni.	☺+ ×½ uni. ☺+ ×¼ uni.	☺ ☺	2 4	
Cipolle	CC 15 g	☺	☺ ☺	☹ 6	1 2	CB
Cipollotti selvatici	Pezzo 15,7 g	☺	☺+ ×¼ uni. ☺	☹ 6	¼ ¾	G
Clementine	Porzione 140 g	☺	7 14¼	☺ ☺	2¼ 4½	B
Clif Bar®, Chocolate Chip	Pezzo 68 g	9 +7½ uni.	☺+ ×10 uni. ☺+ ×5 uni.	☹ 2¼	¾ 1½	
Clif Bar®, Crunchy Peanut Butter	Pezzo 68 g	☺	☺+ ×10¼ uni. ☺+ ×5 uni.	☹ 2½	☺ ☺	

INDICE PER PAROLE CHIAV	Unità	Lattosio 1 + Unità/(capsula)	Fruttosio* 0 Fruttosio 0	Sorbitolo 0 1	Fruttani e 0 Galattani 1	📖
Clif Bar®, Oatmeal Raisin Walnut	Pezzo 68 g	☻	☻+ ×10¼ uni. ☻+ ×5 uni.	☹ 1¾	1¾ 3½	AG
Club soda	Bicchiere 200 ml	☻	☻ ☻	☻ ☻	☻ ☻	
Coca Cola®	Bicchiere 200 ml	☻	½ 1¼	☻ ☻	☻ ☻	
Coca Cola® lemon	Bicchiere 200 ml	☻	½ 1¼	☻ ☻	☻ ☻	
Coca Cola® light®	Bicchiere 200 ml	☻	☻ ☻	☻ ☻	☻ ☻	
Coca Zero®	Bicchiere 200 ml	☻	☻ ☻	☻ ☻	☻ ☻	
Coco Pops® (Kellogg's®)	Porzione 30 g	☻	☻ ☻	☹ ☺	1½ 3	A
Cognac	Bicchiere 200 ml	☻	☻ ☻	☻ ☻	☻ ☻	
Cointreau®	Bicchiere 200 ml	☻	☻+ ×4½ uni. ☻+ ×2¼ uni.	☹ ¼	☻ ☻	
Cola alla vaniglia	Bicchiere 200 ml	☻	½ 1¼	☻ ☻	☻ ☻	
Cole slaw con ananas e maionese	Porzione 100 g	☻	☻+ ×¼ uni. ☻	☹ 3¾	☻ ☻	B
Cole slaw con mela e uvette	Porzione 100 g	☻	½ 1	☹ ½	1 2	B
Collana di caramelle	Pezzo 21 g	☻	☻+ ×3¼ uni. ☻+ ×1½ uni.	☻ ☻	☻ ☻	
Cono con gelato alla vaniglia	Pezzo 96 g	1 +¾ uni.	☻+ ×2¼ uni. ☻+ ×1 uni.	☹ ☺	6¼ 12¾	
Cordon Bleu di pollo	Porzione 140 g	32¼ +27 uni.	2 4¼	☻ ☻	1 2¼	A
Coriandolo fresco in foglie	Pizzico 1 g	☻	☻ ☻	☻ ☻	☻ ☻	

0 *Livello 0:* quantità lattosio ×½

1 *Livello 1* quantità fruttosio×2

+ Unità/(capsula): quantità tollerata aggiunta per capsula forte di lattasi. Fruttosio*: fruttosio, bilanciato con sorbitolo

2 *Livello 2*: quantità di fruttosio/sorbitolo ×4, il resto ×2

3 *Livello 3:* quantità sorbitolo ×7, il resto ×3

📖: fonte dei dati Fru/galattani

☻ + ×[quantità] unità: Per unità consumata, è possibile tollerare in aggiunta fino a [quantità] × unità fruttosio(*) di un altro prodotto.

☹: evitarlo; ☹1: ¼ a LT 1; ☹2: ¼ a LT 2; ☹3: ¼ a LT 3; ☺: contiene solo tracce; ☻: non contiene

INDICE PER PAROLE CHIAV	Unità	Lattosio + Unità/	Fruttosio* Fruttosio	Sorbi- tolo	Fruttani e Galattani	📖
Corn Flakes (Kellogg's®)	Porzione 30 g	☻	☻+ ×1½ uni. ☻+ ×¾ uni.	☹ ☺	1½ 3	A
Costolette di maiale	Porzione 85 g	☻	☻ ☻	☻ ☻	☻ ☻	
Cotoletta	Porzione 85 g	☻	☻ ☻	☻ ☻	1¼ 2¾	A
Couscous	Porzione 140 g	☻	☻ ☻	☻ ☻	¼ ¾	A
Cozze	Porzione 85 g	☻	☻ ☻	☻ ☻	☻ ☻	
Cozze con ripieno di cipolle e funghi	Porzione 140 g	24½ +20½ uni.	☻ ☻	☹ ½	3¼ 6¾	CB
Cracker tipo TUC	Porzione 30 g	☻	☻ ☻	☻ ☻	¼ ½	A
Crauti	CC 15 g	☻	☻ ☻	☹ ¾	7 14¼	B
Creme caramel	Porzione 87,5 g	½ +¼ uni.	☻+ ×2¼ uni. ☻+ ×1 uni.	☹ ☺	½ 1	A
Crème de Cacao® (Liquore)	Bicchiere 200 ml	☻	☺ ☺	☹ 2½	☻ ☻	
Creme de menthe	Bicchiere 200 ml	☻	☻+ ×4½ uni. ☻+ ×2¼ uni.	☹ ¼	☻ ☻	
Crème fraîche Dressing Kraft®	Porzione 30 g	☻	4½ 9	☻ ☻	☻ ☻	
Crêpe	Pezzo 55 g	1¼ +1 uni.	☻ ☻	☻ ☻	¾ 1¾	A
Crescione	Pizzico 1 g	☻	☻ ☻	☻ ☻	☻ ☻	
Crocchette di patate	Manciata 21 g	☻	☻ ☻	☹ 79¼	10¾ 21½	A
Crocchette di pesce	Porzione 85 g	2¼ +1¾ uni.	☻ ☻	☹ ☺	1¾ 3½	A
Crostini	Porzione 15 g	☻	☻+ ×¼ uni. ☻	☹ ☺	½ 1¼	A
Crunchy Nut® (Kellogg's®)	Porzione 30 g	☺	23¾ 47½	☹ 15	1½ 3	A
Crusca	CC 15 g	☻	☻ ☻	☻ ☻	½ 1	G

INDICE PER PAROLE CHIAV	Unità	Lattosio [1] + Unità/[capsula]	Fruttosio* [0] Fruttosio [0]	Sorbi- [0] tolo [1]	Fruttani e [0] Galattani [1]	[fonte]
Curaçao	Bicchiere 200 ml	☻	☻+ ×4½ uni. ☻+ ×2¼ uni.	☹ ¼	☻ ☻	
Daiquiri	Bicchiere 200 ml	☻	☻ ☻	☻ ☻	☻ ☻	
Danone® Activia® Yoghurt	Pezzo 115 g	½ +¼ uni.	☻ ☻	☻ ☻	2¾ 5½	
Danone® Aktivia®, light alla vaniglia	Pezzo 115 g	¼ +¼ uni.	¼ ¾	☻ ☻	2 4	
Danone® yogurt al cioccolato	Pezzo 150 g	½ +¼ uni.	☻ ☻	☻ ☻	1¼ 2½	
Danone® yogurt al miele	Pezzo 150 g	½ +¼ uni.	¼ ½	☹ 3¼	2¾ 5¾	
Danone® yogurt alla frutta	Pezzo 115 g	¼ +¼ uni.	¼ ½	☹ 10¾	2 4	
Datteri	Porzione 40 g	☻	☻ ☻	☻ ☻	☻ ☻	
Dinosauri gommosi	Manciata 30 g	☻	☻+ ×3½ uni. ☻+ ×1¾uni.	☹ ☺	☻ ☻	
Dinosauri gommosi senza zucchero	cc 5 g	☻	10 20¼	☹ ☹³	☻ ☻	
Dolce alla cannella	Porzione 30 g	☻	2 4¼	☻ ☻	1½ 3	A
Dolci fritti	Pezzo 59 g	4¼ +3½ uni.	☻ ☻	☻ ☻	1 2	A
Dolcificante (Splenda®)	Porzione 0 g	☻	☻ ☻	☻ ☻	☻ ☻	
Dolcificante (Zsweet®)	Porzione 5 g	☻	☻ ☻	☹ ☹	☻ ☻	
Donat con zucchero	Pezzo 72,5 g	4¾ +4 uni.	☻ ☻	☻ ☻	¾ 1½	A
Donut al cocco	Pezzo 79 g	4¾ +4 uni.	☻ ☻	☻ ☻	½ 1¼	A

[0] *Livello 0:* quantità lattosio ×½
[1] *Livello 1* quantità fruttosio×2
[2] *Livello 2*: quantità di fruttosio/sorbitolo ×4, il resto ×2
[3] *Livello 3:* quantità sorbitolo ×7, il resto ×3
[fonte]: fonte dei dati Fru/galattani

+ Unità/[capsula]: quantità tollerata aggiunta per capsula forte di lattasi.
Fruttosio*: fruttosio, bilanciato con sorbitolo

☻ + ×[quantità] unità: Per unità consumata, è possibile tollerare in aggiunta fino a [quantità] × unità fruttosio(*) di un altro prodotto.

☹: evitarlo; ☹¹: ¼ a LT 1; ☹²: ¼ a LT 2; ☹³: ¼ a LT 3; ☺: contiene solo tracce; ☻: non contiene

INDICE PER PAROLE CHIAV	Unità	Lattosio + Unità/	Fruttosio* Fruttosio	Sorbi- tolo	Fruttani e Galattani	
Donut glassato	Pezzo 77 g	4¾ +4 uni.	☺ ☺	☺ ☺	½ 1¼	A
Donut ripieno	Pezzo 105 g	2¼ +2 uni.	☺ ☺	☺ ☺	½ 1	A
Dr. Pepper® Zero	Bicchiere 200 ml	☺	☺ ☺	☺ ☺	☺ ☺	
Earl grey	Bicchiere 236 ml	☺	½ 1¼	☺ ☺	1½ 3	G
Edamer	Porzione 30 g	6¾ +5¾ uni.	☺ ☺	☺ ☺	38¾ 77½	
Enoki, fungo asiatico	CC 15 g	☺	☺ ☺	☹ ¾	☺ ☺	
Erba cipollina	Pizzico 1 g	☺	☺ ☺	☺ ☺	☺ ☺	B
Espresso	Tazza 150 ml	☺	☺ ☺	☺ ☺	☺ ☺	
Espresso con sciroppo	Tazza 150 ml	☺	☺ ☺	☺ ☺	☺ ☺	
fagioli cannellini, in barattolo, sgocciolati	Porzione 85 g	☺	☺ ☺	☺ ☺	¼ ¾	A
Fagioli di soia, bolliti	CC 15 g	☺	9 18	☹ 3	3 6	A
Fagioli lima	Porzione 90 g	☺	½ 1¼	☺ ☺	¼ ½	A
Fagioli mungo	Porzione 90 g	☺	½ 1¼	☺ ☺	¾ 1¾	A
Fagiolini	Porzione 85 g	☺	4½ 9	☺ ☺	¼ ¾	A
Fagiolini piatti	Porzione 90 g	☺	☺ ☺	☺ ☺	¼ ½	A
Falafel	Porzione 55 g	☺	☺ ☺	☹ 1¾	¾ 1½	G
Fanta®	Bicchiere 200 ml	☺	8¼ 16½	☺ ☺	☺ ☺	
Fanta®, zero	Bicchiere 200 ml	☺	☺ ☺	☺ ☺	☺ ☺	
Farina di cocco dolce	Manciata 30 g	☺	20¾ 41½	☺ ☺	☺ ☺	

INDICE PER PAROLE CHIAV	Unità	Lattosio + Unità/capsula	Fruttosio* Fruttosio	Sorbi- tolo	Fruttani e Galattani	📖
Farina di cocco naturale	Manciata	☻	☻+ ×¾ uni.	☻	12¼	
	30 g		☻+ ×¼ uni.	☻	24½	
Farina di farro	Porzione	☻	☻+ ×¼ uni.	☻	☺	A
	30 g		☻	☻	☺	
Farina di frumento	Porzione	☻	33¼	☻	1¼	AD
	30 g		66½	☻	2¾	
Farina di frumento, integrale	Porzione	☻	☻	☻	1¼	A
	30 g		☻	☻	2¾	
Farina di segale	Porzione	☻	27¾	☻	1¼	A
	30 g		55½	☻	2½	
Farina d'orzo	Porzione	☻	☻	☻	6¼	AD
	30 g		☻	☻	12¾	
Feta	Porzione	2¼	☻	☻	13½	
	30 g	+2 uni.	☻	☻	27	
Feta magra	Porzione	¾	☻	☻	5	
	30 g	+¾ uni.	☻	☻	10¼	
Fette biscottate	Porzione	☻	☻	☻	1½	A
	7 g		☻	☻	3	
Fichi freschi	Pezzo	☻	☻+ ×2 uni.	☻	☻	
	50 g		☻+ ×1 uni.	☻	☻	
Fichi secchi, dolci	Pezzo	☻	☻+ ×¾ uni.	☻	☻	
	50 g		☻+ ×¼ uni.	☻	☻	
Finocchio	Porzione	☻	☻+ ×¾ uni.	☹	1¼	B
	85 g		☻+ ×¼ uni.	2	2¾	
Fiocchi d'avena	Porzione	☻	☻	☻	1¼	A
	55 g		☻	☻	2¾	
fiocchi di amaranto	Porzione	☻	3	☹	¾	G
	30 g		6¼	2½	1½	
Flips al formaggio	Manciata	4	☻	☹	7¼	A
	21 g	+3¼ uni.	☻	☺	14½	
Focaccia	Fetta	☻	☻	☻	1	A
	50 g		☻	☻	2¼	

Livello 0: quantità lattosio ×½
Livello 1 quantità fruttosio×2
Livello 2: quantità di fruttosio/sorbitolo ×4, il resto ×2
Livello 3: quantità sorbitolo ×7, il resto ×3
📖: fonte dei dati Fru/galattani

+ Unità/capsula: quantità tollerata aggiunta per capsula forte di lattasi. Fruttosio*: fruttosio, bilanciato con sorbitolo

☻ + ×[quantità] unità: Per unità consumata, è possibile tollerare in aggiunta fino a [quantità] × unità fruttosio(*) di un altro prodotto.

☹: evitarlo; ☹¹: ¼ a LT 1; ☹²: ¼ a LT 2; ☹³: ¼ a LT 3; ☺: contiene solo tracce; ☻: non contiene

INDICE PER PAROLE CHIAV	Unità	Lattosio + Unità/	Fruttosio* Fruttosio	Sorbi- tolo	Fruttani e Galattani	
Formaggio con panna	Porzione 30 g	3 +2½ uni.	☻ ☻	☻ ☻	17¼ 34½	
Formaggio da fondue	Porzione 53 g	☺	☻+ ×¼ uni. ☻	☹ 5	☺ ☺	
Formaggio da sandwich	Porzione 30 g	4½ +3¾ uni.	☻ ☻	☻ ☻	25¾ 51½	
Formaggio di capra	Porzione 30 g	4½ +3¾ uni.	☻ ☻	☻ ☻	25½ 51	
Formaggio di malga con meno lattosio, 1% di grassi	Porzione 110 g	3¼ +2¾ uni.	☻+ ×1¾ uni. ☻+ ×¾ uni.	☻ ☻	18¾ 37¾	
Formaggio di soia, diversi gusti	Porzione 30 g	9 +7½ uni.	55½ ☺	☹ 18½	1¼ 2¾	A
Formaggio fresco	Porzione 30 g	2¾ +2¼ uni.	☻ ☻	☻ ☻	15¾ 31½	
Formaggio fresco alle erbe	Porzione 30 g	2½ +2 uni.	☻ ☻	☻ ☻	14 28	
Formaggio Limburger	Porzione 30 g	20¼ +17 uni.	☻ ☻	☻ ☻	☺ ☺	
Formaggio munster	Porzione 30 g	8¾ +7¼ uni.	☻ ☻	☻ ☻	49½ ☺	
Formaggio spalmabile fresco alle erbe	Porzione 55 g	3½ +2¾ uni.	☻ ☻	☻ ☻	19¾ 39½	
Formaggio stagionato, 25% grassi	Porzione 30 g	37¼ +31 uni.	☻ ☻	☻ ☻	☺ ☺	
Formaggio svizzero	Porzione 30 g	☺	☻+ ×¼ uni. ☻	☻ ☻	☺ ☺	
Formaggio svizzero iposodico	Porzione 30 g	☺	☻+ ×¼ uni. ☻	☻ ☻	☺ ☺	
Formaggiop al riso, tutti i gusti	Porzione 30 g	12 +10 uni.	☻ ☻	☻ ☻	67¼ ☺	A
Fragole	Porzione 140 g	☻	½ 1¼	☹ ¼	☻ ☻	C
French Dressing Kraft®	Porzione 30 g	☻	64 ☺	☹ ☺	☻ ☻	
Frittelle di patate	Porzione 70 g	☻	☻+ ×½ uni. ☻+ ×¼ uni.	☹ 12¾	☻ ☻	B
Frolla	Porzione 19,56 g	68¼ +57 uni.	☻ ☻	☻ ☻	2¾ 5¾	A

INDICE PER PAROLE CHIAV	Unità	Lattosio + Unità/	Fruttosio* Fruttosio	Sorbitolo	Fruttani e Galattani	🕮
Frosties® (Kellogg's®)	Porzione 30 g	☻	☻ ☻	☹ ☺	1½ 3	A
Frutto a stella	Pezzo 91 g	☻	☻+ ×¼ uni. ☻	☹ 1¼	☻ ☻	
Frutto della passione (Maracuja)	Porzione 140 g	☻	☻+ ×2½ uni. ☻+ ×1¼ uni.	☻ ☻	☻ ☻	
Funghi ripassati nel burro	Porzione 70 g	☻	☻ ☻	☹ ¼	2½ 5¼	B
Fungo di paglia	Porzione 85 g	☻	☻ ☻	☹ ¼	☻ ☻	
Fungo ostrica o orecchione	Porzione 85 g	☻	☻+ ×1¾ uni. ☻+ ×¾ uni.	☹ ¼	☻ ☻	
Gamberi in salsa di parmigiano	Porzione 85 g	☺	☻ ☻	☻ ☻	☺ ☺	
Gamberi marinati alle spezie	Porzione 85 g	☻	☺ ☺	☻ ☻	☻ ☻	
Gamberi panati	Porzione 85 g	☻	☻ ☻	☻ ☻	2 4	A
Gatorade®, Powder tutti i gusti	Bicchiere 200 ml	☻	☻+ ×10½ uni. ☻+ ×5¼ uni.	☻ ☻	☻ ☻	
Gatorade®, tutti i gusti	Bicchiere 200 ml	7½ +6¼ uni.	☻+ ×1¼ uni. ☻+ ×½ uni.	☻ ☻	41½ 83¼	
Gelatina	Pezzo 1,75 g	☻	☻ ☻	☻ ☻	☻ ☻	
Gelatina senza zucchero	Pezzo 5 g	☻	☻ ☻	☻ ☻	☻ ☻	
Gelato al biscotto	Pezzo 72 g	1¼ +1 uni.	☻+ ×1½ uni. ☻+ ×¾ uni.	☻ ☻	6¼ 12½	
Gelato al ciocccolato senza zucchero	cc 5 g	11½ +9½ uni.	¾ 1¾	☹ ☹^{2}	32¾ 65½	G
Gelato al cioccolato	Porzione 65 g	1 +1 uni.	☻+ ×¾ uni. ☻+ ×¼ uni.	☹ ☺	2¾ 5¾	G

Livello 0: quantità lattosio ×½
Livello 1 quantità fruttosio×2
Livello 2: quantità di fruttosio/sorbitolo ×4, il resto ×2
Livello 3: quantità sorbitolo ×7, il resto ×3
🕮: fonte dei dati Fru/galattani

+ Unità/: quantità tollerata aggiunta per capsula forte di lattasi. Fruttosio*: fruttosio, bilanciato con sorbitolo

☻ + ×[quantità] unità: Per unità consumata, è possibile tollerare in aggiunta fino a [quantità] × unità fruttosio(*) di un altro prodotto.

☹: evitarlo; ☹^{1}: ¼ a LT 1; ☹^{2}: ¼ a LT 2; ☹^{3}: ¼ a LT 3; ☺: contiene solo tracce; ☻: non contiene

INDICE PER PAROLE CHIAV	Unità	Lattosio + Unità/	Fruttosio* Fruttosio	Sorbi- tolo	Fruttani e Galattani	
Gelato alla nocciola	Porzione 106 g	½ +½ uni.	☺+ ×4¾ uni. ☺+ ×2¼ uni.	☺ ☺	1½ 3	
Gelato alla vaniglia senza lattosio	Porzione 65 g	4 +3¼ uni.	☺+ ×4¾ uni. ☺+ ×2¼ uni.	☺ ☺	23¼ 46½	
Gelato alla vaniglia senza zucchero	CC 15 g	3¼ +2½ uni.	¾ 1½	☹ ☹^{2}	18¼ 36½	
Gelato light	cc 5 g	9¾ +8 uni.	2¼ 4¾	☹ ¼	54¾ ☺	
Germogli di bambù	Porzione 85 g	☺	19½ 39	☺ ☺	☺ ☺	
germogli di erba medica	Porzione 85 g	☺	14½ 29¼	☺ ☺	☺ ☺	G
Germoglia di soia, bolliti	Porzione 85 g	☺	☺ ☺	☹ ½	3¾ 7½	CB
Ghiacciolo	Pezzo 52 g	☺	☺+ ×1¼ uni. ☺+ ×½ uni.	☺ ☺	☺ ☺	
Ghiacciolo alla frutta	Pezzo 77 g	☺	☺+ ×1¼ uni. ☺+ ×½ uni.	☹ 4½	☺ ☺	
Ghiacciolo senza zucchero	Pezzo 55 g	☺	☺ ☺	☺ ☺	☺ ☺	
Giaca	CC 15 g	☺	☺ ☺	☹ ½	☺ ☺	
Gibson	Bicchiere 200 ml	☺	☺ ☺	☹ 3¼	☺ ☺	
Gin	Bicchiere 200 ml	☺	☺ ☺	☺ ☺	☺ ☺	
Ginger Ale	Bicchiere 200 ml	☺	☹ ☹^{2}	☺ ☺	☺ ☺	
Glaceau® multi-v®	Bicchiere 200 ml	☺	☹ ¼	☹ ☹^{2}	☺ ☺	
Glaceau® vitaminwater defense®	Bicchiere 200 ml	☺	☹ ☹^{2}	☺ ☺	☺ ☺	
Glaceau® vitaminwater essential®	Bicchiere 200 ml	☺	☹ ☹^{2}	☺ ☺	☺ ☺	
Glaceau® vitaminwater ignite®	Bicchiere 200 ml	☺	☹ ☹^{2}	☺ ☺	☺ ☺	
Glaceau® vitaminwater power-c®	Bicchiere 200 ml	☺	☹ ☹^{2}	☺ ☺	☺ ☺	

INDICE PER PAROLE CHIAV	Unità	Lattosio + Unità/capsula	Fruttosio* Fruttosio	Sorbi- tolo	Fruttani e Galattani	📖
Glaceau® vitaminwater restore®	Bicchiere 200 ml	☻	☹ ☹^{2}	☻ ☻	☻ ☻	
Gnocchi (a base di patate)	Porzione 188 g	2½ +2 uni.	☻ ☻	☻ ☻	14 28¼	A
Gnocchi al formaggio	Porzione 70 g	28 +23¼ uni.	☻ ☻	☻ ☻	1 2¼	A
Gnocchi bavaresi (Spätzle)	Porzione 140 g	5¼ +4¼ uni.	☻+ ×¼ uni. ☻	☻ ☻	1 2	A
Gnocchi di patate	Porzione 140 g	45½ +37¾ uni.	☻+ ×¼ uni. ☻	☹ 35½	☺ ☺	C
Goji	Porzione 140 g	☻	☻+ ×1 uni. ☻+ ×½ uni.	☻ ☻	☻ ☻	
Gomma americana	Pezzo 3 g	☻	☻ ☻	☻ ☻	☻ ☻	
Gomma americana senza zucchero	Pezzo 2 g	☻	¼ ¾	☹ ☹^{2}	☻ ☻	
Gorgonzola	Porzione 30 g	20 +16½ uni.	☻ ☻	☻ ☻	☺ ☺	
Gorgonzola e formaggi simili	Porzione 30 g	20 +16½ uni.	☻ ☻	☻ ☻	☺ ☺	
Gouda	Porzione 30 g	4½ +3¾ uni.	☻ ☻	☻ ☻	25 50	
Goulasch di manzo	CC 15 g	☻	☺ ☺	☹ 4	☻ ☻	
Grand Marnier®	Bicchiere 200 ml	☻	☻+ ×4½ uni. ☻+ ×2¼ uni.	☹ ¼	☻ ☻	
Grappa	Bicchiere 200 ml	☻	☻+ ×2¼ uni. ☻+ ×1 uni.	☹ ½	☻ ☻	
Grappa di mela	Bicchiere 200 ml	☻	☻ ☻	☻ ☻	☻ ☻	
Grasshopper	Bicchiere 200 ml	1¼ +1 uni.	☻+ ×1¼ uni. ☻+ ×½ uni.	☹ ¾	7 14	

Livello 0: quantità lattosio ×½

Livello 1 quantità fruttosio×2

Livello 2: quantità di fruttosio/sorbitolo ×4, il resto ×2

Livello 3: quantità sorbitolo ×7, il resto ×3

📖: fonte dei dati Fru/galattani

+ Unità/capsula: quantità tollerata aggiunta per capsula forte di lattasi.

Fruttosio*: fruttosio, bilanciato con sorbitolo

☻ + ×[quantità] unità: Per unità consumata, è possibile tollerare in aggiunta fino a [quantità] × unità fruttosio(*) di un altro prodotto.

☹: evitarlo; ☹^{1}: ¼ a LT 1; ☹^{2}: ¼ a LT 2; ☹^{3}: ¼ a LT 3; ☺: contiene solo tracce; ☻: non contiene

INDICE PER PAROLE CHIAV	Unità	Lattosio + Unità/	Fruttosio* Fruttosio	Sorbi- tolo	Fruttani e Galattani	
Gratin di patate	Porzione 140 g	1 +¾ uni.	☺ ☺	☹ 7¾	6¼ 12½	B
Guanàbano	Porzione 140 g	☺	1¼ 2¾	☺ ☺	☺ ☺	
Guave	Pezzo 250 g	☺	2¼ 5	☹ ½	☺ ☺	
Gunnello marinato con pepe e limone	Porzione 85 g	☺	☺ ☺	☺ ☺	☺ ☺	
Häagen-Dazs® BAILEYS	Porzione 102 g	½ +¼ uni.	☺+ ×2¾ uni. ☺+ ×1¼ uni.	☹ ☺	1½ 3	
Häagen-Dazs® Rocky Road	Porzione 104 g	¼ +¼ uni.	☺+ ×2¾ uni. ☺+ ×1¼ uni.	☹ ☺	2½ 5¼	
Häagen-Dazs® Caffè	Porzione 106 g	¼ +¼ uni.	☺+ ×2¾ uni. ☺+ ×1¼ uni.	☹ ☺	2½ 5¼	
Häagen-Dazs® Ciliegia	Porzione 101 g	½ +½ uni.	☺+ ×4½ uni. ☺+ ×2¼ uni.	☺ ☺	3¼ 6½	
Häagen-Dazs® Cioccolato	Porzione 106 g	¼ +¼ uni.	☺+ ×2¾ uni. ☺+ ×1¼ uni.	☹ ☺	1¼ 2¾	
Häagen-Dazs® Cookies & Cream	Porzione 102 g	½ +¼ uni.	☺+ ×4½ uni. ☺+ ×2¼ uni.	☺ ☺	3¼ 6½	
Häagen-Dazs® Fragola	Porzione 106 g	½ +¼ uni.	☺+ ×4¾ uni. ☺+ ×2¼ uni.	☺ ☺	3 6¼	
Haagen-Dazs® Frozen Yogurt, Cioccolato	Porzione 106 g	½ +½ uni.	☺+ ×¾ uni. ☺+ ×¼ uni.	☹ ☺	1¾ 3½	
Haagen-Dazs® Frozen Yogurt, Vaniglia	Porzione 106 g	½ +½ uni.	☺+ ×3 uni. ☺+ ×1½ uni.	☺ ☺	3½ 7	
Häagen-Dazs® Mango	Porzione 106 g	¼ +¼ uni.	☺+ ×2¼ uni. ☺+ ×1 uni.	☺ ☺	2¼ 4¾	
Häagen-Dazs® Noci Pecan	Porzione 106 g	½ +½ uni.	☺+ ×4¾ uni. ☺+ ×2¼ uni.	☺ ☺	2¼ 4¾	
Häagen-Dazs® Pistacchio	Porzione 106 g	½ +½ uni.	☺+ ×4¾ uni. ☺+ ×2¼ uni.	☺ ☺	½ 1¼	
Häagen-Dazs® Secret Sensations Crème Brûlée	Porzione 107 g	½ +¼ uni.	☺+ ×4¾ uni. ☺+ ×2¼ uni.	☺ ☺	3 6¼	
Häagen-Dazs® Vaniglia	Porzione 106 g	½ +½ uni.	☺+ ×4¾ uni. ☺+ ×2¼ uni.	☺ ☺	3½ 7	
Halva	Porzione 40 g	☺	☺+ ×1½ uni. ☺+ ×¾ uni.	☺ ☺	1¼ 2¾	A

INDICE PER PAROLE CHIAV	Unità	Lattosio + Unità/capsula	Fruttosio* Fruttosio	Sorbi-tolo	Fruttani e Galattani	🕮
Hamburger e uova strapazzate	Pezzo 158 g	12 +10 uni.	☻+ ×9¼ uni. ☻+ ×4½ uni.	☻ ☻	¼ ½	A
Harvey Wallbanger	Bicchiere 200 ml	☻	16½ 33¼	☹ ¼	☻ ☻	
Heinz® 57 Soße	Porzione 15,63 g	☻	☻+ ×¼ uni. ☻	☹ 3¾	☻ ☻	
Hot dog	Pezzo 199 g	☻	☻+ ×1¾ uni. ☻+ ×¾ uni.	☹ 8¼	¼ ½	A
Indivia	Porzione 85 g	☻	☻ ☻	☹ 3	3¾ 7½	C
Insalata di pasta con uovo, carne e maionese	Porzione 140 g	☻	☻+ ×¼ uni. ☻	☹ 1¼	1½ 3	A
Insalata di pasta con verdure e salsa alle erbe	Porzione 140 g	☺	3¾ 7½	☹ 1½	1½ 3¼	A
Insalata di patate con olio, aceto e prosciutto cotto	Porzione 140 g	☻	☻+ ×¼ uni. ☻	☹ 4¾	1 2	CB
Insalata di patate con uova e maionese	Porzione 140 g	☻	☻+ ×½ uni. ☻+ ×¼ uni.	☹ 2	1 2	CB
Insalata iceberg	Porzione 85 g	☻	6½ 13	☹ 19½	☻ ☻	CB
Insalata lattuga	Porzione 85 g	☻	8¼ 16¾	☹ 16¾	☻ ☻	CB
Insalata verde	Porzione 85 g	☻	7¼ 14½	☹ 19½	☻ ☻	B
Involtini primavera	Porzione 140 g	☻	21 42	☹ 2¾	¼ ½	
Irish Coffee con panna	Tazza 150 ml	3¾ +3 uni.	☻ ☻	☻ ☻	21 42	
Italian Dressing Kraft®	Porzione 30 g	☻	☻+ ×¾ uni. ☻+ ×¼ uni.	☻ ☻	☻ ☻	
Jelly Beans®	Manciata 30 g	☻	☻+ ×9¾ uni. ☻+ ×4¾uni.	☻ ☻	☻ ☻	

Livello 0: quantità lattosio ×½
Livello 1 quantità fruttosio×2
Livello 2: quantità di fruttosio/sorbitolo ×4, il resto ×2
Livello 3: quantità sorbitolo ×7, il resto ×3
🕮: fonte dei dati Fru/galattani

+ Unità/capsula: quantità tollerata aggiunta per capsula forte di lattasi.
Fruttosio*: fruttosio, bilanciato con sorbitolo

☻ + ×[quantità] unità: Per unità consumata, è possibile tollerare in aggiunta fino a [quantità] × unità fruttosio(*) di un altro prodotto.

☹: evitarlo; ☹1: ¼ a LT 1; ☹2: ¼ a LT 2; ☹3: ¼ a LT 3; ☺: contiene solo tracce; ☻: non contiene

INDICE PER PAROLE CHIAV	Unità	Lattosio + Unità/	Fruttosio* Fruttosio	Sorbi-tolo	Fruttani e Galattani	📖
Jelly Beans® senza zucchero	cc 5 g	☻	12¼ 24½	☹ ☹	☻ ☻	
Joghurt-Kräuter Dressing Kraft®	Porzione 30 g	☺	☻+ ×½ uni. ☻+ ×¼ uni.	☹ 12¼	☺ ☺	
Kaki	Pezzo 140 g	☻	2¾ 5¾	☻ ☻	1 2	C
Kamikaze	Bicchiere 200 ml	☻	☻+ ×1½ uni. ☻+ ×¾ uni.	☹ 1	☻ ☻	
Kefir	Porzione 220 g	¼ +¼ uni.	☻ ☻	☻ ☻	1¾ 3¾	
Ketchup	Porzione 15 g	☻	☻+ ×¼ uni. ☻	☹ 3¾	☻ ☻	
Ketchup iposodico	Porzione 15 g	☻	☻+ ×¼ uni. ☻	☹ 4¼	☻ ☻	
KFC® Cole Slaw	Porzione 100 g	☻	☻+ ×¼ uni. ☻	☹ 2¾	1 2	B
KFC® Crispy Strips®	Pezzo 52 g	☻	☻ ☻	☻ ☻	3¼ 6½	A
KFC® French dressing	Porzione 30 g	4¾ +3¾ uni.	☻ ☻	☻ ☻	26½ 53	
KFC® Hot Filet Bites	Pezzo 175 g	☻	☻ ☻	☻ ☻	¾ 1¾	A
KFC® Hot Wings®	Porzione 85 g	☻	☻ ☻	☻ ☻	☻ ☻	
KFC® Insalata Grilled Chicken	Porzione 140 g	☺	2¼ 4½	☹ 17¾	1 2¼	A
KFC® Insalata mista	Porzione 100 g	☻	2 4¼	☹ 4	☻ ☻	
KFC® Pannocchia	Pezzo 95 g	☻	☺ ☺	☹ 2½	1¼ 2½	G
KFC® Purè di patate con salsa	Porzione 140 g	½ +½ uni.	☻ ☻	☹ 35½	4 8¼	
KFC® Smokey BBQ Sauce	Porzione 31 g	☻	☻+ ×1¼ uni. ☻+ ×½ uni.	☹ 2¼	☻ ☻	
KFC® Sweet Imperial Sauce	Porzione 30 g	☻	¼ ½	☹ 37	☻ ☻	
KFC® Twister®	Pezzo 218 g	☻	19 38	☹ 2	☹ ¼	A

INDICE PER PAROLE CHIAV	Unità	Lattosio + Unità/capsula	Fruttosio* Fruttosio	Sorbi- tolo	Fruttani e Galattani	📖
KFC® Yummy Twister®	Pezzo 240 g	☺	17¼ 34½	☹ 2	☹ ¼	A
Kirsch	Bicchiere 200 ml	☺	☺+ ×4½ uni. ☺+ ×2¼ uni.	☹ ¼	☺ ☺	
Kit Kat®	Pezzo 43 g	2 +1¾ uni.	☺ ☺	☹ 🙂	2 4¼	A
Kit Kat® bianco	Pezzo 42 g	¾ +½ uni.	☺ ☺	☺ ☺	1½ 3¼	A
Kiwi giallo	Pezzo 86 g	☺	1 2¼	☺ ☺	☺ ☺	B
Kiwi verde	Pezzo 69 g	☺	3 6	☺ ☺	☺ ☺	B
Lamponi	Porzione 140 g	☺	½ 1¼	☹ 1½	1 2¼	B
Lamponi freschi	Porzione 55 g	☺	☺+ ×2¾ uni. ☺+ ×1¼ uni.	☹ 45¼	☺ ☺	
Lamponi secchi	Porzione 40 g	☺	☺+ ×3¼ uni. ☺+ ×1½ uni.	☹ 41½	☺ ☺	
Lasagne agli spinaci	Porzione 140 g	8½ +7 uni.	9¾ 19¾	☹ ½	¾ 1½	A
Lasagne al formaggio	Porzione 140 g	25¾ +21½ uni.	11 22¼	☹ ¾	¾ 1½	A
Lasagne con ragù di manzo	Porzione 140 g	23¼ +19¼ uni.	☺+ ×¼ uni. ☺	☹ 1	¾ 1½	A
Lasagne di verdure	CC 15 g	66¾ +55½ uni.	☺ ☺	☹ 2¾	81½ 🙂	A
Latte 2% grassi	Bicchiere 200 ml	¼ +0,22 uni.	☺ ☺	☺ ☺	1½ 3	
Latte alla fragola	Bicchiere 200 ml	¼ +¼ uni.	☺ ☺	☺ ☺	1¾ 3½	
Latte condensato dolcificato	Porzione 38 g	½ +½ uni.	☺ ☺	☺ ☺	3¾ 7½	

Livello 0: quantità lattosio ×½
Livello 1 quantità fruttosio×2
Livello 2: quantità di fruttosio/sorbitolo ×4, il resto ×2
Livello 3: quantità sorbitolo ×7, il resto ×3
📖: fonte dei dati Fru/galattani

+ Unità/capsula: quantità tollerata aggiunta per capsula forte di lattasi. Fruttosio*: fruttosio, bilanciato con sorbitolo

☺ + ×[quantità] unità: Per unità consumata, è possibile tollerare in aggiunta fino a [quantità] × unità fruttosio(*) di un altro prodotto.

☹: evitarlo; ☹¹: ¼ a LT 1; ☹²: ¼ a LT 2; ☹³: ¼ a LT 3; 🙂: contiene solo tracce; ☺: non contiene

Indice per parole chiav	Unità	Lattosio + Unità/	Fruttosio* Fruttosio	Sorbi- tolo	Fruttani e Galattani	
Latte condensato light dolcificato	Porzione 39 g	½ +½ uni.	☺ ☺	☺ ☺	3½ 7¼	
Latte d'avena	Bicchiere 200 ml	☺	🙂 🙂	☺ ☺	¼ ¾	A
Latte di cocco	Bicchiere 200 ml	☺	☺+ ×1 uni. ☺+ ×½ uni.	☺ ☺	1¾ 3½	G
Latte di mandorla, non dolcificato	Bicchiere 200 ml	☺	☺ ☺	☺ ☺	☹ ☹[2]	A
Latte di mango	Bicchiere 200 ml	¼ +¼ uni.	¼ ½	☹ 1	2½ 5	
Latte di riso non dolcificato	Bicchiere 200 ml	☺	☺+ ×¼ uni. ☺	☺ ☺	☺ ☺	A
Latte di soia al cioccolato, zuccherato	Tazza 150 ml	☺	☺ ☺	☹ 4¼	¼ ½	A
Latte di soia alla vaniglia, zuccherato	Bicchiere 200 ml	☺	☺+ ×¾ uni. ☺+ ×¼ uni.	☹ 7	☹ ¼	A
Latte di soia dolcificato artificialmente	Bicchiere 200 ml	☺	4¾ 9½	☹ 1½	☹ ¼	A
Latte intero	Bicchiere 200 ml	¼ +0,24 uni.	☺ ☺	☺ ☺	1½ 3	
Latte magro senza lattosio	Bicchiere 200 ml	☺	☺+ ×10 uni. ☺+ ×5 uni.	☺ ☺	☺ ☺	
Latte magro senza lattosio con aggiunta di calcio	Bicchiere 200 ml	☺	☺+ ×10 uni. ☺+ ×5 uni.	☺ ☺	☺ ☺	
Latte scremato	Bicchiere 200 ml	¼ +0,21 uni.	☺ ☺	☺ ☺	1¼ 2¾	
Latte senza lattosio	Bicchiere 200 ml	☺	☺+ ×10 uni. ☺+ ×5 uni.	☺ ☺	☺ ☺	
Lattuga romana	Porzione 85 g	☺	1¼ 2¾	☹ 16¾	☺ ☺	CB
Lebkuchen	Pezzo 32,4 g	🙂	6¼ 12¾	☹ 6½	2 4	A
Lecca lecca	Pezzo 17 g	☺	☺+ ×2½ uni. ☺+ ×1¼ uni.	☺ ☺	☺ ☺	
Lecca lecca senza zucchero	Pezzo 14 g	☺	☹ ☹	☹ ☹	☺ ☺	
Lenticchie	Porzione 90 g	☺	☺ ☺	☺ ☺	¾ 1½	A

INDICE PER PAROLE CHIAV	Unità	Lattosio 1/ + Unità/💊	Fruttosio* 0/ Fruttosio 0/	Sorbi- 0/ tolo 1/	Fruttani e 0/ Galattani 1/ 🕮
Lievito	Pacchetto 9 g	☻	☻ ☻	☻ ☻	☻ ☻
Lime	Pezzo 67 g	☻	☻ ☻	☻ ☻	6¾ B 13½
Limone	Pezzo 58 g	☻	☻ ☻	☻ ☻	7¾ B 15½
Lipton® tè freddo	Bicchiere 200 ml	☻	☻ ☻	☻ ☻	☻ ☻
Lipton® tè freddo zero	Bicchiere 200 ml	☻	☻ ☻	☻ ☻	☻ ☻
Liquerizia	Pezzo 11 g	☻	☻+ ×1½ uni. ☻+ ×¾ uni.	☻ ☻	☻ ☻
Liquore al caffé	Bicchiere 200 ml	☻	☺ ☺	☹ 2½	☻ ☻
Litchi	Porzione 140 g	☻	1 2¼	☻ ☻	☻ B ☻
Loganberry	Porzione 140 g	☻	☻+ ×1½ uni. ☻+ ×¾ uni.	☻ ☻	☻ ☻
Lollo rosso	Porzione 85 g	☻	7¼ 14½	☹ 19½	☻ B ☻
Long island Ice Tea	Bicchiere 200 ml	☻	¾ 1¾	☹ 16½	☻ ☻
M & M's®	Porzione 40 g	2½ +2 uni.	☻ ☻	☻ ☻	8¾ 17¾
Maccheroni al formaggio	Porzione 217 g	21½ +18 uni.	☻ ☻	☻ ☻	½ A 1¼
Mai Tai	Bicchiere 200 ml	☻	☻+ ×½ uni. ☻+ ×¼ uni.	☹ 1¾	☻ ☻
Mais	Porzione 85 g	☻	☻+ ×¼ uni. ☻	☹ 4	☻ B ☻
Maitake, fungo asiatico	CC 15 g	60½ +50½ uni.	☻+ ×½ uni. ☻+ ×¼ uni.	☹ ¾	☺ ☺

0/ *Livello 0:* quantità lattosio ×½
1/ *Livello 1* quantità fruttosio×2
2/ *Livello 2*: quantità di fruttosio/sorbitolo ×4, il resto ×2
3/ *Livello 3:* quantità sorbitolo ×7, il resto ×3
🕮: fonte dei dati Fru/galattani

+ Unità/💊: quantità tollerata aggiunta per capsula forte di lattasi. Fruttosio*: fruttosio, bilanciato con sorbitolo

☻ + ×[quantità] unità: Per unità consumata, è possibile tollerare in aggiunta fino a [quantità] × unità fruttosio(*) di un altro prodotto.

☹: evitarlo; ☹1: ¼ a LT 1; ☹2: ¼ a LT 2; ☹3: ¼ a LT 3; ☺: contiene solo tracce; ☻: non contiene

INDICE PER PAROLE CHIAV	Unità	Lattosio + Unità/	Fruttosio* Fruttosio	Sorbi- tolo	Fruttani e Galattani	
Mamba®,	Porzione 40 g	😊	😊 😊	☹ ☹	😊 😊	
Mamba®, amaro	Porzione 40 g	😊	☹ ☹²	☹ ☹	😊 😊	
Mandarino	Porzione 140 g	😊	1¼ 2½	😊 😊	2¼ 4½	B
Mandorle	Manciata 30 g	😊	😊 😊	😊 😊	½ 1¼	G
Mandorle tostate	Manciata 30 g	😊	2 4¼	☹ 5½	½ 1¼	G
Mango	CC 15 g	😊	1 2¼	☹ 4	😊 😊	B
Mangostano	Porzione 140 g	😊	35½ 71¼	😊 😊	😊 😊	
Manhatta	Bicchiere 200 ml	😊	½ 1	☹ 2	😊 😊	
Margarina al 50% di grassi in meno	Porzione 9 g	21¾ +18 uni.	😊 😊	😊 😊	☺ ☺	
Margarina magra	Porzione 14 g	15½ +13 uni.	😊 😊	😊 😊	86¾ ☺	
Margarine da olio di semi di girasole	Porzione 14,19 g	30 +25 uni.	😊 😊	😊 😊	☺ ☺	
Margarita ghiacciato	Bicchiere 200 ml	😊	😊+ ×¼ uni. 😊	☹ 7	😊 😊	
Marmellata	Porzione 20 g	😊	😊+ ×2¾ uni. 😊+ ×1¼ uni.	☹ 1¾	😊 😊	
Marmellata con pochi zuccheri	Porzione 20 g	😊	7 14	☹ 41½	😊 😊	
Marmellata d'arancia senza zucchero con aspartame	Porzione 17 g	😊	15¾ 31¾	☹ 5¼	😊 😊	
Marmellata d'arancia senza zucchero con saccarina	Porzione 16 g	😊	2 4¼	☹ 16¾	😊 😊	
Marmellata d'arancia senza zucchero con sucralose	Porzione 17 g	😊	😊 😊	☹ 65¼	😊 😊	
Marmellata senza zuccheri aggiunti	CC 15 g	😊	¼ ½	☹ ☹²	😊 😊	
Marmellata senza zucchero con aspartame	Porzione 17 g	😊	15¾ 31¾	☹ 5¼	😊 😊	

INDICE PER PAROLE CHIAV	Unità	Lattosio + Unità/capsula	Fruttosio* Fruttosio	Sorbi- tolo	Fruttani e Galattani	🕮
Marmellata senza zucchero con saccarina	Porzione 14 g	☻	2¼ 4¾	☹ 19¼	☻ ☻	
Marmellata senza zucchero con Sucralose	Porzione 17 g	☻	☻ ☻	☹ 65¼	☻ ☻	
Marshmallow	Porzione 30 g	☻	☻+ ×4½ uni. ☻+ ×2¼ uni.	☻ ☻	☻ ☻	
Martini	Bicchiere 200 ml	☻	83¼ ☺	☹ 3¼	☻ ☻	
Marzapane	Porzione 28,38 g	☻	☺ ☺	☹ 20½	½ G 1¼	
Mascarpone	Porzione 30 g	2½ +2 uni.	☻ ☻	☻ ☻	13¾ 27¾	
Matè	Bicchiere 200 ml	☻	☻ ☻	☻ ☻	☻ ☻	
Mayonnaise Kraft®	Porzione 15 g	☻	☻ ☻	☻ ☻	☻ ☻	
Mayonnaise senza grassi Kraft®	Porzione 15 g	☻	☻ ☻	☻ ☻	☻ ☻	
McDonald's® Barbecue Sauce	Porzione 31 g	☻	☻+ ×1½ uni. ☻+ ×¾ uni.	☹ 1¾	☻ ☻	
McDonald's® Big Mac®	Pezzo 215 g	9¾ +8¼ uni.	5 10¼	☹ 6½	¼ A ½	
McDonald's® Cheeseburger	Pezzo 114 g	9¾ +8¼ uni.	3¾ 7¾	☹ 5	¼ A ¾	
McDonald's® Chicken McNuggets®	Pezzo 16,25 g	☻	☻ ☻	☻ ☻	10¾ A 21½	
McDonald's® Chili Sauce	Porzione 31 g	☻	☻+ ×1¾ uni. ☻+ ×¾ uni.	☹ 2¾	☻ ☻	
McDonald's® Dark Chocolate	Tazza 150 ml	¼ +¼ uni.	☻+ ×2 uni. ☻+ ×1 uni.	☻ ☻	2 4	
McDonald's® Doppio-Cheeseburger	Pezzo 165 g	4¾ +4 uni.	4½ 9	☹ 4¼	¼ A ½	

Livello 0: quantità lattosio ×½
Livello 1 quantità fruttosio×2
Livello 2: quantità di fruttosio/sorbitolo ×4, il resto ×2
Livello 3: quantità sorbitolo ×7, il resto ×3
🕮: fonte dei dati Fru/galattani

+ Unità/capsula: quantità tollerata aggiunta per capsula forte di lattasi. Fruttosio*: fruttosio, bilanciato con sorbitolo

☻ + ×[quantità] unità: Per unità consumata, è possibile tollerare in aggiunta fino a [quantità] × unità fruttosio(*) di un altro prodotto.

☹: evitarlo; ☹1: ¼ a LT 1; ☹2: ¼ a LT 2; ☹3: ¼ a LT 3; ☺: contiene solo tracce; ☻: non contiene

INDICE PER PAROLE CHIAV	Unità	Lattosio + Unità/	Fruttosio* Fruttosio	Sorbi- tolo	Fruttani e Galattani	
McDonald's® Dressing balsamico	Porzione 30 g	☻	☻ ☻	☻ ☻	☻ ☻	
McDonald's® Dressing della casa	Porzione 30 g	18¼ +15¼ uni.	26¾ 53¾	☹ 7¼	☺ ☺	
McDonald's® fette di mela	Pezzo 34 g	☻	¼ ¾	☹ ¼	☻ ☻	
McDonald's® Hamburger	Pezzo 100 g	☻	3¾ 7¾	☹ 5	½ 1	A
McDonald's® Hamburger Royal TS®	Pezzo 173 g	☻	48 ☺	☹ 2½	¼ ½	A
McDonald's® Iced Fruit Smoothie	Bicchiere 200 ml	2¾ +2¼ uni.	3¾ 7¾	☹ 1¼	15½ 31	
McDonald's® McCafé® Choc Cookie	Pezzo 33 g	☻	☻+ ×½ uni. ☻+ ×¼ uni.	☹ ☺	¾ 1½	A
McDonald's® McCafé® Frappé	Tazza 206 g	¼ +¼ uni.	☻+ ×¼ uni. ☻	☹ 12	1½ 3¼	
McDonald's® McCafé® Schoko Frappé	Tazza 150 ml	¼ +¼ uni.	☻+ ×4 uni. ☻+ ×2 uni.	☹ 22	2¼ 4¾	
McDonald's® McChicken®	Pezzo 143 g	☻	1½ 3	☹ 69¾	¼ ¾	A
McDonald's® McDouble®	Pezzo 151 g	9¾ +8¼ uni.	4¼ 8¾	☹ 4¼	¼ ½	A
McDonald's® McFish®	Pezzo 142 g	19¾ +16½ uni.	2 4	☹ 70¼	¼ ¾	A
McDonald's® McFlurry® Smarties®	Porzione 228 g	☹² +0,18 uni.	☻+ ×3½ uni. ☻+ ×1¾uni.	☻ ☻	1 2¼	
McDonald's® McMuffin® Sausage & Egg	Pezzo 164 g	9¾ +8¼ uni.	☻+ ×1 uni. ☻+ ×½ uni.	☻ ☻	¼ ½	A
McDonald's® McRib®	Pezzo 208 g	☻	☻+ ×¾ uni. ☻+ ×¼ uni.	☹ 1¾	¼ ½	A
McDonald's® McSundae® con salsa al caramello	Porzione 182 g	¼ +¼ uni.	☻+ ×6¾ uni. ☻+ ×3¼ uni.	☻ ☻	1¾ 3¾	
McDonald's® McSundae® con salsa al cioccolato	Porzione 179 g	¼ +¼ uni.	☻+ ×7½ uni. ☻+ ×3¾uni.	☹ 55¾	1¼ 2½	G
McDonald's® Patatine	Porzione 70 g	☻	☻ ☻	☹ 35½	☻ ☻	
McDonald's® Salsa agrodolce	Porzione 30 g	☻	¼ ¾	☹ 41½	☻ ☻	

INDICE PER PAROLE CHIAV	Unità	Lattosio + Unità/💊	Fruttosio* Fruttosio	Sorbi-tolo	Fruttani e Galattani	📖
McDonald's® Salsa alla senape	Porzione 20 g	☺	☻+ ×1¼ uni. ☻+ ×½ uni.	☻ ☻	☺ ☺	
McDonald's® Snack Salat Classic	Porzione 100 g	☻	3¾ 7½	☹ 2½	☻ ☻	
McDonald's® Snack Wrap® TS	Pezzo 118 g	62 +51½ uni.	☻ ☻	☹ 84½	¼ ½	A
McDonald's® Succo d'arancia	Bicchiere 200 ml	☻	1½ 3¼	☹ ¼	☻ ☻	
Mela con la buccia	Pezzo 182 g	☻	☹ ☹²	☹ ☹²	1¾ 3½	CB
Mela cotogna	CC 15 g	☻	1¼ 2¾	☻ ☻	☻ ☻	
Melanzana	Porzione 85 g	☻	3½ 7¼	☹ 2½	☻ ☻	B
Melassa	CC 15 g	☻	3¾ 7½	☻ ☻	☻ ☻	
Melograno	CC 15 g	☻	☻+ ×½ uni. ☻+ ×¼ uni.	☹ 2	☻ ☻	
Melone	Porzione 140 g	☻	1 2	☹ 14¼	2 4¼	B
Melone bianco	Porzione 140 g	☻	¾ 1½	☻ ☻	1½ 3¼	B
Melone d'inverno	Porzione 85 g	☻	☻ ☻	☻ ☻	☻ ☻	CB
Melone retato	Porzione 140 g	☻	1¼ 2½	☻ ☻	1½ 3¼	B
Menta fresca	Pizzico 1 g	☻	☻ ☻	☻ ☻	☻ ☻	
Mentine	Porzione 2 g	☻	☻+ ×¼ uni. ☻	☻ ☻	☻ ☻	
Mentine senza zucchero	Porzione 2 g	☻	¼ ½	☹ ☹³	☻ ☻	

Livello 0: quantità lattosio ×½
Livello 1 quantità fruttosio×2
Livello 2: quantità di fruttosio/sorbitolo ×4, il resto ×2
Livello 3: quantità sorbitolo ×7, il resto ×3
📖: fonte dei dati Fru/galattani

+ Unità/💊: quantità tollerata aggiunta per capsula forte di lattasi. Fruttosio*: fruttosio, bilanciato con sorbitolo

☻ + ×[quantità] unità: Per unità consumata, è possibile tollerare in aggiunta fino a [quantità] × unità fruttosio(*) di un altro prodotto.

☹: evitarlo; ☹¹: ¼ a LT 1; ☹²: ¼ a LT 2; ☹³: ¼ a LT 3; ☺: contiene solo tracce; ☻: non contiene

INDICE PER PAROLE CHIAV	Unità	Lattosio + Unità/	Fruttosio* Fruttosio	Sorbi- tolo	Fruttani e Galattani	
Mentos®	Pezzo 3 g	☺	☺ ☺	☺ ☺	☺ ☺	
Merlot, bianco	Bicchiere 200 ml	☺	¾ 1¾	☺ ☺	☺ ☺	
Merlot, rosso	Bicchiere 200 ml	☺	17¾ 35½	☹ ½	☺ ☺	
Miel Pops® (Kellogg's®)	Porzione 30 g	☺	☺+ ×12 uni. ☺+ ×6 uni.	☹ 83¼	½ 1¼	A
Miele	CC 21,19 g	☺	¼ ¾	☹ 1¼	☺ ☺	
Miglio	Porzione 30 g	☺	☺ ☺	☺ ☺	☺ ☺	
Milkshake alla fragola	Bicchiere 200 ml	¼ +¼ uni.	☺+ ×4¼ uni. ☺+ ×2 uni.	☹ 3¼	1¾ 3¾	
Milkshake alla vaniglia Slim-Fast®	Bicchiere 200 ml	2½ +2 uni.	☺ ☺	☺ ☺	14¼ 28¾	
Milky Way®	Pezzo 60,4 g	1¾ +1½ uni.	☺+ ×3¾ uni. ☺+ ×1¾uni.	☺ ☺	6¼ 12½	
Minestrone	Porzione 126 g	☺	☺ ☺	☹ ¾	½ 1	
Minestrone fatto in casa	Porzione 245 g	☺	☺ ☺	☹ 1	¼ ½	
Mint Julep	Bicchiere 200 ml	☺	☺ ☺	☺ ☺	☺ ☺	
Miracle Whip so leicht Kraft®	CC 15 g	80 +66½ uni.	☺ ☺	☺ ☺	☺ ☺	
Miracle Whip® Balance Kraft®	CC 15 g	☺	☺ ☺	☺ ☺	☺ ☺	
Miracle Whip® Kraft®	CC 15 g	☺	☺ ☺	☺ ☺	☺ ☺	
Mirtilli	Porzione 140 g	☺	3¾ 7¾	☺ ☺	¾ 1½	B
Mirtillo rosso	Porzione 140 g	☺	☺+ ×9¼ uni. ☺+ ×4½ uni.	☹ 35½	☺ ☺	
Mix di lamponi e mirtilli	Bicchiere 200 ml	☺	☹ ¼	☹ ☹[2]	☺ ☺	
Mix pronto per pancakes con grano saraceno	Pezzo 44 g	☺	☺ ☺	☹ 3¾	1¼ 2½	A

INDICE PER PAROLE CHIAV	Unità	Lattosio [1] + Unità/capsula	Fruttosio* [0] Fruttosio [0]	Sorbi- [0] tolo [1]	Fruttani e [0] Galattani [1]	📖
Mojito	Bicchiere 200 ml	☻	☻ ☻	☻ ☻	☻ ☻	
Monster Energy Drink®	Bicchiere 200 ml	☻	☻+ ×17½ uni. ☻+ ×8¾uni.	☻ ☻	☻ ☻	
More	Porzione 140 g	☻	3¾ 7¾	☻ ☻	2¼ 4½	B
Gelsi	Porzione 140 g	☻	½ 1¼	☻ ☻	☻ ☻	
Mortadella	Porzione 55 g	☻	☻+ ×¼ uni. ☻	☻ ☻	☻ ☻	
Mortadella Bologna	Porzione 85 g	2¼ +2 uni.	☻+ ×¼ uni. ☻	☹ 3½	☻ ☻	
Moscato	Bicchiere 200 ml	☻	☹ ☹²	☹ ½	☻ ☻	
Mountain Dew®	Bicchiere 200 ml	☻	☹ ¼	☻ ☻	☻ ☻	
Mousse di mela, non dolcificata	CC 15 g	☻	¾ 1½	☹ 1	21½ 43	CB
Mousse di mela, dolcificata	CC 15 g	☻	1½ 3	☹ ¾	21½ 43	CB
Mozzarella	Porzione 30 g	9¾ +8¼ uni.	☻ ☻	☻ ☻	55 ☺	
Mozzarella light	Porzione 30 g	½ +½ uni.	☻ ☻	☻ ☻	3½ 7¼	
Muesli	Porzione 55 g	☻	1 2	☹ 1	¼ ¾	A
Muesli croccante con frutti	Porzione 55 g	☻	☻+ ×1¼ uni. ☻+ ×½ uni.	☹ 25¾	¼ ¾	A
Muesli croccante con noci e miele	Porzione 55 g	☻	☻+ ×1 uni. ☻+ ×½ uni.	☹ 18	¼ ¾	A
Muffin al mirtillo	Pezzo 113 g	1½ +1¼ uni.	☻ ☻	☻ ☻	¼ ¾	A

[0] *Livello 0:* quantità lattosio ×½
[1] *Livello 1* quantità fruttosio×2
[2] *Livello 2*: quantità di fruttosio/sorbitolo ×4, il resto ×2
[3] *Livello 3:* quantità sorbitolo ×7, il resto ×3
📖: fonte dei dati Fru/galattani

+ Unità/capsula: quantità tollerata aggiunta per capsula forte di lattasi. Fruttosio*: fruttosio, bilanciato con sorbitolo

☻ + ×[quantità] unità: Per unità consumata, è possibile tollerare in aggiunta fino a [quantità] × unità fruttosio(*) di un altro prodotto.

☹: evitarlo; ☹¹: ¼ a LT 1; ☹²: ¼ a LT 2; ☹³: ¼ a LT 3; ☺: contiene solo tracce; ☻: non contiene

INDICE PER PAROLE CHIAV	Unità	Lattosio + Unità/	Fruttosio* Fruttosio	Sorbi- tolo	Fruttani e Galattani	📖
Muffin alla banana	Pezzo 113 g	2½ +2 uni.	☻+ ×¼ uni. ☻	☹ 29¼	¼ ¾	A
Muffin alla zucca	Pezzo 113 g	1¾ +1¼ uni.	☻+ ×¼ uni. ☻	☹ 14½	¼ ¾	A
Muffin alle carote	Pezzo 113 g	1½ +1¼ uni.	☻ ☻	☹ 3¼	¼ ¾	A
Muffin all'uvetta	Pezzo 66 g	1¼ +1 uni.	2 4	☹ 2¼	¾ 1½	A
Muffin di farina d'avena	Pezzo 113 g	1¼ +1 uni.	☻+ ×¼ uni. ☻	☻ ☻	½ 1	A
Nachos	Manciata 21 g	28 +23¼ uni.	☻ ☻	☹ ☺	10 20	A
Nachos al formaggio	Manciata 21 g	☺	☻ ☻	☹ ☺	10¾ 21½	A
Nachos con salsa al formaggio	Porzione 140 g	6¼ +5¼ uni.	☻ ☻	☹ 7¾	35¾ 71½	B
Nestea®	Bicchiere 200 ml	☻	☻ ☻	☻ ☻	☻ ☻	
Nestea® in polvere	Bicchiere 200 ml	☻	☻+ ×22 uni. ☻+ ×11 uni.	☻ ☻	☻ ☻	
Nestea® in polvere senza zucchero	Bicchiere 200 ml	☻	☻+ ×11½ uni. ☻+ ×5¾uni.	☻ ☻	☻ ☻	
Nestea® senza zucchero	Bicchiere 200 ml	☻	☻ ☻	☻ ☻	☻ ☻	
Nestlé® Choccino	Tazza 150 ml	¼ +¼ uni.	☻ ☻	☻ ☻	2 4	
Nestlé® cioccolata calda al latte	Tazza 150 ml	¼ +¼ uni.	☻+ ×½ uni. ☻+ ×¼ uni.	☹ ☺	2 4	
Nestlé® Clusters	Porzione 55 g	☻	☻ ☻	☻ ☻	¼ ¾	A
Nestlé® Cookie Crisp	Porzione 30 g	☻	☻+ ×¼ uni. ☻	☹ ☺	¾ 1¾	A
Nestlé® Fitness	Porzione 30 g	☻	41½ 83¼	☻ ☻	½ 1¼	A
Nestlé® Nesquik®	Bicchiere 200 ml	¼ +0,22 uni.	1½ 3¼	☹ 5½	1½ 3	
Nestlé® NESQUIK® cereali	Porzione 30 g	☻	☻+ ×2 uni. ☻+ ×1 uni.	☹ ☺	½ 1¼	A

INDICE PER PAROLE CHIAV	Unità	Lattosio + Unità/💊	Fruttosio* Fruttosio	Sorbi- tolo	Fruttani e Galattani	🕮
Nettarine	CC 15 g	☻	8¼ 16½	☹ 1	5½ 11¼	B
No Fear®	Bicchiere 200 ml	☻	☻+ ×6¼ uni. ☻+ ×3 uni.	☹ 50	☻ ☻	
No Fear® Sugar Free	Bicchiere 200 ml	☻	☻ ☻	☻ ☻	☻ ☻	
Nocciolato	Tavoletta 125 g	☻	☻+ ×18 uni. ☻+ ×9 uni.	☻ ☻	¼ ¾	
Nocciole	Manciata 30 g	☻	☻ ☻	☹ 8¼	2¾ 5¾	G
Noccioline in crosta di zucchero	Manciata 30 g	☻	☻+ ×1¾ uni. ☻+ ×¾ uni.	☻ ☻	☻ ☻	G
Noccioline tostate e salate	Manciata 30 g	☻	☻ ☻	☻ ☻	☻ ☻	G
Noce di cocco	Porzione 15 g	☻	☻+ ×¼ uni. ☻	☻ ☻	24½ 49	G
Noci	Manciata 30 g	☻	☺ ☺	☻ ☻	2¾ 5¾	G
Noci brasiliane	Manciata 30 g	☻	☻ ☻	☻ ☻	☻ ☻	
Noci di Macadamia	Manciata 30 g	☻	☻ ☻	☻ ☻	☻ ☻	
noci Ginko, secche	Manciata 30 g	☻	☺ ☺	☻ ☻	☻ ☻	
Noci Hickory	Manciata 30 g	☻	☻ ☻	☻ ☻	2¾ 5¾	G
Nutella®	Porzione 37 g	32¼ +27 uni.	67½ ☺	☹ 20¾	1¼ 2¾	G
Okra (gombo)	Porzione 85 g	☻	2¼ 4½	☻ ☻	2 4¼	CB
Olio di cartamo	Porzione 13,63 g	☻	☻ ☻	☻ ☻	☻ ☻	

Livello 0: quantità lattosio ×½
Livello 1 quantità fruttosio×2
Livello 2: quantità di fruttosio/sorbitolo ×4, il resto ×2
Livello 3: quantità sorbitolo ×7, il resto ×3
🕮: fonte dei dati Fru/galattani

+ Unità/💊: quantità tollerata aggiunta per capsula forte di lattasi. Fruttosio*: fruttosio, bilanciato con sorbitolo

☻ + ×[quantità] unità: Per unità consumata, è possibile tollerare in aggiunta fino a [quantità] × unità fruttosio(*) di un altro prodotto.

☹: evitarlo; ☹¹: ¼ a LT 1; ☹²: ¼ a LT 2; ☹³: ¼ a LT 3; ☺: contiene solo tracce; ☻: non contiene

INDICE PER PAROLE CHIAV	Unità	Lattosio + Unità/	Fruttosio* Fruttosio	Sorbi- tolo	Fruttani e Galattani
Olio di cocco	Pizzico 1 g	☻	☻ ☻	☻ ☻	☻ ☻
Olio di noci	CC 15 g	☻	☻ ☻	☻ ☻	☻ ☻
Olio di semi di girasole	CC 15 g	☻	☻ ☻	☻ ☻	☻ ☻
Olio di semi di lino	Porzione 13,63 g	☻	☻ ☻	☻ ☻	☻ ☻
Olio di semi di palma	CC 15 g	☻	☻ ☻	☻ ☻	☻ ☻
Olio di semi di zucca	Porzione 13,63 g	☻	☻ ☻	☻ ☻	☻ ☻
Olio di soia	CC 15 g	☻	☻ ☻	☻ ☻	☻ ☻
Olio d'oliva Bertolli®	Porzione 13 g	☻	☻ ☻	☻ ☻	☻ ☻
Olive nere	Porzione 15 g	☻	☻ ☻	☹ 33¼	☻ ☻
Olive verdi	Porzione 15 g	☻	☺ ☺	☹ 18	☻ ☻
Omelette con prosciutto	Porzione 110 g	34¾ +29 uni.	☻+ ×1¾ uni. ☻+ ×¾ uni.	☻ ☻	☺ ☺
Omelette con salsiccia, patate e cipolle	Porzione 110 g	52¼ +43½ uni.	☻+ ×1 uni. ☻+ ×½ uni.	☹ 6¾	¼ [CB] ½
Oreo®	Pezzo 12 g	☻	☻ ☻	☹ ☺	4¼ [A] 8½
Oreo®	Pezzo 42,5 g	☺	¼ ¾	☹ ☺	1 [A] 2¼
Oreo®, senza zucchero	Pezzo 12 g	☺	13¾ 27¾	☹ ☹	4¼ [A] 8½
Origano	Pizzico 1 g	☻	☻ ☻	☻ ☻	☻ ☻
Orsetti gommosi	Manciata 30 g	☻	☻+ ×3½ uni. ☻+ ×1¾uni.	☹ ☺	☻ ☻
Orsetti gommosi con succo di frutta	Manciata 30 g	☻	☻+ ×3½ uni. ☻+ ×1¾uni.	☹ ☺	☻ ☻
Orsetti gommosi, senza zucchero	cc 5 g	☻	10 20¼	☹ ☹[3]	☻ ☻

INDICE PER PAROLE CHIAV	Unità	Lattosio 1 + Unità/capsula	Fruttosio* 0 Fruttosio 0	Sorbitolo 0 1	Fruttani e Galattani 0 1	📖
Ouzo	Bicchiere	☻	☻+ ×4½ uni.	☹	☻	
	200 ml		☻+ ×2¼ uni.	¼	☻	
Paella	Porzione	☻	2¼	☹	1	
	240 g		4½	2¼	2	
Pancakes fatti in casa	Pezzo	2½	☻	☻	1	A
	44 g	+2 uni.	☻	☻	2¼	
Pane alle uvette	Fetta	☻	1¼	☹	1¾	A
	42 g		2¾	4¼	3½	
Pane azzimo o fette tipo Wasa®	Fetta	☻	☺	☻	¼	A
	42 g		☺	☻	½	
Pane bianco	Fetta	☺	1¼	☻	1¼	A
	42 g		2¾	☻	2½	
Pane bianco, confezionato	Fetta	☻	1¼	☻	1	A
	42 g		2½	☻	2¼	
Pane da lievito naturale	Fetta	☻	☻	☻	¾	A
	42 g		☻	☻	1½	
Pane di patate	Fetta	6¼	☻	☹	1½	A
	34 g	+5¼ uni.	☻	☺	3	
Pane di dolce gratinati	Fetta	☺	☻	☻	1½	A
	42 g		☻	☻	3¼	
Pane di riso	Fetta	☻	☻	☻	☻	A
	42 g		☻	☻	☻	
Pane di segale	Fetta	☻	☻	☻	¾	A
	42 g		☻	☻	1¾	
Pane di soia	Fetta	3½	11	☹	1	A
	42 g	+3 uni.	22¼	2	2	
Pane integrale	Fetta	☻	2½	☻	1	A
	42 g		5	☻	2	
pane integrale di frumento	Fetta	☻	¾	☹	¾	A
	42 g		1¾	26¼	1¾	
Pane nero di segale	Fetta	☻	☻	☻	½	A
	42 g		☻	☻	1¼	

0 *Livello 0:* quantità lattosio ×½

1 *Livello 1* quantità fruttosio×2

+ Unità/capsula: quantità tollerata aggiunta per capsula forte di lattasi.

Fruttosio*: fruttosio, bilanciato con sorbitolo

2 *Livello 2*: quantità di fruttosio/sorbitolo ×4, il resto ×2

3 *Livello 3:* quantità sorbitolo ×7, il resto ×3

📖: fonte dei dati Fru/galattani

☻ + ×[quantità] unità: Per unità consumata, è possibile tollerare in aggiunta fino a [quantità] × unità fruttosio(*) di un altro prodotto.

☹: evitarlo; ☹¹: ¼ a LT 1; ☹²: ¼ a LT 2; ☹³: ¼ a LT 3; ☺: contiene solo tracce; ☻: non contiene

INDICE PER PAROLE CHIAV	Unità	Lattosio + Unità/	Fruttosio* Fruttosio	Sorbi- tolo	Fruttani e Galattani	
Pane senza glutine	Fetta 42 g	☻	☻ ☻	☻ ☻	3½ 7	A
Pane tostato con burro	Fetta 42 g	62½ +52 uni.	1¾ 3¾	☻ ☻	1¼ 2½	A
Pane/pizza	Pezzo 56 g	61½ +51¼ uni.	☻+ ×¼ uni. ☻	☻ ☻	1¼ 2½	A
Panini di pane bianco	Fetta 42 g	☻	☻ ☻	☻ ☻	1¼ 2½	A
Panini di segale	Fetta 42 g	☻	☻ ☻	☻ ☻	¾ 1¾	A
Panna 20% di grasso	Porzione 15 g	5¼ +4½ uni.	☻ ☻	☻ ☻	30¼ 60½	
Panna acida	Porzione 30 g	3¼ +2¾ uni.	☻ ☻	☻ ☻	19¼ 38½	
Panna da caffè	Porzione 22,64 g	¼ +0,21 uni.	☻ ☻	☻ ☻	1¼ 2¾	
Panna montata	Porzione 7 g	☺	☻ ☻	☻ ☻	☺ ☺	
Panna montata con cioccolato	Porzione 5 g	9¾ +8 uni.	☻ ☻	☹ ☺	54½ ☺	
Panna montata light	Porzione 5 g	18¾ +15¾ uni.	☻+ ×¼ uni. ☻	☻ ☻	☺ ☺	
Panna, 11% di grassi	Porzione 30 g	2¼ +1¾ uni.	☻ ☻	☻ ☻	12¾ 25¾	
Papaya	Porzione 140 g	☻	☻+ ×1 uni. ☻+ ×½ uni.	☻ ☻	☻ ☻	
Parmigiano	Porzione 5 g	☺	☻ ☻	☻ ☻	☺ ☺	
Parmigiano light	Porzione 5 g	☺ +75¾ uni.	☻ ☻	☻ ☻	☺ ☺	
Passata di pomodoro confezionata	CC 15 g	☻	6¼ 12½	☹ 6¾	5½ 11¼	
Pasta al forno con besciamella, formaggio e verdure	Porzione 228 g	3¾ +3 uni.	☻ ☻	☹ 1¼	½ 1	A
Pasta alla carbonara	Porzione 201 g	13½ +11¼ uni.	☻+ ×¾ uni. ☻+ ×¼ uni.	☹ 6	½ 1	A
Pastinaca	Porzione 85 g	☻	☻+ ×¼ uni. ☻	☻ ☻	☻ ☻	C

INDICE PER PAROLE CHIAV	Unità	Lattosio + Unità/capsula	Fruttosio* / Fruttosio	Sorbitolo	Fruttani e Galattani	🕮
Patate arrosto alla lionese	Porzione	☻	☻	☹	☺	
	70 g		☻	15¾	☺	
Patate bollite con la buccia	Porzione	☻	☻	☹	☻	B
	110 g		☻	45¼	☻	
Patate bollite senza buccia	Porzione	☻	☻	☹	☻	B
	110 g		☻	45¼	☻	
Patate dolci	Porzione	☻	☻	☻	☻	B
	110 g		☻	☻	☻	
Patatine chips al formaggio	Manciata	☻	41¾	☹	10¾	A
	21 g		83½	79¼	21½	
Patatine chips Barbecue	Manciata	☻	54	☹	10¾	A
	21 g		☺	☺	21½	
Patatine chips classiche	Manciata	☻	41¾	☹	10¾	A
	21 g		83½	79¼	21½	
Patatine chips con sale e pepe	Manciata	☻	54	☹	10¾	A
	21 g		☺	☺	21½	
Patatine chips salate	Manciata	☻	41¾	☹	10¾	A
	21 g		83½	79¼	21½	
Patatine chips sale e aceto	Manciata	☻	41¾	☹	10¾	A
	21 g		83½	79¼	21½	
Patatine chips Sour Cream e cipolla	Manciata	☻	41¾	☹	10¾	A
	21 g		83½	79¼	21½	
Patè di fegato	Porzione	☻	☻	☻	☻	
	55 g		☻	☻	☻	
Pepe di Cayenna	Pizzico	☻	51	☻	☻	
	1 g		☺	☻	☻	
Pepe nero	Pizzico	☻	☻	☻	☻	
	1 g		☻	☻	☻	
Peperoncino rosso	Pezzo	☻	2¾	☻	2½	B
	43 g		5½	☻	5¼	
Peperoncino verde	Pezzo	☻	4½	☻	2½	B
	43 g		9¼	☻	5¼	

Livello 0: quantità lattosio ×½
Livello 1 quantità fruttosio×2
Livello 2: quantità di fruttosio/sorbitolo ×4, il resto ×2
Livello 3: quantità sorbitolo ×7, il resto ×3
🕮: fonte dei dati Fru/galattani

+ Unità/capsula: quantità tollerata aggiunta per capsula forte di lattasi. Fruttosio*: fruttosio, bilanciato con sorbitolo

☻ + ×[quantità] unità: Per unità consumata, è possibile tollerare in aggiunta fino a [quantità] × unità fruttosio(*) di un altro prodotto.

☹: evitarlo; ☹[1]: ¼ a LT 1; ☹[2]: ¼ a LT 2; ☹[3]: ¼ a LT 3; ☺: contiene solo tracce; ☻: non contiene

INDICE PER PAROLE CHIAV	Unità	Lattosio + Unità/💊	Fruttosio* Fruttosio	Sorbi- tolo	Fruttani e Galattani	📖
Peperoni verdi	Porzione 85 g	☻	☻ ☻	☻ ☻	☻ ☻	B
Peperoni, gialli	Porzione 85 g	☻	½ 1¼	☻ ☻	☻ ☻	CB
Pepsi®	Bicchiere 200 ml	☻	½ 1¼	☻ ☻	☻ ☻	
Pepsi® light	Bicchiere 200 ml	☻	☻ ☻	☻ ☻	☻ ☻	
Pepsi® Max	Bicchiere 200 ml	☻	☻ ☻	☻ ☻	☻ ☻	
Pepsi® Twist	Bicchiere 200 ml	☻	½ 1¼	☻ ☻	☻ ☻	
Pera	CC 15 g	☻	½ 1	☹ ¼	☻ ☻	B
Pesca gialla e rossa	Porzione 140 g	☻	☻+ ×½ uni. ☻+ ×¼ uni.	☹ ¼	2¼ 4½	B
Pesce affumicato, Salmone	Porzione 55 g	☻	☻ ☻	☻ ☻	☻ ☻	
Pesce con panna o besciamella	Porzione 181 g	1½ +1¼ uni.	☻ ☻	☻ ☻	☻ ☻	
Pesce e frutti di mare al naturale	Porzione 85 g	☻	☻ ☻	☻ ☻	☻ ☻	
Pesto	Porzione 62 g	☺	☺ ☺	☻ ☻	1¾ 3¾	A
Pesto di pomodori secchi	Porzione 85 g	☺	1¼ 2½	☹ 1	7¾ 15¾	B
Petto di tacchino	Porzione 85 g	☻	☻ ☻	☻ ☻	☻ ☻	
Phat Thai	Porzione 140 g	☻	☻ ☻	☹ 3¾	☻ ☻	A
Piel de Sapo	Porzione 140 g	☻	1¼ 2½	☻ ☻	☻ ☻	
Pina colada	Bicchiere 200 ml	☻	☻+ ×1¼ uni. ☻+ ×½ uni.	☹ 4	☻ ☻	
Pinoli	Manciata 30 g	☻	☻ ☻	☻ ☻	2¾ 5¾	G
Piselli	CC 15 g	☻	9½ 19¼	☹ 3½	1¼ 2½	A

INDICE PER PAROLE CHIAV	Unità	Lattosio + Unità/capsula	Fruttosio* / Fruttosio	Sorbi-tolo	Fruttani e Galattani	📖
piselli gialli, bolliti	CC	☻	☻	☻	1¼	A
	15 g		☻	☻	2½	
Piselli verdi, dolci	Porzione	☻	☻+ ×3½ uni.	☻	¾	B
	85 g		☻+ ×1¾uni.	☻	1¾	
Pistacchi	Manciata	☻	☻	☻	¼	G
	21 g		☻	☻	¾	
Pizza al formaggio	Pezzo	12¼	☻+ ×¾ uni.	☹	½	A
	209 g	+10¼ uni.	☻+ ×¼ uni.	¾	1	
Pizza Hut® Pepperoni Lover's pizza, stuffed crust	Porzione	30	☺	☹	¾	A
	140 g	+25 uni.	☺	1	1½	
Pizza Hut® Personal Pan, supreme	Pezzo	16¾	☻	☹	4¾	A
	256 g	+14 uni.	☻	¼	9½	
Pizza messicana	Pezzo	13¾	23¼	☹	¼	A
	213 g	+11½ uni.	46¾	1	¾	
Polenta	Porzione	½	☻+ ×¼ uni.	☹	3¼	B
	240 g	+½ uni.	☻	20¾	6¾	
Pollo al sesamo	Porzione	☻	☻	☹	☻	
	252 g		☻	3¾	☻	
Pollo con crema	Porzione	½	☻	☹	☻	
	241 g	+¼ uni.	☻	13¾	☻	
Pollo con la pelle	Porzione	☻	☻	☻	☻	
	85 g		☻	☻	☻	
Pollo con salsa di formaggio	Porzione	1	5	☹	☻	
	216 g	+¾ uni.	10	½	☻	
Pollo in agrodolce	CC	☻	2½	☹	☻	
	15 g		5	☺	☻	
Pollo in fricassea	Porzione	☻	☻	☻	5¾	C
	244 g		☻	☻	11½	
Polpetta	Porzione	2¼	☻	☹	☻	
	85 g	+1¾ uni.	☻	☺	☻	
Polpette con salsa senza pasta	Porzione	1½	☻	☹	9	
	140 g	+1¼ uni.	☻	71¼	18	

Livello 0: quantità lattosio ×½
Livello 1 quantità fruttosio×2
Livello 2: quantità di fruttosio/sorbitolo ×4, il resto ×2
Livello 3: quantità sorbitolo ×7, il resto ×3
📖: fonte dei dati Fru/galattani

+ Unità/capsula: quantità tollerata aggiunta per capsula forte di lattasi. Fruttosio*: fruttosio, bilanciato con sorbitolo

☻ + ×[quantità] unità: Per unità consumata, è possibile tollerare in aggiunta fino a [quantità] × unità fruttosio(*) di un altro prodotto.

☹: evitarlo; ☹[1]: ¼ a LT 1; ☹[2]: ¼ a LT 2; ☹[3]: ¼ a LT 3; ☺: contiene solo tracce; ☻: non contiene

Indice per parole chiav	Unità	Lattosio + Unità/	Fruttosio* Fruttosio	Sorbi- tolo	Fruttani e Galattani	
Pomodori bolliti	Porzione 85 g	☺	4¼ 8½	☹ ¾	6½ 13	B
Pomodori essiccati sottolio	Porzione 30 g	☺	¼ ½	☹ ¼	4½ 9¼	B
Pomodori, gialli	Porzione 85 g	☺	4½ 9¼	☹ 1	6½ 13	B
Pomodori, verdi	Porzione 85 g	☺	3 6¼	☹ ¾	6½ 13	B
Pomplemo rosa	Porzione 140 g	☺	2 4¼	☺ ☺	1½ 3	CB
Popcorn al burro	Porzione 30 g	36¾ +30¾ uni.	☺ ☺	☺ ☺	☺ ☺	CB
Popcorn dolce	Manciata 21 g	☺	☺+ ×1 uni. ☺+ ×½ uni.	☺ ☺	☺ ☺	C
Porcellana (erba aromatica)	Porzione 85 g	☺	58¾ ☺	☺ ☺	☺ ☺	
Porro, foglie	Porzione 89 g	☺	3 6	☹ ¼	¾ 1½	G
Porto	Bicchiere 200 ml	☺	☹ ☹²	☹ ½	☺ ☺	
Power Bar® Energize Bar, Banana Punch	Pezzo 65 g	☺	¼ ¾	☹ ☺	10½ 21	A
Power Bar® Energize Bar, Berry	Pezzo 65 g	☺	¼ ¾	☹ 19	10½ 21	A
Power Bar® Energize Bar, Chocolate	Pezzo 65 g	☺	¼ ¾	☹ 76¾	3¼ 6¾	AG
Power Bar® Energize Bar, Cookies & Cream	Pezzo 65 g	☺	¼ ¾	☹ ☺	10½ 21	A
Power Bar® Energize Bar, Vaniglia	Pezzo 65 g	☺	¼ ¾	☹ ☺	10½ 21	A
Power Bar® Natural Energy Cereal, Cacao Crunch	Pezzo 65 g	2¾ +2¼ uni.	☺+ ×5¾ uni. ☺+ ×2¾uni.	☹ 10¾	¼ ½	AG
Powerade®, tutti i gusti	Bicchiere 200 ml	7½ +6¼ uni.	☺+ ×1¼ uni. ☺+ ×½ uni.	☺ ☺	41½ 83¼	
Powerbar® Protein Plus 20 g, Brownie	Pezzo 70 g	2 +1½ uni.	☺+ ×1½ uni. ☺+ ×¾ uni.	☹ ☺	3¼ 6½	G
Powerbar® Protein Plus 20 g, burro di arachidi	Pezzo 61 g	3 +2½ uni.	☹ ☹²	☹ ☹	17 34¼	

INDICE PER PAROLE CHIAV	Unità	Lattosio + Unità/capsula	Fruttosio* Fruttosio	Sorbi- tolo	Fruttani e Galattani 🕮
Powerbar® Protein Plus 20 g, Cioccolata	Pezzo 61 g	3 +2½ uni.	☹ ¼	☹ ☹	4 [G] 8¼
Praline al caramello senza zucchero	Pezzo 8,6 g	74½ +62 uni.	21¾ 43½	☹ ☹	☺ ☺
Praline al cioccolato fondente e frutta	Pezzo 15 g	56½ +47 uni.	☻+ ×¼ uni. ☻	☹ 31½	5½ [G] 11¼
Praline al cioccolato fondente e frutta senza zucchero	Pezzo 17 g	37¾ +31¼ uni.	☹ ☹[2]	☹ ☹	4¾ [G] 9¾
Praline al tartufo	Pezzo 16,2 g	2½ +2 uni.	☻ ☻	☻ ☻	2¾ 5½
Praline alle noci	Pezzo 55 g	3½ +2¾ uni.	☻+ ×1¼ uni. ☻+ ×½ uni.	☻ ☻	1¼ [G] 2¾
Praline di cioccolata e frutta	Pezzo 15 g	56½ +47 uni.	☻+ ×¼ uni. ☻	☹ 31½	5½ [G] 11¼
Prezel	Fetta 42 g	☻	☻+ ×½ uni. ☻+ ×¼ uni.	☻ ☻	¾ [A] 1½
Prezzemolo	Pizzico 1 g	☻	☺ ☺	☹ ☺	☻ ☻
Pringles® Original	Manciata 21 g	☻	76¾ ☺	☹ ☺	10¾ [A] 21½
Pringles® Salt & Vinegar	Manciata 21 g	☻	41¾ 83½	☹ 79¼	10¾ [A] 21½
Pringles® Sour Cream & Onion	Manciata 21 g	☻	41¾ 83½	☹ 79¼	10¾ [A] 21½
Pringles® Texas BBQ Sauce	Manciata 21 g	☻	37 74¼	☹ 79¼	10¾ [A] 21½
Prosciutto, Manzo	Porzione 15 g	☻	☻ ☻	☻ ☻	☻ ☻
Prugna	CC 15 g	☻	☻+ ×¼ uni. ☻	☹ ¾	21½ [C] 43
Punch allo champagne	Bicchiere 200 ml	☻	¾ 1½	☹ 1	☻ ☻

Livello 0: quantità lattosio ×½

Livello 1 quantità fruttosio×2

+ Unità/capsula: quantità tollerata aggiunta per capsula forte di lattasi. Fruttosio*: fruttosio, bilanciato con sorbitolo

Livello 2: quantità di fruttosio/sorbitolo ×4, il resto ×2

Livello 3: quantità sorbitolo ×7, il resto ×3

🕮: fonte dei dati Fru/galattani

☻ + ×[quantità] unità: Per unità consumata, è possibile tollerare in aggiunta fino a [quantità] × unità fruttosio(*) di un altro prodotto.

☹: evitarlo; ☹[1]: ¼ a LT 1; ☹[2]: ¼ a LT 2; ☹[3]: ¼ a LT 3; ☺: contiene solo tracce; ☻: non contiene

INDICE PER PAROLE CHIAV	Unità	Lattosio + Unità/	Fruttosio* Fruttosio	Sorbi- tolo	Fruttani e Galattani	📖
Punch, alcolico, con frutta	Bicchiere 200 ml	☻	¾ 1½	☹ 1	☻ ☻	
Quinoa	Porzione 140 g	☻	☻+ ×1¾ uni. ☻+ ×¾ uni.	☻ ☻	2½ 5	A
Rabarbaro	Porzione 140 g	☻	☻ ☻	☻ ☻	☻ ☻	
Radicchio	Porzione 85 g	☻	2¼ 4¾	☻ ☻	¾ 1½	
Radice di loto	Porzione 85 g	☻	☻ ☻	☻ ☻	☻ ☻	
Radice di Zenzero	Porzione 4 g	☻	89¼ ☺	☻ ☻	☻ ☻	B
Radici di cicoria	Porzione 2 g	☻	☺ ☺	☹ 8¾	½ 1	E
Rafano	Pizzico 1 g	☻	☻ ☻	☻ ☻	☻ ☻	
Ragù	Porzione 85 g	☻	☻ ☻	☻ ☻	☺ ☺	
Rambutan	Porzione 140 g	☻	1¼ 2¾	☻ ☻	¾ 1¾	CB
Rapa	Porzione 85 g	☻	☻+ ×½ uni. ☻+ ×¼ uni.	☹ 2½	☻ ☻	CB
Rapa svedese	Porzione 85 g	☻	☻+ ×1 uni. ☻+ ×½ uni.	☻ ☻	☻ ☻	CB
Rape rosse	Porzione 85 g	☻	58¾ ☺	☹ 3¼	1¼ 2½	B
Rape rosse sottaceto	Porzione 30 g	☻	☻ ☻	☹ 15	3 6	CB
Ratatouille	Porzione 110 g	☺	☻ ☻	☹ 1¼	4 8	B
Ravanelli	Porzione 85 g	☻	☻+ ×½ uni. ☻+ ×¼ uni.	☹ 1	☻ ☻	C
Ravioli al formaggio	Porzione 170 g	88 +73½ uni.	☻ ☻	☻ ☻	¾ 1½	A
Ravioli alla zucca	Porzione 250 g	½ +½ uni.	☻+ ×¼ uni. ☻	☹ 40	½ 1	A
Ravioli con carne	Porzione 250 g	☺	☻+ ×½ uni. ☻+ ×¼ uni.	☹ ½	¼ ¾	A

INDICE PER PAROLE CHIAV	Unità	Lattosio + Unità/💊	Fruttosio* Fruttosio	Sorbi- tolo	Fruttani e Galattani 🕮
Ravoli agli spinaci	Porzione 250 g	5½ +4½ uni.	☻+ ×¼ uni. ☻	☹ ½	½ [A] 1
Red Bull® Energy Drink	Bicchiere 200 ml	☻	☻+ ×7¾ uni. ☻+ ×3¾uni.	☻ ☻	☻ ☻
Red Bull® Energy Drink Sugarfree	Bicchiere 200 ml	☻	☻ ☻	☻ ☻	☻ ☻
Remoulade	CC 15 g	☺	☻ ☻	☹ ☺	☺ ☺
Ribes nero	Porzione 140 g	☻	1¼ 2½	☻ ☻	☻ ☻
Ribes rosso	Porzione 140 g	☻	1 2¼	☻ ☻	☻ ☻
Rice Krispies® (Kellog's®)	Porzione 30 g	☻	☻ ☻	☻ ☻	1½ [A] 3
Ricotta	Porzione 55 g	17½ +14½ uni.	☻ ☻	☻ ☻	☺ ☺
Riesen®	Pezzo 9 g	12¾ +10½ uni.	½ 1	☹ ☹³	71 ☺
Riesling	Bicchiere 200 ml	☻	31¼ 62½	☹ ¾	☻ ☻
Riso	Porzione 140 g	☻	☻ ☻	☻ ☻	☻ [A] ☻
Risolatte	Pezzo 200 g	½ +¼ uni.	27¾ 55½	☹ 1¼	3¼ 6½
Rob Roy	Bicchiere 200 ml	☻	¼ ½	☹ 2½	☻ ☻
Rockstar Original®	Bicchiere 200 ml	☻	☻+ ×23¾ uni. ☻+ ×11¾uni.	☹ 5	☻ ☻
Rockstar Original® Zero Sugar	Bicchiere 200 ml	☻	☻ ☻	☹ 5	☻ ☻
Rompope	Bicchiere 200 ml	¼ +¼ uni.	☻ ☻	☻ ☻	2¾ 5½

Livello 0: quantità lattosio ×½
Livello 1 quantità fruttosio×2
Livello 2: quantità di fruttosio/sorbitolo ×4, il resto ×2
Livello 3: quantità sorbitolo ×7, il resto ×3
🕮: fonte dei dati Fru/galattani

+ Unità/💊: quantità tollerata aggiunta per capsula forte di lattasi. Fruttosio*: fruttosio, bilanciato con sorbitolo

☻ + ×[quantità] unità: Per unità consumata, è possibile tollerare in aggiunta fino a [quantità] × unità fruttosio(*) di un altro prodotto.

☹: evitarlo; ☹¹: ¼ a LT 1; ☹²: ¼ a LT 2; ☹³: ¼ a LT 3; ☺: contiene solo tracce; ☻: non contiene

INDICE PER PAROLE CHIAV	Unità	Lattosio + Unità/	Fruttosio* Fruttosio	Sorbi- tolo	Fruttani e Galattani	
Root Beer	Bicchiere 200 ml	☺	½ 1¼	☺ ☺	☺ ☺	
Roquefort	Porzione 30 g	5 +4 uni.	☺ ☺	☺ ☺	27¾ 55½	
Rosa canina o cinorròdo	Porzione 140 g	☺	☺+ ×½ uni. ☺+ ×¼ uni.	☺ ☺	☺ ☺	
Rosmarino	Pizzico 1 g	☺	☺ ☺	☺ ☺	☺ ☺	
Rucola	Porzione 85 g	☺	4¾ 9¾	☺ ☺	☺ ☺	
Rum	Bicchiere 200 ml	☺	☺ ☺	☺ ☺	☺ ☺	
Rum e cola	Bicchiere 200 ml	☺	1 2	☺ ☺	☺ ☺	
Rusty nail	Bicchiere 200 ml	☺	☺+ ×1¾ uni. ☺+ ×¾ uni.	☹ ¾	☺ ☺	
Sake	Bicchiere 200 ml	☺	☹ ☹[2]	☹ ½	☺ ☺	
Salame	Porzione 55 g	☺	☺+ ×3 uni. ☺+ ×1½ uni.	☺ ☺	☺ ☺	
Salamella	Porzione 55 g	☺	☺ ☺	☺ ☺	☺ ☺	
Salatini	Manciata 21 g	☺	☺ ☺	☺ ☺	1½ 3¼	A
Salsa agrodolce	CC 15 g	☺	½ 1¼	☹ 83¼	☺ ☺	
Salsa ai funghi	CC 15 g	75¼ +62¾ uni.	☺ ☺	☹ 2¼	☺ ☺	
Salsa al cioccolato	CC 15 g	☺	☺+ ×1½ uni. ☺+ ×¾ uni.	☹ ☺	3 6	G
Salsa al formaggio	Porzione 66 g	¼ +¼ uni.	☺ ☺	☺ ☺	1¾ 3¾	
Salsa alla vaniglia	CC 15 g	☺	☺ ☺	☺ ☺	☺ ☺	
Salsa all'aglio	CC 15 g	☺	☺ ☺	☺ ☺	☹ ☹	FB
Salsa alle noccioline	Porzione 35 g	☺	☺ ☺	☹ 8¼	☺ ☺	G

Indice per parole chiav	Unità	Lattosio + Unità/(capsula)	Fruttosio* Fruttosio	Sorbitolo	Fruttani e Galattani	(fonte)
Salsa barbecue	Pizzico	☻	☻	☹	☻	
	1 g		☻	76¾	☻	
Salsa bianca, confezionata	CC	4	☻	☻	22¼	
	15 g	+3¼ uni.	☻	☻	44½	
Salsa bouillon	Porzione	☻	☻	☹	☻	
	8 g		☻	☺	☻	
Salsa burro e limone	CC	☺	☺	☹	☺	
	15 g		☺	60½	☺	
Salsa chili	Porzione	☻	2¾	☹	☻	
	68 g		5½	¼	☻	
Salsa cocktail	Porzione	☻	☻+ ×2 uni.	☹	☻	
	68 g		☻+ ×1 uni.	¾	☻	
Salsa curry	Porzione	2	☻	☹	11¼	
	59 g	+1½ uni.	☻	4	22½	
Salsa di ostriche cinese	Porzione	☻	☻	☻	☻	
	32 g		☻	☻	☻	
Salsa di pomodori	Porzione	☻	☻+ ×¾ uni.	☹	9¼	B
	60 g		☻+ ×¼ uni.	¾	18½	
Salsa di soia	CC	☻	☻	☹	3	A
	15 g		☻	4½	6	
Salsa di zenzero	Porzione	☻	☻	☹	☻	B
	32 g		☻	9¼	☻	
Salsa dip	Porzione	☻	2¾	☹	11	
	32,38 g		5¾	3	22	
Salsa Hollandaise	CC	5	☻	☻	28½	
	15 g	+4¼ uni.	☻	☻	57	
Salsa miele e senape	Porzione	☻	4¾	☻	☻	
	28 g		9½	☻	☻	
Salsa per hamburger	Porzione	☻	☻	☹	☻	
	203 g		☻	12¼	☻	
Salsa Ranch	CC	☺	☻	☹	☺	
	15 g		☻	18½	☺	

Livello 0: quantità lattosio ×½
Livello 1 quantità fruttosio×2
Livello 2: quantità di fruttosio/sorbitolo ×4, il resto ×2
Livello 3: quantità sorbitolo ×7, il resto ×3
(fonte): fonte dei dati Fru/galattani

+ Unità/(capsula): quantità tollerata aggiunta per capsula forte di lattasi. Fruttosio*: fruttosio, bilanciato con sorbitolo

☻ + ×[quantità] unità: Per unità consumata, è possibile tollerare in aggiunta fino a [quantità] × unità fruttosio(*) di un altro prodotto.

☹: evitarlo; ☹[1]: ¼ a LT 1; ☹[2]: ¼ a LT 2; ☹[3]: ¼ a LT 3; ☺: contiene solo tracce; ☻: non contiene

INDICE PER PAROLE CHIAV	Unità	Lattosio + Unità/	Fruttosio* Fruttosio	Sorbi-tolo	Fruttani e Galattani	📖
Salsa sandwich	CC 15 g	☺	☻ ☻	☹ ☺	☺ ☺	
Salsiccia	Porzione 55 g	☻	☻+ ×¼ uni. ☻	☻ ☻	☻ ☻	
Salsiccia al formaggio con birra	Porzione 55 g	☺	☻+ ×½ uni. ☻+ ×¼ uni.	☹ ☺	☺ ☺	
Salsiccia con birra	Porzione 55 g	☻	☻+ ×¼ uni. ☻	☹ ☺	☻ ☻	
Salsiccia di tacchino	Porzione 55 g	☻	☻+ ×1½ uni. ☻+ ×¾ uni.	☻ ☻	☻ ☻	
Salsiccia, da carne magra	Porzione 55 g	☻	☻+ ×2¾ uni. ☻+ ×1¼ uni.	☻ ☻	☻ ☻	
Salsiccia, manzo	Porzione 55 g	☻	☻+ ×1 uni. ☻+ ×½ uni.	☻ ☻	☻ ☻	
Sambuca	Bicchiere 200 ml	☻	☻+ ×4½ uni. ☻+ ×2¼ uni.	☹ ¼	☻ ☻	
Sangria	Bicchiere 200 ml	☻	7¾ 15½	☹ ¾	☻ ☻	
Sapodilla	Porzione 140 g	☻	☻+ ×3½ uni. ☻+ ×1¾uni.	☻ ☻	☻ ☻	
Scalogno	CC 15 g	☻	☻ ☻	☻ ☻	¼ ½	CB
Schweppes Bitter Lemon®	Bicchiere 200 ml	☻	☹ ☹^{2}	☻ ☻	☻ ☻	
Sciroppo d'acero	CC 15 g	☻	☻+ ×¼ uni. ☻	☻ ☻	☻ ☻	
Scorza d'arancia	CC 15 g	☻	3¼ 6½	☻ ☻	☻ ☻	
Scorza di limone	CC 15 g	☻	☻ ☻	☻ ☻	☻ ☻	
Scotch and Soda	Bicchiere 200 ml	☻	☻ ☻	☻ ☻	☻ ☻	
Screwdriver	Bicchiere 200 ml	☻	2 4¼	☹ ¼	☻ ☻	
Seabreeze	Bicchiere 200 ml	☻	☻+ ×5¼ uni. ☻+ ×2½ uni.	☹ 2½	☻ ☻	
Sedano	CC 15 g	☻	☻ ☻	☹ 1	☻ ☻	C

INDICE PER PAROLE CHIAV	Unità	Lattosio + Unità/capsula	Fruttosio* / Fruttosio	Sorbi-tolo	Fruttani e Galattani	🕮
Sedano rapa, bollito	CC	☻	13¼	☹	☻	
	15 g		26½	¾	☻	
Semi di chia	Manciata	☻	☻	☻	1¼	G
	30 g		☻	☻	2¾	
Semi di girasole	Manciata	☻	☻	☻	2	G
	30 g		☻	☻	4	
Semi di lino	CC	☻	☻	☻	2	G
	15 g		☻	☻	4¼	
Semi di zucca	Manciata	☻	☻	☻	2¾	G
	30 g		☻	☻	5¾	
Semolino	Porzione	☻	☻	☻	1¼	AD
	30 g		☻	☻	2¾	
Senape di digione	CC	☻	☻	☹	☻	
	15 g		☻	☺	☻	
Shiitake, fungo asiatico	CC	☻	☻+ ×1 uni.	☹	☻	
	15 g		☻+ ×½ uni.	½	☻	
Shortbread	Pezzo	18½	☻	☻	3¼	A
	11,34 g	+15½ uni.	☻	☻	6¾	
Shortbread senza zucchero	Pezzo	☻	1½	☹	10½	A
	3,75 g		3¼	☹[2]	21¼	
Silvaner, vino	Bicchiere	☻	31¼	☹	☻	
	200 ml		62½	¾	☻	
Singapore Sling	Bicchiere	☻	☻+ ×¼ uni.	☹	☻	
	200 ml		☻	4½	☻	
Sloe gin	Bicchiere	☻	☻+ ×4½ uni.	☹	☻	
	200 ml		☻+ ×2¼ uni.	¼	☻	
Sloe gin fizz	Bicchiere	☻	☻+ ×¾ uni.	☹	☻	
	200 ml		☻+ ×¼ uni.	1½	☻	
Smart BaLance® Light with Flax Oil Margarine	Porzione	32¼	☻	☻	☺	
	14 g	+27 uni.	☻	☻	☺	
Smart BaLance® Margarine	Porzione	31	☻	☻	☺	
	14 g	+25¾ uni.	☻	☻	☺	

Livello 0: quantità lattosio ×½

Livello 1 quantità fruttosio×2

+ Unità/capsula: quantità tollerata aggiunta per capsula forte di lattasi.

Fruttosio*: fruttosio, bilanciato con sorbitolo

Livello 2: quantità di fruttosio/sorbitolo ×4, il resto ×2

Livello 3: quantità sorbitolo ×7, il resto ×3

🕮: fonte dei dati Fru/galattani

☻ + ×[quantità] unità: Per unità consumata, è possibile tollerare in aggiunta fino a [quantità] × unità fruttosio(*) di un altro prodotto.

☹: evitarlo; ☹[1]: ¼ a LT 1; ☹[2]: ¼ a LT 2; ☹[3]: ¼ a LT 3; ☺: contiene solo tracce; ☻: non contiene

INDICE PER PAROLE CHIAV	Unità	Lattosio + Unità/	Fruttosio* Fruttosio	Sorbi- tolo	Fruttani e Galattani	
Smarties®	Manciata 30 g	☻	☻+ ×55 uni. ☻+ ×27½ uni.	☻ ☻	☻ ☻	
Snickers®	Pezzo 58,7 g	1½ +1¼ uni.	☻+ ×7 uni. ☻+ ×3½ uni.	☻ ☻	5¾ 11½	
Snickers® alla mandorla	Pezzo 49,9 g	1¾ +1½ uni.	☻+ ×8¾ uni. ☻+ ×4¼ uni.	☻ ☻	6½ 13¼	G
Soinaci, bolliti	Porzione 85 g	☻	☻ ☻	☹ 13	4 8¼	CB
Sorbetto al ciocccolato	Porzione 105 g	☺	☻+ ×3¼ uni. ☻+ ×1½ uni.	☻ ☻	3 6¼	G
Sorbetto al cocco	Porzione 106 g	18¾ +15½ uni.	☻+ ×5 uni. ☻+ ×2½ uni.	☻ ☻	3¼ 6½	
Sorbetto alla frutta	Porzione 106 g	☻	☻+ ×5½ uni. ☻+ ×2¾uni.	☻ ☻	☻ ☻	
Sostituti del caffé senza caffeina	Tazza 150 ml	☻	☻ ☻	☻ ☻	☻ ☻	
Soufflé	Porzione 110 g	1¼ +1 uni.	☻+ ×½ uni. ☻+ ×¼ uni.	☹ ☺	1¾ 3¾	B
Southern Comfort®	Bicchiere 200 ml	☻	☻ ☻	☻ ☻	☻ ☻	
Spaghetti alle melanzane	Porzione 200 g	5 +4 uni.	☻ ☻	☻ ☻	27¾ 55½	
Spaghetti di riso	Porzione 25 g	☻	☻ ☻	☻ ☻	☻ ☻	A
Spaghetti di riso con verdura asiatica	Porzione 200 g	☻	☻+ ×1 uni. ☻+ ×½ uni.	☹ 10	1½ 3¼	A
Spaghetti in zuppa di manzo, in barattolo	Porzione 126 g	☻	☻ ☻	☹ 4¼	4 8¼	A
Special K® Classic cereal (Kellogg's®)	Porzione 30 g	13 +10¾ uni.	☻ ☻	☻ ☻	½ 1¼	A
Special K® Frutti Rossi (Kellogg's®)	Porzione 30 g	☻	☻ ☻	☹ 41½	½ 1¼	A
Speculoos	Pezzo 10 g	☻	☺ ☺	☻ ☻	6¼ 12¾	A
Sprite Zero®	Bicchiere 200 ml	☻	☻ ☻	☻ ☻	☻ ☻	
Sprite®	Bicchiere 200 ml	☻	☹ ☹[2]	☻ ☻	☻ ☻	

INDICE PER PAROLE CHIAV	Unità	Lattosio + Unità/capsula	Fruttosio* Fruttosio	Sorbi- tolo	Fruttani e Galattani	📖
Spugnole (funghi)	CC 15 g	☻	☻ ☻	☹ ¾	☻ ☻	
Starbucks® Bottled Vanilla Frappuccino®	Tazza 150 ml	½ +½ uni.	☻ ☻	☻ ☻	3½ 7	
Starbucks® Caramel Hot Chocolate	Tazza 150 ml	¼ +¼ uni.	33¼ 66½	☹ 66½	2 4	
Starbucks® Frappuccino®	Tazza 150 ml	½ +½ uni.	☻ ☻	☻ ☻	3¾ 7½	
Starbucks® Frappuccino® light	Tazza 150 ml	½ +½ uni.	☻ ☻	☻ ☻	4 8	
Starbucks® Premium Hot Chocolate	Tazza 150 ml	¼ +¼ uni.	37 74	☹ 66½	2 4	
Starburst®	Pezzo 5 g	☻	☻+ ×½ uni. ☻+ ×¼ uni.	☹ 30¼	☻ ☻	
Stick di sesamo	Manciata 21 g	☻	☻ ☻	☹ ☺	1½ 3¼	A
strudel di mele	Pezzo 64 g	☺	¼ ½	☹ ¼	¾ 1¾	A
Stufato di fagioli	CC 15 g	☻	☻ ☻	☹ ☺	3 6	AC
Stufato di piselli	CC 15 g	☻	☻ ☻	☹ 5½	1¼ 2½	AB
Subway's® BBQ Rip Sandwich-con pane bianco e verdure, 15 cm	Pezzo 233 g	12½ +10½ uni.	¾ 1¾	☹ 1¼	☹ ¼	A
Subway's® Chicken Teriyaki Sandwich con pane bianco e verdure, 15 cm	Pezzo 276 g	12½ +10½ uni.	22½ 45¼	☹ 1¼	☹ ¼	A
Subway's® Cookie Chocolate Chip	Pezzo 45 g	☺	☻+ ×1 uni. ☻+ ×½ uni.	☹ ☺	½ 1	A
Subway's® Cookie Chocolate Chip con Rainbow Candy	Pezzo 45 g	9 +7½ uni.	☻+ ×½ uni. ☻+ ×¼ uni.	☹ ☺	½ 1	A

Livello 0: quantità lattosio ×½
Livello 1 quantità fruttosio×2
Livello 2: quantità di fruttosio/sorbitolo ×4, il resto ×2
Livello 3: quantità sorbitolo ×7, il resto ×3
📖: fonte dei dati Fru/galattani

+ Unità/capsula: quantità tollerata aggiunta per capsula forte di lattasi. Fruttosio*: fruttosio, bilanciato con sorbitolo

☻ + ×[quantità] unità: Per unità consumata, è possibile tollerare in aggiunta fino a [quantità] × unità fruttosio(*) di un altro prodotto.

☹: evitarlo; ☹¹: ¼ a LT 1; ☹²: ¼ a LT 2; ☹³: ¼ a LT 3; ☺: contiene solo tracce; ☻: non contiene

INDICE PER PAROLE CHIAV	Unità	Lattosio + Unità/	Fruttosio* Fruttosio	Sorbi- tolo	Fruttani e Galattani	
Subway's® Cookie Double Chocolate Chip	Pezzo 45 g	☻	☻+ ×1 uni. ☻+ ×½ uni.	☹ ☺	½ 1	A
Subway's® Cookie White Chip Macadamia Nut	Pezzo 45 g	6¾ +5½ uni.	☻ ☻	☻ ☻	½ 1	A
Subway's® Extra bacon	Porzione 15 g	☻	☻ ☻	☻ ☻	☻ ☻	
Subway's® Formaggio filante	Porzione 30 g	4½ +3¾ uni.	☻ ☻	☻ ☻	25¾ 51½	
Subway's® Formaggio Monterey Cheddar	Porzione 30 g	43¼ +36 uni.	☻ ☻	☻ ☻	☺ ☺	
Subway's® Honey Oat Brot, 15 cm	Pezzo 89 g	¾ +½ uni.	2½ 5¼	☹ 6½	¼ ¾	A
Subway's® Italian BMT® Sandwich con pane bianco e verdure, 15 cm	Pezzo 226 g	12½ +10½ uni.	¾ 1¾	☹ 1¼	¼ ½	A
Subway's® Olio e aceto	Porzione 14,94 g	☻	☺ ☺	☹ 20¼	☻ ☻	
Subway's® Pane integrale di segale, 15cm	Pezzo 78 g	☻	1 2	☻ ☻	¼ ¾	A
Subway's® Panino Cheese-Oregano , 15 cm	Pezzo 75 g	☺	☻+ ×½ uni. ☻+ ×¼ uni.	☻ ☻	¾ 1½	A
Subway's® Roasted Chicken Breast Sandwich con pane bianco e verdure, 15 cm	Pezzo 233 g	12½ +10½ uni.	1¾ 3¾	☹ 1¼	☹ ¼	A
Subway's® Salsa Barbecue	Porzione 30 g	☺	☻ ☻	☹ ☺	☺ ☺	
Subway's® Salsa Chipotle Southwest	Porzione 30 g	7¼ +6 uni.	☻ ☻	☻ ☻	40½ 81	
Subway's® Salsa Honey Mustard	Porzione 30 g	☻	4½ 9	☻ ☻	☻ ☻	
Subway's® Sandwich al prosciutto con pane bianco e verdure, 15 cm	Pezzo 219 g	12½ +10½ uni.	¾ 1¾	☹ 1¼	¼ ½	A
Subway's® Senape	Porzione 5 g	☻	☻ ☻	☻ ☻	☻ ☻	
Subway's® Spicy Italian Sandwich con pane bianco e verdure, 15 cm	Pezzo 222 g	12½ +10½ uni.	¾ 1¾	☹ 1¼	¼ ½	A

INDICE PER PAROLE CHIAV	Unità	Lattosio + Unità/💊	Fruttosio* Fruttosio	Sorbi-tolo	Fruttani e Galattani	📖
Subway's® Steak & Cheese Sandwich con pane bianco e verdure, 15 cm	Pezzo 245 g	☺	1 2	☹ 1¼	☹ ¼	A
Subway's® Sweet Onion Dressing	Porzione 30 g	☻	☻+ ×1 uni. ☻+ ×½ uni.	☹ 55½	½ 1¼	
Subway's® Tuna Sandwich con pane bianco e verdure, 15 cm	Pezzo 233 g	12½ +10½ uni.	¾ 1¾	☹ 1¼	☹ ¼	A
Subway's® Turkey & Ham Sandwich con pane bianco e verdure, 15 cm	Pezzo 219 g	12½ +10½ uni.	¾ 1¾	☹ 1¼	¼ ½	A
Subway's® Turkey Sandwich con pane bianco e verdure, 15 cm	Pezzo 219 g	12½ +10½ uni.	¾ 1¾	☹ 1¼	¼ ½	A
Subway's® VEGGIE DELITE® con pane bianco e verdure, 15 cm	Pezzo 162 g	12½ +10½ uni.	¾ 1¾	☹ 1½	¼ ½	A
Subway's® VEGGIE DELITE® Insalata senza dressing	Porzione 100 g	34¼ +28½ uni.	83¼ ☺	☹ 2¼	☺ ☺	
Subway's® Wrap senza ripieno	Pezzo 103 g	☻	☻ ☻	☻ ☻	½ 1	A
Succo arancia-mango	Bicchiere 200 ml	☻	☹ ¼	☹ 2	3 6¼	B
Succo d'albicocca	Bicchiere 200 ml	☻	☹ ¼	☹ ¼	☻ ☻	
Succo d'ananas	Bicchiere 200 ml	☻	☻+ ×3¼ uni. ☻+ ×1½ uni.	☹ 1¾	1½ 3	CB
Succo d'ananas e arancia	Bicchiere 200 ml	☻	¾ 1½	☻ ☻	1½ 3	CB
Succo d'arancia	Bicchiere 200 ml	☻	1½ 3¼	☹ ¼	☻ ☻	B
Succo di albicocca	Bicchiere 200 ml	☻	☻+ ×4¾ uni. ☻+ ×2¼ uni.	☹ ¼	☻ ☻	

Livello 0: quantità lattosio ×½
Livello 1 quantità fruttosio×2

+ Unità/💊: quantità tollerata aggiunta per capsula forte di lattasi. Fruttosio*: fruttosio, bilanciato con sorbitolo

Livello 2: quantità di fruttosio/sorbitolo ×4, il resto ×2
Livello 3: quantità sorbitolo ×7, il resto ×3
📖: fonte dei dati Fru/galattani

☻ + ×[quantità] unità: Per unità consumata, è possibile tollerare in aggiunta fino a [quantità] × unità fruttosio(*) di un altro prodotto.

☹: evitarlo; ☹¹: ¼ a LT 1; ☹²: ¼ a LT 2; ☹³: ¼ a LT 3; ☺: contiene solo tracce; ☻: non contiene

INDICE PER PAROLE CHIAV	Unità	Lattosio + Unità/	Fruttosio* Fruttosio	Sorbi- tolo	Fruttani e Galattani	
Succo di arancia e kiwi	Bicchiere 200 ml	☺	☺ ☺	☹ ¾	☺ ☺	B
Succo di banana	Bicchiere 200 ml	☺	☹ ¼	☹ 25	½ 1	FB
Succo di carote	Bicchiere 200 ml	☺	☺+ ×1 uni. ☺+ ×½ uni.	☹ 4	☺ ☺	B
Succo di ciliegia	Bicchiere 200 ml	☺	¼ ¾	☹ 2½	☺ ☺	
Succo di Cranberry	Bicchiere 200 ml	☺	☺+ ×7¼ uni. ☺+ ×3½ uni.	☹ 25	☺ ☺	
Succo di Cranberry e lampone	Bicchiere 200 ml	☺	☹ ¼	☹ ☹²	¾ 1½	B
Succo di fragola	Bicchiere 200 ml	☺	☹ ¼	☹ ¾	☺ ☺	C
Succo di lampone	Bicchiere 200 ml	☺	☹ ☹²	☹ ☹²	¾ 1½	B
Succo di lime	Bicchiere 200 ml	☺	☺+ ×¾ uni. ☺+ ×¼ uni.	☺ ☺	2¼ 4½	B
Succo di limone	Bicchiere 200 ml	☺	2¼ 5	☹ 1½	2¼ 4½	B
Succo di mando	Bicchiere 200 ml	☺	1 2	☹ 1¼	☺ ☺	B
Succo di Maracuja	Bicchiere 200 ml	☺	☺+ ×3¾ uni. ☺+ ×1¾uni.	☺ ☺	☺ ☺	
succo di mela	Bicchiere 200 ml	☺	☹ ☹²	☹ ☹²	1½ 3	CB
Succo di mela e lampone	Bicchiere 200 ml	☺	☹ ¼	☹ ☹²	1½ 3	CB
Succo di mela e uva	Bicchiere 200 ml	☺	☹ ¼	☹ ¼	1½ 3	CB
Succo di melograno	Bicchiere 200 ml	☺	¾ 1½	☹ ☹²	☺ ☺	
Succo di mirtillo	Bicchiere 200 ml	☺	¼ ½	☺ ☺	☺ ☺	
Succo di pera	Bicchiere 200 ml	☺	☹ ☹²	☹ ☹²	☺ ☺	B
Succo di pesca	Bicchiere 200 ml	☺	¾ 1½	☹ ¾	½ 1¼	B

INDICE PER PAROLE CHIAV	Unità	Lattosio + Unità/capsula	Fruttosio* Fruttosio	Sorbi- tolo	Fruttani e Galattani	📖
Succo di pomodoro	Bicchiere 200 ml	☻	1¼ 2½	☹ ¼	2¾ 5½	B
Succo di pompelmo	Bicchiere 200 ml	☻	☻+ ×5 uni. ☻+ ×2½ uni.	☹ ¼	1 2	CB
Succo di prugna	Bicchiere 200 ml	☻	☹ ☹²	☹ ☹³	1½ 3	C
Succo di ribes nero	Bicchiere 200 ml	☻	☻+ ×1½ uni. ☻+ ×¾ uni.	☹ 1½	☻ ☻	
Succo di verdure	Bicchiere 200 ml	☻	¼ ¾	☹ 3	2¾ 5½	B
Succo d'uva	Bicchiere 200 ml	☻	☹ ¼	☹ ¼	1½ 3	CB
succo mela-banana-fragola	Bicchiere 200 ml	☻	☹ ¼	☹ ☹²	¾ 1¾	FB
Succo multivitaminico	Bicchiere 200 ml	☻	☻+ ×1 uni. ☻+ ×½ uni.	☹ 2	1½ 3	C
Sushi	Porzione 140 g	☻	☻ ☻	☹ 1½	☻ ☻	
Sushi con pesce	Porzione 140 g	☻	10½ 21	☹ 2½	☻ ☻	
Sushi con pesce e verdure con alga esterna	Porzione 140 g	☻	☻ ☻	☹ 2	☻ ☻	
Tabasco®	CC 15 g	☻	☻ ☻	☻ ☻	☻ ☻	
Taco con formaggio e fagioli	Porzione 140 g	☺ +77½ uni.	12¾ 25½	☹ 4¼	¼ ½	A
Tagliatelle	Porzione 140 g	☻	☻+ ×¼ uni. ☻	☻ ☻	1 2	A
Tahina	Bicchiere 30 ml	☻	☻ ☻	☻ ☻	1 2¼	G
Tè al gelsomino	Bicchiere 236 ml	☻	☻ ☻	☻ ☻	☻ ☻	

Livello 0: quantità lattosio ×½

Livello 1 quantità fruttosio×2

+ Unità/capsula: quantità tollerata aggiunta per capsula forte di lattasi.

Fruttosio*: fruttosio, bilanciato con sorbitolo

Livello 2: quantità di fruttosio/sorbitolo ×4, il resto ×2

Livello 3: quantità sorbitolo ×7, il resto ×3

📖: fonte dei dati Fru/galattani

☻ + ×[quantità] unità: Per unità consumata, è possibile tollerare in aggiunta fino a [quantità] × unità fruttosio(*) di un altro prodotto.

☹: evitarlo; ☹¹: ¼ a LT 1; ☹²: ¼ a LT 2; ☹³: ¼ a LT 3; ☺: contiene solo tracce; ☻: non contiene

INDICE PER PAROLE CHIAV	Unità	Lattosio + Unità/	Fruttosio* Fruttosio	Sorbi- tolo	Fruttani e Galattani	
Tè alla menta	Bicchiere 200 ml	☺	☺ ☺	☺ ☺	☺ ☺	G
Tè camomilla	Bicchiere 236 ml	☺	☺ ☺	☺ ☺	½ 1¼	G
Tè finocchio	Bicchiere 236 ml	☺	☺ ☺	☺ ☺	½ 1¼	G
Tè verde	Bicchiere 200 ml	☺	☺ ☺	☺ ☺	☺ ☺	G
Tempè	Portion 3oz/85g	☺	3¼ 6¾	☹ ½	½ 1	A
Tequila	Bicchiere 200 ml	☺	☺ ☺	☺ ☺	☺ ☺	
Tequila Sunrise	Bicchiere 200 ml	☺	☺+ ×¼ uni. ☺	☹ 3¼	☺ ☺	
Tic Tacs®	2 Pezzi 1,15 g	☺	☺ ☺	☺ ☺	☺ ☺	
Tilsit	Porzione 30 g	5¼ +4¼ uni.	☺ ☺	☺ ☺	29½ 59	
Timballo di riso con salsa di pomodoro, formaggio e verdure	Porzione 244 g	9¾ +8¼ uni.	☺+ ×1 uni. ☺+ ×½ uni.	☹ ¼	¼ ¾	A
Timo	Pizzico 1 g	☺	☺ ☺	☺ ☺	☺ ☺	
Tiramisu	Porzione 55 g	2½ +2 uni.	☺ ☺	☺ ☺	12 24	A
Tisana	Bicchiere 236 ml	☺	☺ ☺	☺ ☺	½ 1¼	G
Toast con cannella e zucchero, pane bianco	Fetta 42 g	62½ +52 uni.	1½ 3¼	☺ ☺	¾ 1¾	A
Toblerone® Fondente	Pezzo 25 g	7¼ +6 uni.	☺ ☺	☹ 40	1½ 3¼	
Toblerone® al Latte	Pezzo 25 g	1½ +1¼ uni.	☺ ☺	☺ ☺	1½ 3	
Toblerone® Bianco	Pezzo 25 g	1 +1 uni.	☺ ☺	☺ ☺	6¾ 13½	
Toffifee®	Pezzo 8,2 g	7½ +6¼ uni.	½ 1	☹ ☹[2]	42¾ 85½	
Tofu	Porzione 85 g	☺	2¼ 4¾	☹ ¾	½ 1	A

INDICE PER PAROLE CHIAV	Unità	Lattosio 1 + Unità/💊	Fruttosio* 0 Fruttosio 0	Sorbi- 0 tolo 1	Fruttani e 0 Galattani 1	🕮
Tokajer	Bicchiere 200 ml	☻	☹ ☹²	☹ ½	☻ ☻	
Tom Collins	Bicchiere 200 ml	☻	31¼ 62½	☹ 16½	☻ ☻	
Tonno diffusione	Porzione 85 g	5½ +4½ uni.	☻ ☻	☹ 14½	☻ ☻	
Tonno in scatola sott'olio	Porzione 55 g	☻	☻ ☻	☻ ☻	☻ ☻	
Topinambur	Pizzico 1 g	☻	☻ ☻	☻ ☻	3¼ 6½	FB
Torta alle ciliegie	Pezzo 122 g	☻	1 2¼	☹ ☹²	¼ ¾	A
Torta alle uova	Pezzo 35 g	5¼ +4¼ uni.	☻ ☻	☻ ☻	1½ 3	A
Torta con prugna	Fetta 42 g	☻	38¼ 76¾	☻ ☻	1¾ 3½	A
Torta di carote	Pezzo 27,72 g	☻	☻+ ×¼ uni. ☻	☹ 8	2 4	A
Torta di fragole	Pezzo 122 g	☻	1¾ 3¾	☹ ¾	¼ ¾	A
Torta di frolla di mele	Pezzo 52 g	☻	☻+ ×5¼ uni. ☻+ ×2½ uni.	☻ ☻	1 2	A
torta di mele	Pezzo 45 g	☻	¾ 1¾	☹ ½	1¼ 2½	A
Torta di pesca	Pezzo 122 g	☻	2¾ 5½	☹ 1	¼ ¾	A
Torta di pollo	Porzione 85 g	1½ +1¼ uni.	14 28	☹ 58¾	3¼ 6½	B
Torta di rabarbaro	Pezzo 122 g	☻	☻ ☻	☻ ☻	¼ ¾	A
Tortilla di frumento, fritta	Pezzo 58 g	☻	☻ ☻	☻ ☻	¾ 1¾	A

0 *Livello 0:* quantità lattosio ×½
1 *Livello 1* quantità fruttosio×2
2 *Livello 2*: quantità di fruttosio/sorbitolo ×4, il resto ×2
3 *Livello 3:* quantità sorbitolo ×7, il resto ×3
🕮: fonte dei dati Fru/galattani

+ Unità/💊: quantità tollerata aggiunta per capsula forte di lattasi. Fruttosio*: fruttosio, bilanciato con sorbitolo

☻ + ×[quantità] unità: Per unità consumata, è possibile tollerare in aggiunta fino a [quantità] × unità fruttosio(*) di un altro prodotto.

☹: evitarlo; ☹¹: ¼ a LT 1; ☹²: ¼ a LT 2; ☹³: ¼ a LT 3; ☺: contiene solo tracce; ☻: non contiene

INDICE PER PAROLE CHIAV	Unità	Lattosio + Unità/	Fruttosio* Fruttosio	Sorbi- tolo	Fruttani e Galattani	🕮
Torya al cioccolato	Pezzo 29 g	☻	☻+ ×½ uni. ☻+ ×¼ uni.	☹ ☺	1¾ 3¾	A
Totta al cioccolato, con glassa	Pezzo 29 g	☻	☻+ ×½ uni. ☻+ ×¼ uni.	☹ ☺	1¾ 3¾	A
Triple sec	Bicchiere 200 ml	☻	☻+ ×4½ uni. ☻+ ×2¼ uni.	☹ ¼	☻ ☻	
Twix®	Pezzo 51 g	2 +1¾ uni.	☻+ ×1½ uni. ☻+ ×¾ uni.	☻ ☻	1¾ 3½	A
Uova strapazzate con bacon	Porzione 110 g	2¼ +1¾ uni.	☻+ ×1¾ uni. ☻+ ×¾ uni.	☻ ☻	12½ 25¼	
Uva	Porzione 140 g	☻	¼ ½	☹ ½	2¼ 4½	B
Uva spina	Porzione 140 g	☻	☻+ ×1 uni. ☻+ ×½ uni.	☻ ☻	☻ ☻	
Uvette	Porzione 40 g	☻	½ 1	☹ ½	2 4	B
Uvette al cioccolato	Manciata 30 g	2¾ +2¼ uni.	☻+ ×¼ uni. ☻	☹ 3¼	3¼ 6½	G
Vellutata alla zucca	Porzione 245 g	13½ +11¼ uni.	☻ ☻	☹ 2½	½ 1	G
Vellutata di asparagi	CC 15 g	6½ +5½ uni.	☺ ☺	☹ ☺	1½ 3	
Vellutata di broccoli	Porzione 126 g	5 +4¼ uni.	☻ ☻	☹ 19¾	1 2¼	C
Vellutata di funghi	Porzione 245 g	8½ +7 uni.	☺ ☺	☹ ¼	½ 1	
Vellutata di patate	Porzione 23 g	3¼ +2¾ uni.	☻ ☻	☹ 3	5 10	
Vellutata di pollo	Porzione 126 g	6½ +5½ uni.	☺ ☺	☹ 26¼	37¼ 74¾	CB
Vellutata di sedano	Porzione 245 g	½ +½ uni.	☻ ☻	☹ ¼	¼ ½	
Vellutata di spinaci	Porzione 17 g	☻	☻+ ×¼ uni. ☻	☹ 18¼	3¼ 6¾	
Vermi gommosi	Manciata 30 g	☻	☻+ ×3½ uni. ☻+ ×1¾uni.	☹ ☺	☻ ☻	
Vermi gommosi, senza zucchero	cc 5 g	☻	10 20¼	☹ ☹[3]	☻ ☻	

INDICE PER PAROLE CHIAV	Unità	Lattosio [1] + Unità/capsula	Fruttosio* [0] Fruttosio [0]	Sorbi- [0] tolo [1]	Fruttani e [0] Galattani [1]	🕮
Verza	Porzione 85 g	☻	☻ ☻	☹ 39	1½ 3	B
Vino allungato con acqua frizzante	Bicchiere 200 ml	☻	27¾ 55½	☹ 1	☻ ☻	
Vino analcolico	Bicchiere 200 ml	☻	2¼ 4½	☹ 50	☻ ☻	
Vino rosato	Bicchiere 200 ml	☻	¾ 1¾	☻ ☻	☻ ☻	
Vodka	Bicchiere 200 ml	☻	☻ ☻	☻ ☻	☻ ☻	
Wafer	Pezzo 28,5 g	☻	☻+ ×13¾ uni. ☻+ ×6¾uni.	☹ ☺	4¼ 8½	A
Waffles di crusca	Pezzo 95 g	¾ +¾ uni.	☻+ ×¼ uni. ☻	☻ ☻	¼ ¾	A
Waffles di frumento con latte, uova e burro	Pezzo 95 g	1 +¾ uni.	☻+ ×¼ uni. ☻	☻ ☻	½ 1	A
Weetabix®	Porzione 55 g	☻	☻+ ×¾ uni. ☻+ ×¼ uni.	☻ ☻	¼ ¾	A
Werther's Original®	Pezzo 4 g	17¾ +14¾ uni.	☻+ ×½ uni. ☻+ ×¼ uni.	☻ ☻	☺ ☺	
Whisky	Bicchiere 200 ml	☻	☻ ☻	☻ ☻	☻ ☻	
Whisky sour	Bicchiere 200 ml	☻	9½ 19	☹ 6¼	☻ ☻	
White Russian	Bicchiere 200 ml	1½ +1¼ uni.	☻ ☻	☹ 8¼	9 18¼	
Wrap	Pezzo 245 g	4¼ +3½ uni.	☻ ☻	☹ 5	☹ ¼	A
Wurstel, mortadella o salsiccia di carne magra	Porzione 55 g	☻	☻+ ×½ uni. ☻+ ×¼ uni.	☻ ☻	☻ ☻	
Wurstel, mortadella o salsiccia di manzo	Porzione 55 g	☻	☻+ ×5¾ uni. ☻+ ×2¾uni.	☻ ☻	☻ ☻	

[0] *Livello 0:* quantità lattosio ×½
[1] *Livello 1* quantità fruttosio×2
[2] *Livello 2*: quantità di fruttosio/sorbitolo ×4, il resto ×2
[3] *Livello 3:* quantità sorbitolo ×7, il resto ×3
🕮: fonte dei dati Fru/galattani

+ Unità/capsula: quantità tollerata aggiunta per capsula forte di lattasi. Fruttosio*: fruttosio, bilanciato con sorbitolo

☻ + ×[quantità] unità: Per unità consumata, è possibile tollerare in aggiunta fino a [quantità] × unità fruttosio(*) di un altro prodotto.

☹: evitarlo; ☹[1]: ¼ a LT 1; ☹[2]: ¼ a LT 2; ☹[3]: ¼ a LT 3; ☺: contiene solo tracce; ☻: non contiene

INDICE PER PAROLE CHIAV	Unità	Lattosio + Unità/	Fruttosio* Fruttosio	Sorbi- tolo	Fruttani e Galattani	
Yogurt al caramello	Pezzo	½	☺+ ×½ uni.	☺	4	
	100 g	+½ uni.	☺+ ×¼ uni.	☺	8	
Yogurt al cioccolato	Pezzo	½	66½	☺	3	
	150 g	+¼ uni.	☺	☺	6¼	
Yogurt al mirtillo	Pezzo	¼	☺+ ×1 uni.	☺	1¾	
	250 g	+¼ uni.	☺+ ×½ uni.	☺	3½	
Yogurt alla fragola	Pezzo	¼	4	☹	1¾	
	250 g	+¼ uni.	8¼	2	3½	
Yogurt alla frutta	CC	2¾	¾	☹	16	
	15 g	+2¼ uni.	1½	60½	32¼	
Yogurt bianco magro	Pezzo	¼	☺	☺	1¼	
	150 g	+0,22 uni.	☺	☺	2¾	
Yogurt con cereali	Pezzo	¼	☺	☹	1½	
	250 g	+0,24 uni.	☺	6½	3	
Yogurt con probiotici, tutti i gusti	Pezzo	½	28¾	☹	3	
	115 g	+¼ uni.	57¾	14¼	6	
Yogurt dolcificato con aspartame	CC	4	☺	☺	22½	
	15 g	+3¼ uni.	☺	☺	45	
Yogurt dolcificato con sucralose	Pezzo	¼	40	☺	1½	
	250 g	+¼ uni.	80	☺	3¼	
Yogurt greco naturale magro	Pezzo	¼	☺	☺	2½	
	250 g	+¼ uni.	☺	☺	5	
Yogurt magro al lampone	Pezzo	¼	☺+ ×¾ uni.	☹	1¾	
	250 g	+¼ uni.	☺+ ×¼ uni.	20	3½	
Yogurt magro al limone	Pezzo	½	☺+ ×½ uni.	☺	3	
	150 g	+¼ uni.	☺+ ×¼ uni.	☺	6	
Yogurt magro alla fragola	Pezzo	¼	☺+ ×¾ uni.	☹	1¾	
	250 g	+¼ uni.	☺+ ×¼ uni.	3½	3½	
Yogurt magro alla vaniglia	Pezzo	¼	30¼	☹	2¼	
	150 g	+¼ uni.	60½	13¼	4½	
Yougurt magro alla pesca	Pezzo	¼	☺+ ×1 uni.	☹	1¾	
	250 g	+¼ uni.	☺+ ×½ uni.	4¼	3½	
Yougurt magro all'amarena	CC	5¼	☺	☹	30¼	
	15 g	+4½ uni.	☺	3¾	60¾	
Zabaione	Bicchiere	¼	☺+ ×4¾ uni.	☺	1½	
	200 ml	+0,24 uni.	☺+ ×2¼ uni.	☺	3¼	
Zaziki	Porzione	4½	38¾	☹	11½	FB
	30 g	+3¾ uni.	77½	9¼	23¼	

INDICE PER PAROLE CHIAV	Unità	Lattosio + Unità/	Fruttosio* Fruttosio	Sorbi- tolo	Fruttani e Galattani	📖
Zenzero	Pizzico 1 g	☻	89¼ ☺	☻ ☻	☻ ☻	B
Zenzero e Wasabi	Pizzico 1 g	☻	☺ ☺	☹ ☺	☻ ☻	B
Zucca	Porzione 85 g	☻	☻ ☻	☻ ☻	☻ ☻	B
Zucca butternut	Porzione 130 g	☻	☻ ☻	☻ ☻	½ 1¼	G
Zucca invernale	Porzione 130 g	☻	1¾ 3¾	☻ ☻	☻ ☻	CB
Zuccha spaghetti	Porzione 85 g	☻	☻+ ×¼ uni. ☻	☻ ☻	☻ ☻	CB
Zucchero di canna	CC 15 g	☻	☻ ☻	☻ ☻	☻ ☻	
Zucchero raffinato	CC 15 g	☻	☻ ☻	☻ ☻	☻ ☻	
Zucchina patisson	Porzione 85 g	☻	4 8¼	☻ ☻	☻ ☻	CB
Zucchine	Porzione 85 g	☻	2¼ 4¾	☻ ☻	2 4	CB
Zuppa con pasta	Porzione 16 g	☻	☻+ ×¼ uni. ☻	☻ ☻	6¼ 12½	CB
Zuppa di lenticchie	Porzione 126 g	☺	☻ ☻	☹ 1	5½ 11¼	AC
Zuppa di patate con broccoli e formaggio	Porzione 245 g	29¾ +24¾ uni.	☻ ☻	☹ 13½	½ 1	AC
Zuppa di piselli	CC 15 g	☻	☻ ☻	☹ 20	3¼ 6¾	AC
Zuppa di pollo classica	Porzione 245 g	☻	☻ ☻	☹ 1	1¼ 2½	
Zuppa di pollo e gnocchi cinesi	Porzione 126 g	7¼ +6 uni.	☻ ☻	☹ 2¼	2¼ 4½	

Livello 0: quantità lattosio ×½

Livello 1 quantità fruttosio×2

Livello 2: quantità di fruttosio/sorbitolo ×4, il resto ×2

Livello 3: quantità sorbitolo ×7, il resto ×3

📖: fonte dei dati Fru/galattani

+ Unità/: quantità tollerata aggiunta per capsula forte di lattasi.

Fruttosio*: fruttosio, bilanciato con sorbitolo

☻ + ×[quantità] unità: Per unità consumata, è possibile tollerare in aggiunta fino a [quantità] × unità fruttosio(*) di un altro prodotto.

☹: evitarlo; ☹[1]: ¼ a LT 1; ☹[2]: ¼ a LT 2; ☹[3]: ¼ a LT 3; ☺: contiene solo tracce; ☻: non contiene

INDICE PER PAROLE CHIAV	Unità	Lattosio 1 + Unità/capsula	Fruttosio* 0 Fruttosio 0	Sorbi- 0 tolo 1	Fruttani e 0 Galattani 1	🕮
Zuppa di pomodori	Porzione 34,66 g	¼ +0,24 uni.	13 26	☹ 2	1¼ 2¾	B
Zuppa di porri	Porzione 245 g	¾ +½ uni.	☻+ ×¼ uni. ☻	☹ 1¼	4¼ 8½	AB
Zuppa di riso e fagioli rossi	Porzione 51,03 g	☻	¼ ¾	☹ ¼	1¼ 2¾	AC
Zuppa di spaghetti vietnamita	Porzione 245 g	☻	☻ ☻	☹ 6¾	¾ 1¾	
Zuppa francese di cipolle	Porzione 126 g	☺	☻+ ×1½ uni. ☻+ ×¾ uni.	☹ 2	¼ ¾	CB
Zuppa vegetariana	Porzione 126 g	☻	☻+ ×¼ uni. ☻	☹ 1	19¾ 39½	
Zuppa Wan-tan	Porzione 245 g	☻	☻ ☻	☹ 40¾	☻ ☻	
Zuppa di pomodori	Porzione 34,66 g	¼ +0,24 uni.	13 26	☹ 2	1¼ 2¾	B
Zuppa di porri	Porzione 245 g	¾ +½ uni.	☻+ ×¼ uni. ☻	☹ 1¼	4¼ 8½	AB
Zuppa di riso e fagioli rossi	Porzione 51,03 g	☻	¼ ¾	☹ ¼	1¼ 2¾	AC
Zuppa di spaghetti vietnamita	Porzione 245 g	☻	☻ ☻	☹ 6¾	¾ 1¾	
Zuppa francese di cipolle	Porzione 126 g	☺	☻+ ×1½ uni. ☻+ ×¾ uni.	☹ 2	¼ ¾	CB
Zuppa vegetariana	Porzione 126 g	☻	☻+ ×¼ uni. ☻	☹ 1	19¾ 39½	
Zuppa Wan-tan	Porzione 245 g	☻	☻ ☻	☹ 40¾	☻ ☻	

0 *Livello 0:* quantità lattosio ×½
1 *Livello 1* quantità fruttosio×2
2 *Livello 2*: quantità di fruttosio/sorbitolo ×4, il resto ×2
3 *Livello 3:* quantità sorbitolo ×7, il resto ×3
🕮: fonte dei dati Fru/galattani

+ Unità/capsula: quantità tollerata aggiunta per capsula forte di lattasi. Fruttosio*: fruttosio, bilanciato con sorbitolo

☻ + ×[quantità] unità: Per unità consumata, è possibile tollerare in aggiunta fino a [quantità] × unità fruttosio(*) di un altro prodotto.

☹: evitarlo; ☹[1]: ¼ a LT 1; ☹[2]: ¼ a LT 2; ☹[3]: ¼ a LT 3; ☺: contiene solo tracce; ☻: non contiene

GLOSSARIO

Termine	Significato
Alditoli	Si trovano in alcuni frutti, come le mele. Inoltre, sono rinvenibili in molti alimenti per diabetici, per chi è a dieta e nei prodotti "light", nonché nei chewing gum e nelle mentine. La stevia non ne contiene. Al gruppo degli alditoli, olter al sorbitolo, appartengono l'eritriolo, l'inositolo, l'isomalto, il lattiolo, il maltitolo, il mannitolo, il pinitolo e lo xylitolo.
Drago del mattone	Metafora dei disturbi provocati dalla presenza di carboidrati a rapida fermentazione in un intestino irritabile.
EFSA	Autorità Europea per la Sicurezza Alimentare
FDA	Food and Drug Administration (negli Stati Uniti)
Fruttani	Carboidrati a rapida fermentazione di solito contenuti in alimenti con grano, per esempio. In questo libro soltanto l'inulina, il kestosio e il nistosio sono inseriti in questo gruppo.
Fruttosio	Oligosaccaride primariamente contenuto nella frutta.
Galattani	Carboidrati a rapida fermentazione contenuti nei fagioli, nel cavolo, nelle lenticchie e nei piselli, per esempio. In questo libro soltanto il raffinosio e lo stachiosio appartengono a questo gruppo.
Intestino irritabile	Definizione in questo libro: un intestino irritabile è quello che reagisce in modo eccessivo alle indigestioni, che avvengono con frequenza. Queste indigestioni sono spesso causate da "mattoni" nell'intestino.
Lattosio	Oligosaccaride contenuto soprattutto nei prodotti caseari.
LT	Livello di tolleranza. Serve per differenziare tra le diverse porzioni, nella tabella dei cibi, a seconda della quantità del rispettivo mattone che lei è in grado di tollerare durante ciascun pasto. Ci sono quattro livelli di tolleranza per mattone. Il suo LT 0 equivale al Limite di Tolleranza Minimo, mentre LT 1 fino a LT 3 rappresentano quantità di tolleranza maggiori, quindi porzioni più grandi dei cibi che contengono i rispettivi mattoni. È possibile determinare il suo livello personale effettuando il test di livello, descritto nel par. 2.1.4. Cfr. anche LTM.

Termine	Significato
LTM	Livello di tolleranza minimo, cioè fino a quando consuma una minore quantità di un mattone problematico rispetto a quella indicata in questo livello, non dovrebbe avvertire alcun disturbo. Vale soltanto nel caso di un'intolleranza oppure durante alcune fasi del test, durante le quali con LTM si intende la porzione massima consente (che corrisponde alla porzione minima). Si applica fino a quando non vengono effettuati i test di livello. Consideri che se consuma una porzioni con LT massimo, non può mangiare nessun altro cibo contenente quel mattone durante quel pasto. Per combinare due alimenti che contengono un certo mattone, è necessario ridurre le porzioni di conseguenza, per esempio, dividendo entrambe per due.
Mattoni	Carboidrati che hanno una fermentazione rapida nell'intestino. A questo gruppo appartengono gli oligosaccaridi (fruttosio, fruttani e galattani, lattosio) e gli alditoli.
NCC	Centro per il Coordinamento della Nutrizione della University of Minnesota.
Pasto	Per pasto si intende uno dei tre pasti quotidiani. Il primo pasto avviene intorno alle 7, il secondo intorno all'una e il terzo intorno alle 7. Quindi, tra due pasti dovrebbero trascorrere circa 6 ore così da non sovraccaricare il suo "scudo d'intercettazione". Le porzioni tollerabili si basano su questa definizione di pasto.
Scudo di intercettazione	Metafora per il normale assorbimento corporeo dei mattoni.
Sorbitolo	Alditolo che limita anche l' "intercettazione" del fruttosio. Vedi anche "alditoli".

Bibliografia

Ali, M., Rellos, P., & Cox, T. M. (1998). Heriditary Fructose intolerance. *Journal of Medical Genetics*, 35(5), 353-365.

Barrett, J. S., Gearry, R. B., Muir, J. G., Irving, P. M., Rose, R., Rosella, O., ... & Gibson, P. R. (2010). Dietary poorly absorbed, short-chain carbohydrates increase delivery of water and fermentable substrates to the proximal colon. *Alimentary Pharmacology & Therapeutics*, 31(8), 874-882.

Balasubramanya, N. N., Sarwar, & Narayanan, K. M. (1993). Effect of stage of lactation on oligosaccharides level in milk. *Indian Journal of Dairy & Biosciences*, 4, 58-60. Abstract Retrieved from http://www.cabdirect.com (Record Number 19950401205)

Belitz, H.-D., Grosch, W., & Schieberle, P. (2008). *Lehrbuch der Lebensmittelchemie* (6th ed.). Berlin Heidelberg: Springer.

Berekoven, L., Eckert, W., Ellenrieder, P. (2009). Marktforschung: *Methodische Grundlagen und praktische Anwendung* (12th ed.). Wiesbaden: Gabler.

Biesiekierski, J. R., Rosella, O., Rose, R., Liels, K., Barrett, J. S., Shepherd, S. J., ... & Muir, J. G. (2011). Quantification of fructans, galacto-oligosacharides and other short-chain carbohydrates in processed grains and cereals. *Journal of Human Nutrition and Dietetics*, 24(2), 154-176.

Binnendijk, K. H., & Rijkers, G. T. (2013). What is a health benefit? an evaluation of EFSA opinions on health benefits with reference to probiotics. *Beneficial Microbes*, 4(3), 223-230.

Blumenthal, M. (1998). *The Complete German Commission E Monographs; Therapeutic Guide to Herbal Medicine*. Boston, MA: Integrative Medicine Communications.

Boehm, G., & Stahl, B. (2007). Oligosaccharides from milk. *The Journal of Nutrition*, 137(3), 847S-849S.

Bowden, P. (2011). *Telling It Like It Is*. Paul Bowden.

Briançon, S., Boini, S., Bertrais, S., Guillemin, F., Galan, P., & Hercberg, S. (2011). Long-term antioxidant supplementation has no effect on health-related quality of life: The randomized, double-blind, placebo-controlled, primary prevention SU.VI.MAX trial. *International Journal of Epidemiology*, 40(6), 1605-1616.

Campbell, J. M., Fahey, G. C., & Wolf, B. W. (1997). Selected indigestible oligosaccharides affect large bowel mass, cecal and fecal short-chain fatty acids, pH and microflora in rats. *The Journal of Nutrition*, 127(1), 130-136.

Chi, W. J., Chang, Y. K., & Hong, S. K. (2012). Agar degradation by microorganisms and agar-degrading enzymes. *Applied Microbiology and Biotechnology*, 94(4), 917-930.

Choi, Y. K; Johlin Jr., F. C.; Summers, R.W., Jackson, M., & Rao, S. S. C. (2003). Fructose intolerance: an under-recognized problem. *The American Journal of Gastroenterology*, 98(6) 2003, S. 1348-1353.

CIAA (n. d.). *CIAA agreed reference values for GDAs* [Table]. Retrieved from http://gda.fooddrinkeurope.eu/asp2/gdas_portions_rationale.asp?doc_id=127.

Connor, W. E. (2000). Importance of n− 3 fatty acids in health and disease. *The American journal of clinical nutrition, 71*(1), 171S-175S.

Coraggio, L. (1990). *Deleterious Effects of Intermittent Interruptions on the Task Performance of Knowledge Workers: A Laboratory Investigation* (Doctoral Dissertation). Retrieved from http://arizona.openrepository.com.

Corazza, G. R., Strocchi, A., Rossi, R., Sirola, D., & Fasbarrini, G. (1988). Sorbitol malabsorption in normal volunteers and in patients with celiac disease. *Gut*, 29(1), 44-48.

Cummings, J. H. (1981). Short chain fatty acids in the human colon. *Gut*, 22(9), 763-779.

Cummings, J. H., & Macfarlane, G. T. (1997). Role of intestinal bacteria in nutrient metabolism. *Journal of Parental and Enteral Nutrition*, 21(6), 357-365.

DGE (2013). Vollwertig essen und trinken nach den 10 Regeln der DGE. 9th Edition, Bonn.

Diamond, J. (2005). *Collapse – How Societies Choose to Fail or to Survive*. New York: Viking Penguin.

Donker, G. A., Foets, M., & Spreeuwenberg, P. (1999). Patients with irritable bowel syndrome: health status and use of healthcare services. *British Journal of General Practice*, 49(447), 787-792.

Drossman, D. A., Li, Z., Andruzzi, E., Temple, R. D., Talley, N. J., Thompson, W. G. ...Corazziari, E. et al., (1993). US householder survey of functional gastrointestinal disorders: prevalence, sociodemography, and health impact. *Digestive Diseases and Sciences*, 38(9), 1569-1580.

Dukas, L., Willett, W. C., & Giovannucci, E. L. (2003). Association between physical activity, fiber intake, and other lifestyle variables and constipation in a study of women. *The American Journal of Gastroenterology*, 98(8), 1790-1796.

EFSA (2007). Opinion of the Scientific Panel on Dietetic Products, Nutrition and Allergies on a request from the Commission related to a notification from EPA on lactitol pursuant to Article 6, paragraph 11 of Directive 2000/13/EC- for permanent exemption from labeling. *The EFSA Journal*, 5(10), 565-570.

EFSA (2012a). Scientific Opinion on Dietary Reference Values for protein. *The EFSA Journal*, 10(2), 2557-2622.

EFSA (2012b). Scientific Opinion on the substantiation of health claims related to Lactobacillus casei DG CNCM I-1572 and decreasing potentially pathogenic gastro-intestinal microorganisms (ID 2949, 3061, further assessment) pursuant to Article 13(1) of Regulation (EC) No 1924/2006. *The EFSA Journal*, 10(6), 2723-2637.

EFSA (2012c). Scientific opinion on the tolerable upper intake level of eicosapentaenoic acid (epa), docosahexaenoic acid (dha) and docosapentaenoic acid (dpa). *The EFSA Journal*, 10(7), 2815-2862.

EFSA (2013). Scientific Opinion on the substantiation of a health claim related to Bimuno® GOS and reducing gastro-intestinal discomfort pursuant to Article 13(5) of Regulation (EC) No 1924/2006. *The EFSA Journal*, 11(6), 3259-3268.

Eisenführ, F., Weber, M., & Langer, T. (2010): *Rational Decision Making*, Heidelberg, Berlin: Springer.

Erdman, K., Tunnicliffe, J., Lun, V. M., & Reimer, R. A. (2013). Eating Patterns and Composition of Meals and Snacks in Elite Canadian Athletes. *International Journal Of Sport Nutrition & Exercise Metabolism*, 23(3), 210-219.

Falony, G., Verschaeren, A. De Bruycker, F., De Preter, V., Verbecke, F. L., & De Vuyst L. (2009b). In vitro kinetics of prebiotic inulin-type fructan fermentation by butyrate-producing colon bacteria: implementation of online gas chromatography for quantitative analysis of carbon dioxide and hydrogen gas production. *Applied Environmental Microbiology*, 75(18), 5884-5892.

FAO (2008). Fats and fatty acids in human nutrition. *FAO Food and Nutrition Paper*, 91, 9-20.

Farquhar, P. H., & Keller, L. R. (1989). Preference intensity measurement. *Annals of Operations Research*, 19(1), 205-217.

Farshchi, H. R., Taylor, M. A., & Macdonald, I. A. (2004). Regular meal frequency creates more appropriate insulin sensitivity and lipid profiles compared with irregular meal frequency in healthy lean women. *European Journal Of Clinical Nutrition*, 58(7), 1071-1077.

Fass, R., Fullerton, S., Naliboff, B., Hirsh, T., & Mayer, E. A. (1998). Sexual dysfunction in patients with irritable bowel syndrom and non-ulcer dyspepsia. *Digestion*, 59(1), 79-85.

Fernández-Bañares, F., Esteve-Pardo, M., de Leon, R., Humbert, P., Cabré, E., Llovet, J. M., & Gassull, M. A. (1993). Sugar malabsorption in functional bowel disease: clinical implications. *American Journal of Gastroenterology*, 88(12), 2044-2050.

Fox, K. (2013). N. t.. In Wells, V., Wyness, L., & Coe, S. (Eds.). The British Nutrition Foundation's 45th Anniversary Conference: Behaviour change in relation to healthier lifestyles. *Nutrition Bulletin*, 38(1), 100-107.

Gaby, A. R. (2005). Adverse effects of dietary Fructose. *Alternative medicine review*, 10(4).

Gay-Crosier, F., Schreiber, G., & Hauser, C. (2000). Anaphylaxis from inulin in vegetables and processed food. *The New England Journal of Medicine*, 342(18), 1372.

German, J., Freeman, S., Lebrilla, C., & Mills, D. (2008). Human milk oligosaccharides: evolution, structures and bioselectivity as substrates for intestinal bacteria, *Nestlé Nutrition Workshop, Pediatric Program*, 62, 205-222.

Gibson, P. R., Newnham, E., Barrett, J. S., Shepherd, S. J., & Muir, J. G. (2007). Review article: Fructose malabsorption and the bigger picture. *Alimentary pharmacology & therapeutics*, 25(4), 349-363.

Gibson, P. R., & Shepherd, S. J. (2010). Evidence-based dietary management of functional gastrointestinal symptoms: the fodmap approach. Journal of *Gastroenterology and Hepatology*, 25(2), 252-258.

Gilbert, P. (2013). N. t.. In Wells, V., Wyness, L., & Coe, S. (Eds.). The British Nutrition Foundation's 45th Anniversary Conference: Behaviour change in relation to healthier lifestyles. *Nutrition Bulletin*, 38(1), 100-107.

Goldstein, R., Braverman, D., & Stankiewicz, H. (2000). Carbohydrate malabsorption and the effect of dietary restriction on symptoms of irritable bowel syndrome and functional bowel complaints. *Israel Medical Association Journal*, 2(8), 583-587.

Gralnek, I. M., Hays, R. D., Kilbourne, A., Naliboff, B., & Mayer, E. A. (2000). The impact of irritable bowel syndrome on health-related quality of life. *Gastroenterology*, 119(3), 654-660.

Hahn, B. A., Kirchdoerfer, L. J., Fullerton, S., & Mayer, S. (1997). Patient perceived severity of irritable bowel syndrome in relation to symptoms, health resource utilization and quality of life. *Alimentary Pharmacology and Therapeutics*, 11(3), 553-559.

Hawthorne, B., Lambert, S., Scott, D., & Scott, B. (1991). Food intolerance and the irritable bowel syndrome. *Journal of Human Nutrition and Dietetics*, 4(1), 19–23.

Hawking, S. (n. d.). Publications. Retrieved from http://www.hawking.org.uk/publications.html.

Hillson, M. (2013). N. t.. In Wells, V., Wyness, L., & Coe, S. (Eds.). The British Nutrition Foundation's 45th Anniversary Conference: Behaviour change in relation to healthier lifestyles. *Nutrition Bulletin*, 38(1), 100-107.

Hoekstra, J. H., van Kempen, A. A. M. W., & Kneepkens, C. M. F. (1993). Apple juice malabsorption: Fructose or sorbitol?. *Journal of Pediatric Gastroenterology and Nutrition*, 16(1), 39-42.

Huether, G. (Lecturer). (2014). Interview mit Prof. Dr. Gerald Hüther zu Angst & Berufung. Retrieved from http://www.coach-yourself.tv/Startseite/TV/InterviewmitProfDrH%C3%BCtherzu AngstBerufung/tabid/1341/Default.aspx

Hyams, J. S. (1983). Sorbitol intolerance: an unappreciated cause of functional gastrointestinal complaints. *Gastroenterology*, 84(1)1, 30-33.

Hyams, J. S., Etienne, N. L., Leichtner, A. M., & Theuer, R. C. (1988). Carbohydrate Malabsorption Following Fruit Juice Ingestion in Young Children. *Pediatrics*, 82(1), 64-68.

Jensen, R. G., Blanc, B., & Patton, S. (1995). Particulate Constituents in Human and Bovine Milks. In Jensen, R. G. (Ed.), *Handbook of Milk Composition* (pp. 51-62). San Diego: Academic Press.

Kennedy, E. (2004). Dietary diversity, diet quality, and body weight regulation. *Nutrition reviews*, 62(s2), S78-S81.

Kneepkens, C. M. F., Vonk, R. J., & Fernandes, J. (1984). Incomplete intestinal absorption of Fructose. *Archives of Disease in Childhood*, 59(8), 735-738.

Kneepkens, C. M. F., Jakobs, C., & Douwes, A. C. (1989): Apple juice, Fructose, and chronic nonspecific diarrhoea. *Pediatrics*, 148(6), 571-573.

Knudsen, B. K., & Hessov, I. (1995). Recovery of inulin from Jerusalem artichoke (Helianthus tuberosus L.) in the small intestine of man. *British Journal of Nutrition*, 74(01), 101-113.

Komericki, P., Akkilic-Materna, M., Strimitzer, T., Weyermair, K., Hammer, H. F., & Aberer, W. (2012). Oral xylose isomerase decreases breath hydrogen excretion and improves gastrointestinal symptoms in Fructose malabsorption – a double-blind, placebo-controlled study. *Alimentary Pharmacology & Therapeutics*, 36(10), 980-987.

Kuhn, R., & Gauhe, A. (1965). Bestimmung der Bindungsstelle von Sialinsäureresten in Oligosacchariden mit Hilfe von Perjodat. *Chemische Berichte*, 98(2), 395-314.

Ladas, S. D., Grammenos, I., Tassios, P. S., & Raptis, S. A. (2000). Coincidental malabsorption of Lactose, Fructose, and sorbitol ingested at low doses is not common in normal adults. *Digestive Diseases and Sciences*, 45(12), 2357-2362.

Langkilde, A. M., Andersson, H., Schweizer, T. F., & Würsch, P. (1994). Digestion and absorption of sorbitol, maltitol and isomalt from the small bowel. A study in ileostomy subjects. *European Journal of Clinical Nutrition*, 48(11), 768-775.

Latulippe, M. E., & Skoog, S. M. (2011). Fructose malabsorption and intolerance: effects of Fructose with and without simultaneous glucose ingestion. *Critical Reviews in Food Science and Nutrition*, 51(7), 583-592.

Le, A. S., & Mulderrig, K. B. (2001). *Sorbitol and mannitol*. Nabors, O'B. (Ed.). New York, NY: Marcel Dekker.

Ledochowski, M., Widner, B., Sperner-Unterweger, B., Probst, T., Vogel, W., & Fuchs, D. (2000). Carbohydrate malabsobtion syndromes and early signs of mental depression in females. *Digestive Diseases and Sciences*, 45(12), 1255-1259.

Ledochowski, M., Sperner-Unterweger, B., Widner, B., & Fuchs, D. (1998a). Fructose malabsorption is associated with early signs of mentral depression. *European Journal of Medical Research*, 3(6), 295-298.

Ledochowski, M., Sperner-Unterweger, B., & Fuchs, D. (1998b). Lactose malabsorption is associated with early signs of mental depression in females – a preliminary report. *Digestive Diseases and Sciences*, 43(11), 2513-2517.

Ledochowski, M., Überall, F., Propst, T., & Fuchs, D. (1999). Fructose malabsorption is associated with lower plasma folic acid concentrations in middle-aged subjects. *Clinical Chemistry*, 45(11), 2013-2014.

Ledochowski, M., Widner, B., Bair, H., Probst, T., & Fuchs, D. (2000a). Fructose-and sorbitol-reduced diet improves mood and gastrointestinal disturbances in Fructose malabsorbers. *Scandinavian Journal of Gastroenterology*, 35(10), 1048-1052.

Ledochowski, M., Widner, B., Sperner-Unterweger, B., Probst, T., Vogel, W., & Fuchs, D. (2000b). Carbohydrate malabsobtion syndromes and early signs of mental depression in females. *Digestive Diseases and Sciences*, 45(12), 1255-1259.

Leinoel (n. d.). *Leinöl(Leinsamen)*. Retrieved from http://www.vitalstoff-journal.de/vitalstoff-lexikon/l/leinoel-leinsamen/

Lewis, S. J., & Heaton, K. W. (1997). Stool form scale as a useful guide to intestinal transit time. *Scandinavian Journal of Gastroenterology*, 32(9), 920-924.

Lifschitz, C. H. (2000). Carbohydrate absorption from fruit juices in infants. *Pediatrics*, 105(1), e4.

Lombardi, D. A., Jin, K., Courtney, T. K., Arlinghaus, A., Folkard, S., Liang, Y., & Perry, M. J. (2014). The effects of rest breaks, work shift start time, and sleep on the onset of severe injury among workers in the People's Republic of China. *Scandinavian Journal of Work, Environment & Health*, 40(2), 146-155.

Lomer, M. C. E., Parkes, G. C., & Sanderson, J. D. (2008). Review article: Lactose intolerance in clinical practice – myths and realities. *Alimentary Pharmacology & Therapeutics*, 27(2), 93-103.

Longstreth, G. F., Thompson, W. G., Chey, W. D., Houghton, L. A., Mearin, F., & Spiller, R. C. (2006). Functional bowel disorders. *Gastroenterology*, 130(5), 1480-1491.

Maintz, L., & Novak, N. (2007). Histamine and histamine intolerance. *The American Journal of Clinical Nutrition*, 85(5), 1185-1196.

Makras, L., Van Acker, G., & De Vuyst, L. (2005). Lactobacillus paracasei subsp. paracasei 8700: 2 degrades inulin-type fructans exhibiting different degrees of polymerization. *Applied and Environmental Microbiology*, 71(11), 6531-6537.

McCoubrey, H., Parkes, G. C., Sanderson, J. D., & Lomer, M. C. E. (2008). Nutritional intakes in irritable bowel syndrome. *Journal of Human Nutrition and Dietetics*, 21(4), 396-397.

McKenzie, Y. A., Alder, A., Anderson, W. Goddard, L, Gulia, P., Jankovich, E. ...Lomer, M. C. E. (2012). British Dietic Association evidence-based guidelines for the dietary management of irritable bowel syndrome in adults. *Journal of Human Nutrition and Dietics*, 25(3), 260-274.

Meyrand, M., Dallas, D. C., Caillat, H., Bouvier, F., Martin, P., & Barile, D. (2013). Comparison of milk oligosaccharides between goats with and without the genetic ability to synthesize αs1-casein. *Small Ruminant Research*, 113(2), 411-420.

Michel, G., Nyval-Collen, P., Barbeyron, T., Czjzek, M., & Helbert, W. (2006). Bioconversion of red seaweed galactans: a focus on bacterial agarases and carrageenases. *Applied Microbiology and Biotechnology*, 71(1), 23-33.

Michie, S. (2013). N. t.. In Wells, V., Wyness, L., & Coe, S. (Eds.). The British Nutrition Foundation's 45th Anniversary Conference: Behaviour change in relation to healthier lifestyles. *Nutrition Bulletin*, 38(1), 100-107.

Mishkin, D., Sablauskas, L., Yalovsky, M., & Mishkin, S. (1997). Fructose and sorbitol malabsorption in ambulatory patients with functional dyspepsia: comparison with Lactose maldigestion/malabsorption. *Digestive Diseases and Sciences*, 42(12), 2591-2598.

Monash University (2014). The Monash University Low Foodmap Diet [Software]. Available from http://www.med.monash.edu/cecs/gastro/fodmap/education.html

Montalto, M., Curigliano, V., Santoro, L., Vastola, M., Cammarota, G., Manna, R., ... & Gasbarrini, G. (2006). Management and treatment of Lactose malabsorption. *World Journal of Gastroenterology*, 12(2), 187.

Molis, C., Flourié, B., Ouarne, F., Gailing, M. F., Lartigue, S., Guibert, A., Bornet, F., & Galmiche, F. P. (1996). Digestion, excretion, and energy value of fructooligosaccharides in healthy humans.*The American Society for Clinical Nutrition*, 64(3), 324-328.

Mosby's Medical Dictionary (8th ed.). St. Louis, MO: Mosby.

Moshfegh, A. J., James, E. F., Goldman, J. P., & Ahuja, J. L. C. (1999). Presence of inulin and oligoFructose in the diets of Americans. *The Journal of Nutrition*, 129(7), 1407S-1411S.

Mount Sinai (n. d.). *Fiber Chart*. Retrieved from https://www.wehealny.org/healthinfo/dietaryfiber/fibercontentchart.html.

Mozaffarian, D., & Wu, J. H. (2011). Omega-3 fatty acids and cardiovascular disease effects on risk factors, molecular pathways, and clinical events. *Journal of the American College of Cardiology*, 58(20), 2047-2067.

Muir, J. G., Shepherd, S. J., Rosella, O., Rose, R., Barrett, J. S., & Gibson, P. R. (2007). Fructan and free Fructose content of common Australian vegetables and fruit. *Journal of Agricultural and Food Chemistry*, 55(16), 6619-6627.

Muir, J. G., Rose, R., Rosella, O., Liels, K., Barrett, J. S., Shepherd, S. J., & Gibson, P. R. (2009). Measurement of short-chain carbohydrates in common Australian vegetables and fruits by high-performance liquid chromatography (HPLC). *Journal of Agricultural and Food Chemistry*, 57(2), 554-565.

Nanda, R., James, R., Smith, H., Dudley, C. R. K., & Jewell, D. P. (1989). Food intolerance and the irritable bowel syndrome. *Gut*, 30(8), 1099-1104.

Necas, J., Bartosikova, L. (2013). Carageenan: a review. *Veterinarni Medicina*, 58(4), 187-205.

Nelis, G. F., Vermeeren, M. A., & Jansen, W. (1990). Role of Fructose-sorbitol malabsorbtion in the irritable bowel syndrome. *Gastroenterology*, 99(4), 10156-1020.

Newburg, D. S. & Neubauer, S. H. (1995). Carbohydrates in Milks: Analysis, Quantities, and Significance. In Jensen, R. G. (Ed.), *Handbook of Milk Composition* (pp. 273-349). San Diego: Academic Press.

NICNAS (2008). Multiple chemical sensitivity: identifying key research needs. *Scientific review report*.

Nucera, G., Gabrielli, M., Lupascu, A., Lauritano, E. C., Santoliquido, A., Cremonini, F., ...Gasbarrini, A. (2005). Abnormal breath tests to Lactose, Fructose and sorbitol in irritable bowel syndrome may be explained by small intestinal bacterial overgrowth. *Alimentary Pharmacology & Therapeutics*, 21(11), 1391-1395.

O'Connell, S., & Walsh, G. (2006). Physicochemical characteristics of commercial lactases relevant to their application in the alleviation of Lactose intolerance. *Applied Biochemistry and Biotechnology*, 134(2), 179-191.

Ong, D., Mitchell, S., Barrett, J., Shepherd, S., Irving, P., Biesiekierski, J., & ... Muir, J. (2010). Manipulation of dietary short chain carbohydrates alters the pattern of gas production and genesis of symptoms in irritable bowel syndrome. *Journal of Gastroenterology & Hepatology*, 25(8), 1366-1373.

Park, Y. K., & Yetley, E. A. (1993). Intakes and food sources of Fructose in the United States. *The American Journal of Clinical Nutrition*, 58(5), 737S-747S.

Parker, T. J., Naylor, S. J., Riordan, A. M., & Hunter, J. O. (1995). Management of patients with food intolerance in irritable
bowel syndrome. The development and use of an exclusion diet. *Journal of Human Nutrition and Dietetics*, 8(3), 159-166.

Petitpierre, M., Gumowski, P., & Girard, J. P. (1985). Irritable bowel syndrome and hypersensitivity to food. *Annals of Allergy, Asthma & Immunology*, 54(6), 538-540.

Quigley, E., Fried, M., Gwee, K. A., Olano, C., Guarner, F., Khalif, I., ... & Le Mair, A. W. (2009). Irritable bowel syndrome: a global perspective. *WGO Practice Guideline*.

Quigley, E., M., M., Hunt, R. H., Emmanuel, A., & Hungin, A. P. S. (2013). Irritable Bowel Syndrome (IBS): What is it, what causes it and can I do anything about it? Retrieved from
http://client.blueskybroadcast.com/WGO/index.html.

Raithel, M., Weidenhiller, M., Hagel, A.-F.-K., Hetterich, U., Neurath, M. F., & Konturek, P. C. (2013). The malabsorption of commonly occurring mono and disaccharides: levels of investigation and differential diagnoses. *Dtsch Arztebl Int*, 110(46), 775-782.

Riby, J. E., Fujisawa, T., & Kretchmer, N. (1993). Fructose absorption. *The American Journal of Clinical Nutrition*, 58(5), 748S-753S.

Ross, A. C., Manson, J. E., Abrams, S. A., Aloia, J. F., Brannon, P. M., Clinton, S. K., ... & Shapses, S. A. (2011). The 2011 report on dietary reference intakes for calcium and vitamin D from the Institute of Medicine: what clinicians need to know. *Journal of Clinical Endocrinology & Metabolism*, 96(1), 53-58.

Rumessen, J. J., & Gudmand-Høyer, E. (1986). Absorption capacity of Fructose in healthy adults. Comparison with sucrose and its constituent monosaccharides. *Gut*, 27(10), 1161-1168.

Rumessen, J. J., & Gudmand-Høyer, E., (1987). Malabsoption of Fructose-sorbitol mixtures. Interactions causing abdominal distress. *Scandinavian Journal of Gastroenterology*, 22(4), 431-436.

Rumessen, J. J. (1992). Fructose and related food carbohydrates. sources, intake, absorbtion, and clinical implications. *Scandinavian Journal of Gastroenterology*, 27(10), 819-828.

Ruppin, H., Bar-Meir, S., Soergel, K. H., Wood, C. M., & Schmitt Jr, M. G. (1980). Absorption of short-chain fatty acids by the colon. *Gastroenterology*, 78(6), 1500-1507.

Rycroft, C. E., Jones, M. R., Gibson, G. R., & Rastall, R. A. (2001). A comparative in vitro evaluation of the fermentation properties of prebiotic oligosaccharides. *Journal of Applied Microbiology*, 91(5), 878-887.

Scientific Community on Food (2000). Opinion of the Scientific Committee on Food on the Tolerable Upper Intake Level of Folate.

Shepherd, S. J., & Gibson, P. R. (2006). Fructose malabsorption and symptoms of irritable bowel syndrome: guidelines for effective dietary management. *Journal of the American Dietetic Association*, 106(10), 1631-1639.

Shepherd, S. J., Parker, F. C., Muir, J. G., & Gibson, P. R. (2008). Dietary triggers of abdominal symptoms in patients with irritable bowel syndrome: randomized placebo-controlled evidence. *Clinical Gastroenterology and Hepatology*, 6(7), 765-771.

Silk, D. B. A., Davis, A., Vulevic, J., Tzortzis, G., & Gibson, G. R. (2009). Clinical trial: the effects of a trans-galactooligosaccharide prebiotic on faecal microbiota and symptoms in irritable bowel syndrome. *Alimentary pharmacology & therapeutics*, 29(5), 508-518.

Simopoulos, A. P. (1999). Essential fatty acids in health and chronic disease. *The American Journal of Clinical Nutrition*, 70(3), 560s-569s.

Speier, C., Vessey, I., & Valacich, J. S. (2003). The Effects of Interruptions, Task Complexity, and Information Presentation on Computer-Supported Decision-Making Performance. *Decision Sciences*, 34(4), 771-797.

Stefanini, G. F., Saggioro, A., Alvisi, V., Angelini, G., Capurso, L., Di, L. G., ...Melzi, G. (1995). Oral cromolyn sodium in comparison with elimination diet in the irritable bowel syndrome, diarrheic type. Multicenter study of 428 patients. *Scandinavian Journal of Gastroenterology*, 30(6), 535–541.

Stock-
well, M. (n. d.). *Awards/Events*. Retrieved from http://www.melissastockwell.com/Melissa_Stockwell/Awards.html.

Stubbs, J. (2013). N. t.. In Wells, V., Wyness, L., & Coe, S. (Eds.). The British Nutrition Foundation's 45th Anniversary Conference: Behaviour change in relation to healthier lifestyles. *Nutrition Bulletin*, 38(1), 100-107.

Suarez, F. L., Savaiano, D. A., & Levitt, M. D. (1995). A comparison of symptoms after the consumption of milk or Lactose-hydrolyzed milk by people with self-reported severe Lactose intolerance. *New England Journal of Medicine*, 333(1), 1-4.

Suarez, F. L., Springfield, J., Furne, J. K., Lohrmann, T. T., Kerr, P. S., & Levitt, M. D. (1999). Gas production in humans ingesting a soybean flour derived from beans naturally low in oligosaccharides. *The American Journal of Clinical Nutrition*, 69(1), 135-139.

Tarpila, S., Tarpila, A., Grohn, P., Silvennoinen, T., & Lindberg,
L. (2004). Efficacy of ground flaxseed on constipation in patients with irritable bowel syndrome. *Current Topics in Nutraceutical Research*, 2(2), 119–125.

Test (2008). Schneller, schöner, stärker. *test – Journal Gesundheit*, 43(02), 88-92.

Teuri, U., Vapaatalo, H., & Korpela, R. (1999). Fructooligosaccharides and lactulose cause more symptoms in Lactose maldigesters and subjects with pseudohypolactasia than in control Lactose digesters. *The American Journal of Clinical Nutrition*, 69(5), 973-979.

Thompson, Kyle (2006). Bristol Stool Chart [Graphical illustration]. Retrieved from http://commons.wikimedia.org/wiki/File:Bristol_Stool_Chart.png

Nanda, R., Shu, L. H., & Thomas, J. R. (2012). A fodmap diet update: craze or credible. *Practical Gastroenterology*, 10(12), 37-46.

Toschke, A. M., Thorsteinsdottir, K. H., & von Kries, R. (2009). Meal frequency, breakfast consumption and childhood obesity. *International Journal Of Pediatric Obesity*, 4(4), 242-248.

Tou, J. C., Chen, J., & Thompson, L. U. (1998). Flaxseed and its lignan precursor, secoisolariciresinol diglycoside, affect pregnancy outcome and reproductive development in rats. *The Journal of nutrition*, 128(11), 1861-1868.

Truswell, A. S., Seach, J. M., & Thorburn, A. W. (1988). Incomplete absorption of pure Fructose in healthy subjects and the facilitating effect of glucose. *The American Journal of Clinical Nutrition*, 48(6), 1424-1430.

U. S. Department of Agriculture and U. S. Department of Health and Human Services (2010). *Dietary Guidelines for Americans* (7th ed.). Washington, DC: U. S. Government Printing Office.

U. S. Department of Agriculture, Agricultural Research Service (2013). USDA National Nutrient Database for Standard Reference, Release 26. Nutrient Data Laboratory HomePage,
http://www.ars.usda.gov/ba/bhnrc/ndl.

van Loo, J., Coussement, P., De Leenheer, L., Hoebregs, H., & Smits, G. (1995). On the presence of inulin and oligoFructose as natural ingredients in the western diet. *Critical Reviews in Food Science and Nutrition*, 35(6), 525–552.

Varea, V., de Carpi, J. M., Puig, C., Alda, J. A., Camacho, E., Ormazabal, A., ... & Gómez, L. (2005). Malabsorption of carbohydrates and depression in children and adolescents. *Journal of pediatric gastroenterology and nutrition*, 40(5), 561-565.

Verhoef, P., Stampfer, M. J., Buring, J. F., Gaziano, J. M., Allen, R. H., Stabler, S. P., ... & Willett, W. C. (1996). Homocysteine metabolism and risk of myocardial infarction: relation with vitamins B6, B12, and folate. *American Journal of Epidemiology*, 143(9), 845-859.

Vernia, P., Ricciardi, M. R., Frandina, C., Bilotta, T., & Frieri, G. (1995). Lactose malabsorption and irritable bowel syndrome. Effect of a long-term Lactose-free diet. *The Italian Journal of Gastroenterology*, 27(3), 117-121.

Vesa, T. H., Korpela, R. A., & Sahi, T. (1996). Tolerance to small amounts of Lactose in Lactose maldigesters. *The American journal of clinical nutrition*, 64(2), 197-20.

Virtanen, S. M., Räsänen, L., Mäenpää, J., & Åkerblom, H. K. (1987). Dietary Survey of Finnish Adolescent Diabetics and Non-Diabetic Controls. *Acta Paediatrica*, 76(5), 801-808.

Vos, M. B., Kimmons, J. E., Gillespie, C., Welsh, J., & Blanck, H. M. (2008). Dietary Fructose consumption among US children and adults: the Third National Health and Nutrition Examination Survey. *The Medscape Journal of Medicine*, 10(7), 160.

Watson, B. D. (2008). Public health and carrageenan regulation : a review and analysis. *Journal of Applied Phycology*, 20(5), 505-513.

Webb, F. S., & Whitney, E. N. (2008). *Nutrition: Concepts and controversies* (11th ed.). Belmont, CA: Thomson/ Wadsworth.

Wells, N. E. J., Hahn, B. A., & Whorwell, P. J. (1997). Clinical economics review: irritable bowel syndrome. *Allimentary Pharmacology and Therapeutics*, 11, 1019-1030.

--

Fonti riguardanti la prevalenza della sindrome dell'intestino irritabile:
Inghilterra

Jones, R., & Lydeard, S. (1992). Irritable bowel syndrom in the general population. *British Medical Journal*, 304(6819), 87-90.

Giappone e Olanda

Schlemper, R. J., van der Werf, S. D. J., Vandenbroucke, J. P., Blemond, I., & Lamers, C. B. H. W. (1993). Peptic ulcer, non-ulcer dysepsia and irritable bowel syndrom in the Netherlands and Japan. *Scandinavian Journal of Gastroenterology*, 28(200), 33-41.

Nigeria

Olubuykle, I. O., Olawuyl, F., & Fasanmade, A. A. (1995). A study of irritable bowel syndrom diagnosed by manning criteria in an african population. *Digestive Diseases and Sciences*, 40(5), 983-985.

Stati Uniti

Longstreth, G. F., & Wolde-Tsadik, G. (1993). Irritable bowel-type symptoms in hmo examinees. *Digestive Diseases and Sciences*, 38(9), 1581-1589.

Talley, N. J., Zinsmeister, A. R., van Dyke, C., & Melton, L. J. (1991). Epidemiology of colonic symptoms and the irritable bowel syndrome. *Gastroenterology*, 101(4), 927-934.

O'Keefe, E. A., Talley, N. J., Zinsmeister, A. R., & Jacobsen, S. J. (1995). Bowel disorders impair functional status and quality of life in the elerdly: a population-based study. *Journal of Gastroenterology*, 50A, M184-M189.

--

Wilder-Smith, C. H., Materna, A., Wermelinger, C., & Schuler, J. (2013). Fructose and Lactose intolerance and malabsorption testing: the relationship with symptoms in functional gastrointestinal disorders. *Alimentary Pharmacology and Therapeutics*, 37(11), 1074-1083.

Winterfeldt, D. von, & Edwards, W. (1986). *Decision analysis and behavioral research*. Cambridge: Cambridge University Press.

Zohar, D. (1999). When things go wrong: The effect of daily work hassles on effort, exertion and negative mood. *Journal of Occupational and Organizational Psychology*, 72(3), 265-283.

9 781941 978924

Printed by Libri Plureos GmbH in Hamburg, Germany